JULIA
BAESSLER

STEPHANIE
BAESSLER

DOUBLE POWER

DAS ERFOLGSKONZEPT FÜR KÖRPERLICHE & MENTALE STÄRKE

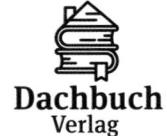

Dachbuch
Verlag

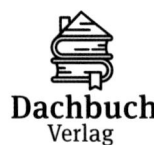

Dachbuch
Verlag

1. Auflage: Oktober 2018
Veröffentlicht von Dachbuch Verlag GmbH, Wien

ISBN 978-3-903263-02-4

Text: Julia Baessler, Stephanie Baessler
Rezepte und Zubereitung: Julia Baessler, Stephanie Baessler
Fotografie: Julia Baessler, Stephanie Baessler, Peter Jay (Dubai, Wüste, Strand), Daniel Uzelac (Umschlag, Kochszenen)

Lektorat: Nikolai Uzelac
Korrektorat: Nikolai Uzelac
Satz: Daniel Uzelac
Umschlaggestaltung: Daniel Uzelac
Grafiken (Muskulatur): NoPainNoGain/Shutterstock.com, Digital Storm/Shutterstock.com
Symbole (Icons): icons8.com
Druck und Bindearbeiten: Rotografika, Subotica
Printed in Serbia

Besuchen Sie uns im Internet
www.dachbuch.at

Besuchen Sie Julia & Stephanie Baessler im Internet
www.baesslertwins.com

INHALT

Hinweise zu den Rezepten

Verwendete Abkürzungen: F = Fette; K = Kohlenhydrate; P = Proteine

Bei den Nährwertangaben kann es zu Abweichungen kommen.

VORWORT

»Das Workout-Geheimnis der Topmodels«, »10 Übungen für einen Monsterbizeps«, »So schaffst du es, innerhalb einer Woche 4 Kilogramm abzunehmen«, »Durch Low Carb zur Traumfigur« – STOP! Derartige Tipps und Versprechen für einen straffen und schlanken Körper lassen uns gern darauf vergessen, dass sich »Gesundheit« nicht allein durch körperliche Fitness definiert – auch unsere Psyche spielt eine entscheidende Rolle, wenn es darum geht, »fit und gesund« zu sein. Wie unsere körperliche Stärke muss auch unsere mentale Stärke trainiert werden, um den Herausforderungen des Lebens gewachsen zu sein. Und genau dieses Ziel verfolgen wir mit unserem Buch »Double Power«!

Körper und Geist bilden eine Einheit und aus eigener Erfahrung wissen wir, dass »gesund sein« viel mehr bedeutet als vier Mal pro Woche ins Fitnessstudio zu gehen und Biogemüse aus dem Garten zu essen. Genauso wie wir an unserer körperlichen Fitness arbeiten, um schnell, stark und gelenkig zu sein, müssen wir auch an unserer mentalen Stärke arbeiten, um diversen Belastungen standhalten zu können. Doch was steckt hinter dem Begriff »mentale Stärke«? Er zeichnet sich zum einen durch die Fähigkeit aus mit Stress und Rückschlägen umzugehen beziehungsweise durch das Erkennen der eigenen Stärken und Schwächen. Mentale Stärke zeichnet sich aber auch durch ein positives Selbstbild aus, die Fähigkeit Verantwortung für seine Handlungen und somit für sein Leben zu übernehmen sowie viele weitere Erkenntnisse und Eigenschaften, auf die wir im Laufe dieses Buches näher eingehen. Es gibt also unendlich viele Möglichkeiten seine körperliche Fitness zu verbessern und genauso viele Wege, etwas für seine mentale Fitness zu tun… Wie lerne ich willensstark zu sein, um meine Ziele bestmöglich zu erreichen? Welche Macht haben meine Gedanken? Bekomme ich mein Leben besser in den Griff, indem ich lerne selbstverantwortlich zu handeln? Wie schaffe ich es lästigen Gewohnheiten den Rücken zu kehren? Wie gehe ich vor, wenn ich in ein Motivationsloch falle?

Das vorliegende Buch gliedert sich inhaltlich in drei Teile. Im Kapitel »Strong Mind« erwartet dich eine geballte Ladung an Übungen für deine mentale Gesundheit. Hier zeigen wir dir, wie du deine Psyche am besten trainierst, um gleichauf mit deinem Körper zu sein. Nachdem du anschließend weißt, wie du ein gesundes Selbstwertgefühl aufbaust und dich von Rückschlägen nicht herunterziehen lässt, gehen wir zur körperlichen Fitness über. Im zweiten Teil »Strong Body« lernst du, wie sich deine Muskulatur zusammensetzt, mit welcher Trainingsmethode du am schnellsten dein Ziel erreichst und wie Krafttraining dein Leben generell bereichern wird. Anhand zahlreicher Fitnessübungen bringen wir dir richtige Ausführungen näher und erklären dir genau, worauf es zu achten gilt. Wichtig ist, dass du diese Übungen überall ausführen kannst und für sie kein spezielles Equipment benötigst. Im letzten Teil unseres Buches liegt der Fokus auf der richtigen Ernährung. Jeder, der sich schon einmal mit dem Thema Fitness beschäftigt hat, weiß, dass unser Erfolg zu etwa 70 % von Ernährung und nur zu 30 % von körperlichem Training abhängt. Es erwartet dich ein umfangreiches Wissen zu Makro- und Mikronährstoffen, eine Anleitung, wie du deine Traumfigur erreichst und überdies soll dir klar-

werden, dass vieles, was in Fitnesszeitschriften oder im Internet kursiert, so gar nicht wahr ist. Mit über 30 Rezepten wird es dir einfach gemacht, stets passende Gerichte für dich zu finden und diese anhand leicht verständlicher Anleitungen selbst zuzubereiten.

Wir machen Schluss mit Mythen und klären auf... Dieses Buch ist dafür da, um dich in körperliche und geistige Topform zu bringen – lasst uns also beginnen!

Oh, fast hätten wir es vergessen! Wie du vermutlich weißt, sind wir stark im sozialen Medium »Instagram« aktiv. Wir lieben es, uns dort mit unseren Followern auszutauschen, sich gegenseitig zu unterstützen und motivieren. In »Double Power« stößt du auf vielerlei Inspiration – seien es Denkanstöße, das Ändern lästiger Gewohnheiten, Wege deine Ziele zu erreichen oder Zitate, Workout-Übungen und Rezepte. Gelingt es uns auch dich zu inspirieren, kannst du deine Gedanken und Erfahrungen gerne mit uns teilen, indem du die Hashtags **#baesslertwins** und **#doublepower** unter deine Postings setzt.

Unsere Instagram-Accounts

www.instagram.com/stephaniebaessler

www.instagram.com/juliabaessler

www.instagram.com/baesslertwins

Wir freuen uns auf deine Beiträge und wünschen dir nun ganz viel Spaß beim Lesen!

Julia & Stephanie

UNSERE GESCHICHTE

Hallo, wir sind Julia und Stephanie Baessler! Wie man auf dem Cover dieses Buches unschwer erkennen kann, sind wir Zwillinge – genauer gesagt eineiige Zwillinge. Wir leben und arbeiten zurzeit in Wien und zählen zu den größten Fitnessbloggern im deutschsprachigen Raum. Alleine auf der Plattform »Instagram« zählen wir zusammen eine halbe Million Follower und teilen dort sowie auf unserem Blog (www.baesslertwins.com) regelmäßig Postings über Sportmotivation, Ernährung und Reisen, aber auch viel über den Alltag und unsere persönlichen Leidenschaften.

Unsere schöne und unbeschwerte Jugend haben wir in Niederösterreich zugebracht. Nach Absolvierung des Oberstufenrealgymnasiums inskribierten wir am Juridicum in Wien, wo wir dann Rechtswissenschaften studierten. Falls du dich fragst, ob wir nahezu alles gemeinsam machen – ja, das tun wir! Wir besitzen den gleichen Freundeskreis, verfolgen die gleichen Hobbys und teilen die gleichen Leidenschaften. Es ist unglaublich schön, immer jemanden an seiner Seite zu haben, mit dem man all seine Interessen teilen kann. Die Liebe zu Sport und gesunder Ernährung begleitet uns bereits das ganze Leben über. Von Gymnastik über Balletttanz und Reiten, bis hin zu Tennis waren wir als Kinder immer aktiv und auch eine ausgewogene Ernährung war von klein auf ein Thema. Lange Zeit verschwendeten wir keinerlei Gedanken an Körpermaße oder Gewichtsprobleme. Wir waren fit, schlank, glücklich und zufrieden.

Im Alter von 18 Jahren wendete sich jedoch das Blatt... Kurz nachdem wir die Matura (Abitur) absolviert hatten, kam in uns das Gefühl hoch, ein wenig pummelig zu sein. Wir sehen Catwalk Models in TV Shows, werden mit unrealistisch geformten Körpern in Schaufenstern konfrontiert und sollen anhand von Überschriften wie »Mit dieser Diät schaffst du es endlich!« abnehmen. Vor allem als pubertierendes Mädchen beziehungsweise junge Erwachsene lässt man sich dadurch schnell beeinflussen und verliert leicht den Bezug zur Realität. Und so kam es dann auch: sobald die ersten Kilos purzelten, schlug der anfängliche Wunsch »bloß ein wenig abzunehmen« rasch um. Wir wussten nun wie es ging und das Gefühl, unseren Körper »unter Kontrolle« zu haben, verschaffte uns Erleichterung. Der Wunsch nach einem immer größer werdenden Gewichtsverlust rückte stetig in den Vordergrund und unser Leben fing an, sich nach und nach nur noch um dieses Thema zu drehen.

Jede Kalorie wurde akribisch gezählt und Kohlenhydrate gänzlich vom Speiseplan gestrichen. Wir dachten, dadurch würden wir unser Wunschgewicht am ehesten erreichen. Doch das Problem dabei war: wir hatten gar kein »fixes Wunschgewicht«! Unser Ziel war es einfach immer mehr abzunehmen und so wurde dieses Ziel mit jedem verlorenen Kilo neu definiert. Woher soll man wissen, wann »Schluss ist«, wenn man nie das Gefühl hat »angekommen zu sein«? Richtig, nämlich gar nicht – und so schlug unser Verhalten sehr bald in eine Sucht um. An unsere Gesundheit verloren wir dabei keinen Gedanken, zu fixiert waren wir auf den Gewichtsverlust.

Da Willenskraft schon immer eine unserer großen Stärken war und wir unsere selbst festgesetzten Kalorienvorgaben strikt einhielten, war jede von uns beiden innerhalb kürzester Zeit um 10 Kilo leichter. Bei einem Ausgangsgewicht von 50 Kilogramm fanden wir uns zu diesem Zeitpunkt schon im Bereich des starken Untergewichts wieder. Aber auch 40 Kilo waren uns noch ein Dorn im Auge und wir nahmen weiter ab. Dabei machte es uns das stark verzerrte Körperbild beinahe unmöglich, zu erkennen, dass wir im Grunde fast nur noch aus Haut und Knochen bestanden. Wir konnten unsere Oberschenkel mit unseren Händen umschließen, wogen uns zwanghaft mehrmals täglich ab, führten Listen wie viel Gramm wir zu- und abgenommen hatten und bekamen Panik, wenn wir ein Stück Wassermelone »zu viel« gegessen hatten.

Die Kontrolle über unser Gewicht war uns am allerwichtigsten und sobald wir befürchteten, diese nur ansatzweise zu verlieren, bekamen wir Angst. Wir schmis-

sen Lebensmittel vom Kühlschrank direkt in den Müll, um vorzutäuschen, diese gegessen zu haben. Das gute Zureden von Freunden und Familie ging bei einem Ohr rein und beim anderen wieder raus. In der Öffentlichkeit wurden wir angestarrt und wir bekamen ständig gesagt, wir wären »viel zu dünn«, »magersüchtig« und »sehen nicht mehr schön aus«. So etwas möchte man nicht hören und wahrhaben, sondern verdrängen; man möchte endlich einen Weg hinausfinden und »normal« sein. Gleichzeitig macht es einen aber auch stolz – wir haben bemerkt, dass wir schon so dünn waren, dass man es nicht mehr übersehen konnte. Genau das hat uns zum damaligen Zeitpunkt motiviert weiterzumachen. Wir wollten immer mehr beziehungsweise in unserem Fall »we-

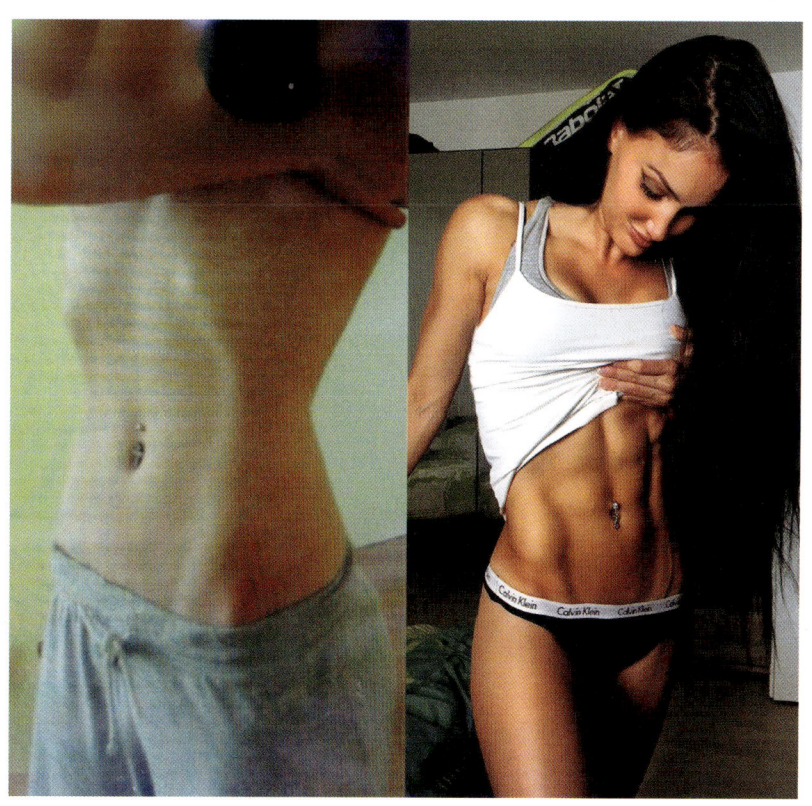

niger«. Und egal wie sehr sich andere eine Veränderung für dich wünschen und dir klarmachen, so geht es nicht weiter – so lange es bei dir selbst nicht »klick« macht, sind all diese Mühen vergebens.

Der Kampf gegen uns selbst war hart. Über Monate hinweg haben wir täglich nicht mehr als ein paar hundert Kalorien und kaum Nährstoffe zu uns genommen. Wir standen mit unseren Körpern auf Kriegsfuß! Tägliches Wiegen und Abmessen sämtlicher Körperteilumfänge gehörten zu unserem Alltag. Zeigte die Waage morgens nicht das gewünschte Gewicht an,

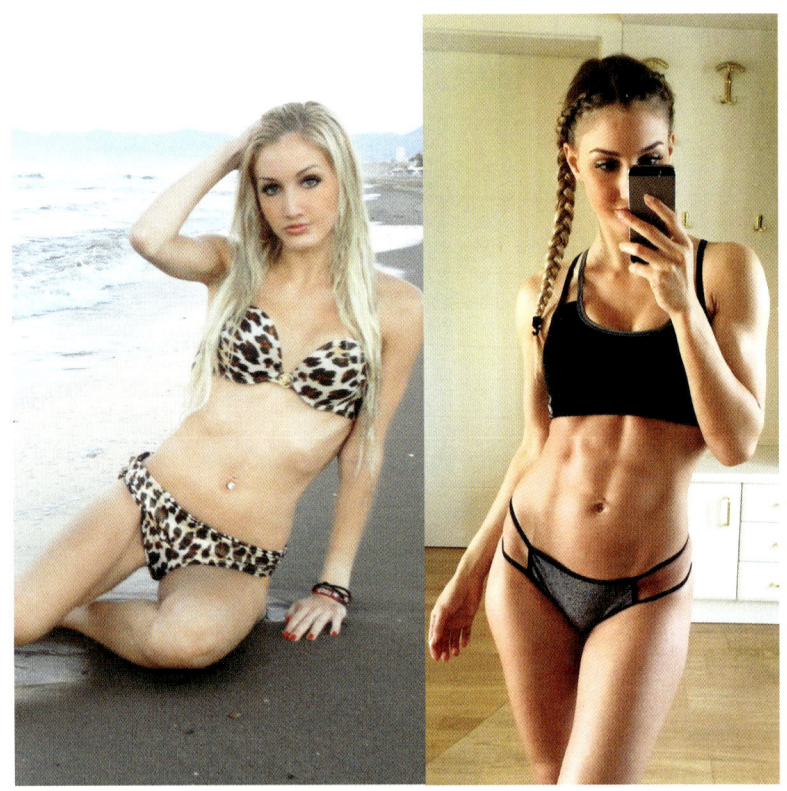

wurde gefastet und der Tag war bereits gelaufen. Wir empfanden keine Lebensfreude mehr und das Gefühl tagsüber zu kraftlos zu sein, um dem Alltag nachzugehen und nachts keine Ruhe zu finden, da man nicht aufhören kann, an seine Ernährung zu denken, fraß uns regelrecht auf. Es waren Gedanken, die sich verselbstständigt hatten, kontinuierlich da und nicht auszuschalten waren. Mit der körperlichen Schwäche sank auch unser Selbstwertgefühl Tag für Tag. Auch wenn wir es uns nie anmerken ließen, im Nachhinein betrachtet glich dieses einer Scheibe Toastbrot, es war schlicht nicht vorhanden. Wir rutschten immer tiefer in einen Teufelskreis, dem wir von allein nicht mehr entkommen konnten. Nach unzähligen Streits überzeugten uns unsere Eltern schließlich einen The-

rapeuten aufzusuchen. Die ärztliche Diagnose lautete: Anorexie.

Aus Angst in eine Klinik eingewiesen zu werden, fingen wir langsam an zu begreifen, wie ernst die Lage geworden war und wie sehr unsere Krankheit unsere Leben beherrschte und beschränkte. Wir wollten »gesund« sein, aber nicht zunehmen. Es war enorm schwer zu fassen, dass sich endlich etwas ändern musste, dass wir mit dem Abnehmen immens übertrieben hatten und dass wir dringend an uns arbeiten mussten. Uns so sagten wir der Krankheit den Kampf an! Nach und nach versuchten wir das Kalorienzählen einzustellen und wieder auf die Signale unserer Körper zu achten. Wir begannen uns eingehend mit dem Thema »gesunde Ernährung« auseinanderzusetzen, versuchten uns nicht mehr per Maßband zu messen und die Waage wurde aus dem Badezimmer verbannt – bis heute.

Unser Idealbild fing sich langsam an zu wandeln, wir wollten nicht mehr hungern, nicht mehr weinen und nicht mehr streiten. Wir wollten lachend in der Küche stehen und zusammen verrückte Gerichte kreieren, beim Blick in den Spiegel Zufriedenheit verspüren und das Leben in vollen Zügen genießen. Wir wollten fitter, stärker und selbstbewusster werden. Der Entschluss, mit Krafttraining zu beginnen, wurde unabhängig voneinander gefasst. So begannen

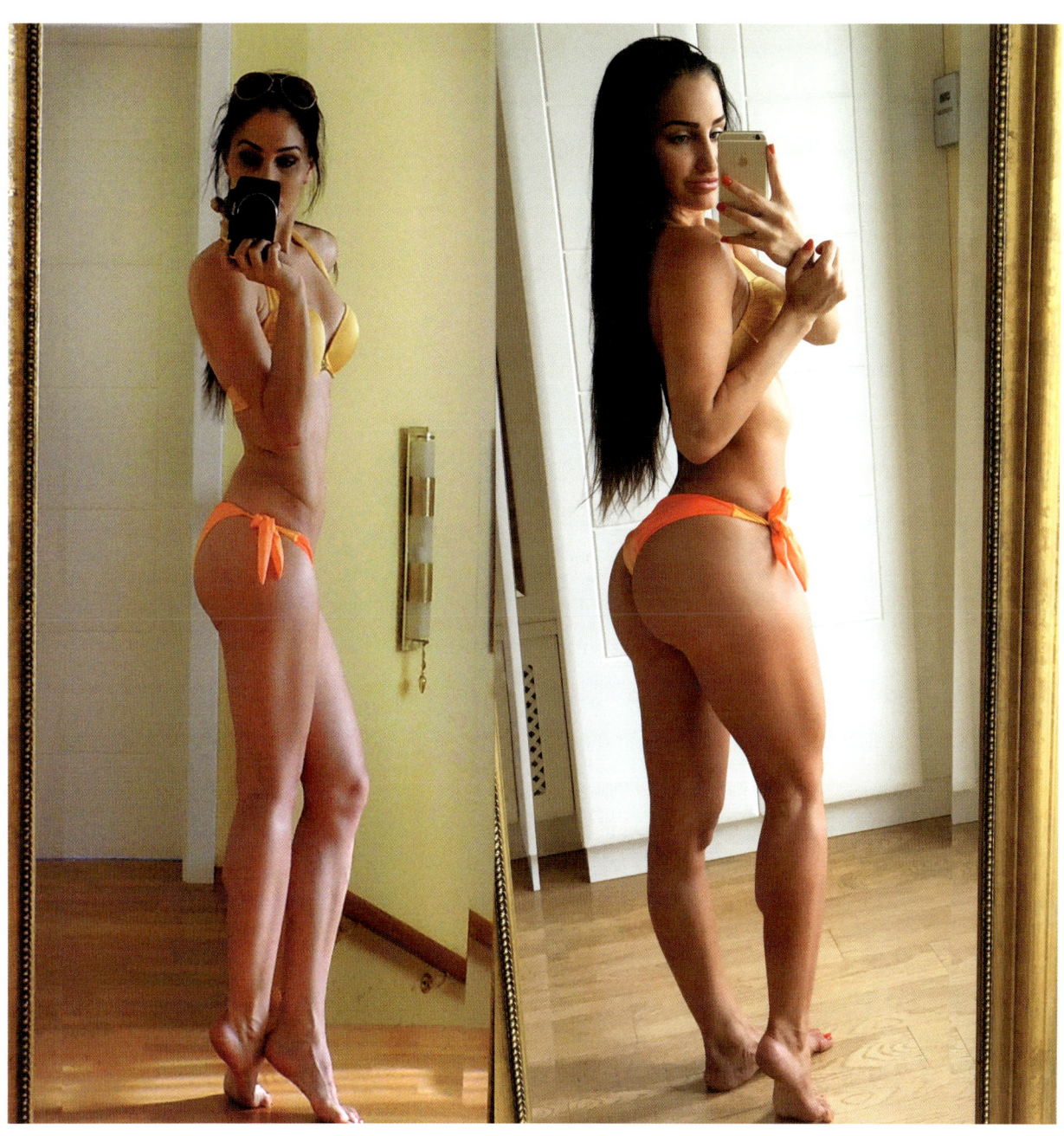

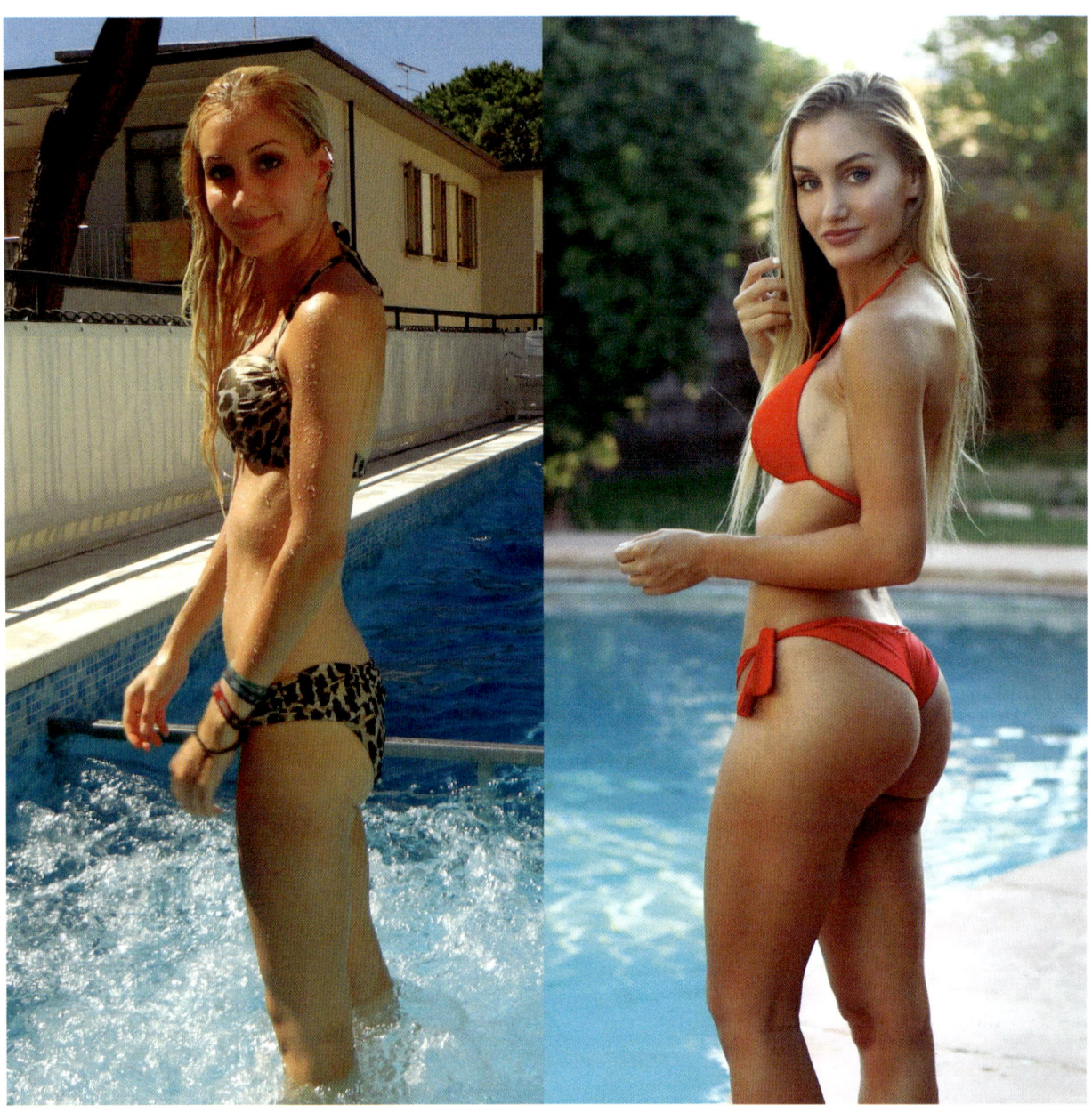

wir beide allein, still und heimlich an unseren Stärken zu arbeiten. Wir fingen an Home-Workouts mit dem Eigengewicht durchzuführen, durchstöberten das Internet nach Trainingsvideos und passende Ratschläge wurden regelrecht aufgesogen. Doch ohne seinem Körper genügend Nährstoffe zuzuführen, ist es unmöglich Muskelmasse aufzubauen. Diese Tatsache einzusehen und endlich an Gewicht zuzulegen fiel uns anfangs alles andere als leicht. Doch der Wunsch endlich fit und gesund zu werden, siegte letztlich über die Angst und langsam, aber sicher haben wir uns in die Normalität zurückgekämpft. Und wir nahmen dabei viel mehr als »nur« Muskelmasse, Fett und Wasser zu – viel wichtiger noch war für uns das Erlangen von Zufriedenheit, Gesundheit, Wohlbefinden und Unbeschwertheit.

In dieser Zeit begannen wir auch, unsere Trainingserfolge und sonstige Fortschritte online zu stellen, um sie mit der Welt zu teilen und unsere Social-Media Profile erfreuten sich schon bald immer größer werdender Beliebtheit. Wir posteten Motivationssprüche, Tipps und Tricks, in der Absicht, anderen zu helfen, den Weg zu einem gesunden Lebensstil zu finden – genau so, wie es uns gelungen ist. Da unser Körperfettanteil aufgrund des monatelangen Kaloriendefizits sehr niedrig war, sahen wir bald, wie sich unsere Bauchmuskeln abzeichneten und wir enorm an Kraft dazugewannen. Zu dieser Zeit trainierten wir ausschließlich zuhause mit dem Eigengewicht und unsere Resultate motivierten uns unglaublich.

Eines wissen wir jetzt: egal, wie tief du gefallen bist, wie schwach und leer du dich fühlst – du bist viel stärker als du denkst. Kämpfe nie gegen dich an, sondern für dich, denn deine Gesundheit und dein Wohlbefinden sind dein wertvollster Besitz! Mit der körperlichen Fitness stieg auch unser Selbstwertgefühl und wir waren gewillt, nicht nur an unserer körperlichen, sondern auch an unserer mentalen Stärke zu arbeiten. Von nun an war klar, dass diese zwei Komponenten unmittelbar aufeinander einwirken und wenn wir rundum gesund sein möchten, müssen wir beidem gleich viel Aufmerksamkeit schenken.

Heutzutage könnten wir uns ein Leben ohne Sport gar nicht mehr vorstellen. Er schafft einerseits einen Ausgleich zu unserem stressigen Alltag und fordert uns andererseits, an die körperlichen Grenzen zu gehen. Sport hat uns sehr dabei geholfen, unser Wohlbefinden zu erhöhen und uns sowohl körperlich als auch mental zu starken Frauen zu machen, die sich von nichts mehr unterkriegen lassen. Auch wenn die Zeit der Essstörung immer wie ein Schatten über uns hängen wird, würden wir sie niemals aus unseren Lebensläufen streichen wollen. Diese Phase zu durchleben hat uns so viel über uns selbst gelehrt und uns letztendlich zu den Menschen gemacht, die wir heute sind. Wir sind keineswegs perfekt, aber bereit, jeden Tag an uns selbst zu arbeiten, uns zu verbessern und Neues zu lernen.

Und genau dabei wollen wir auch dir helfen! Wir möchten dich motivieren das Beste aus dir heraus zu holen, niemals aufzugeben und für dein Wohlbefinden zu kämpfen. Lass dich inspirieren, sei offen für Neues und beginne besser noch heute als morgen für deine Träume zu arbeiten. Wir werden dir so gut es geht dabei helfen... BE YOUR BEST SELF & FIGHT FOR YOUR DREAMS!

STRONG MIND

DER WEG ZU MENTALER STÄRKE

Benutzt du Instagram?

Oft stehen wir im Leben vor schwierigen Aufgaben, wobei man es in den meisten Fällen

selbst in der Hand hat, ob und wie gut diese Situationen gemeistert werden.

Teile deine mentale Entwicklung und Errungenschaften mit uns, indem du

die Hashtags #baesslertwins und #doublepower verwendest, wenn du online postest.

Wir würden uns freuen, auch auf deinem Account vorbeischauen zu dürfen!

ERFOLG IST LERNBAR

Warum sind manche Menschen erfolgreicher als andere? Erreichen höhere Ziele, sind unabhängig und leben ihren Traum? Wie schaffen es manche, einen Marathon zu laufen, täglich Sport zu treiben und sich gesund zu ernähren? Warum gelingt es einigen Menschen ein gewinnbringendes Unternehmen aufzubauen und finanziell unabhängiger zu sein als andere? Wie schaffen sie es, sich konstant weiterzuentwickeln und einen höheren Bildungsgrad zu erreichen? Warum scheint manch einer das Glück förmlich auf seiner Seite zu haben?

Glück spielt im Leben eine nicht unbedeutende Rolle – in Hinblick auf unseren persönlichen Erfolg jedoch ist darauf kein Verlass. Erfolg hängt vor allem von zwei Eigenschaften ab: Selbstdisziplin und Willenskraft.

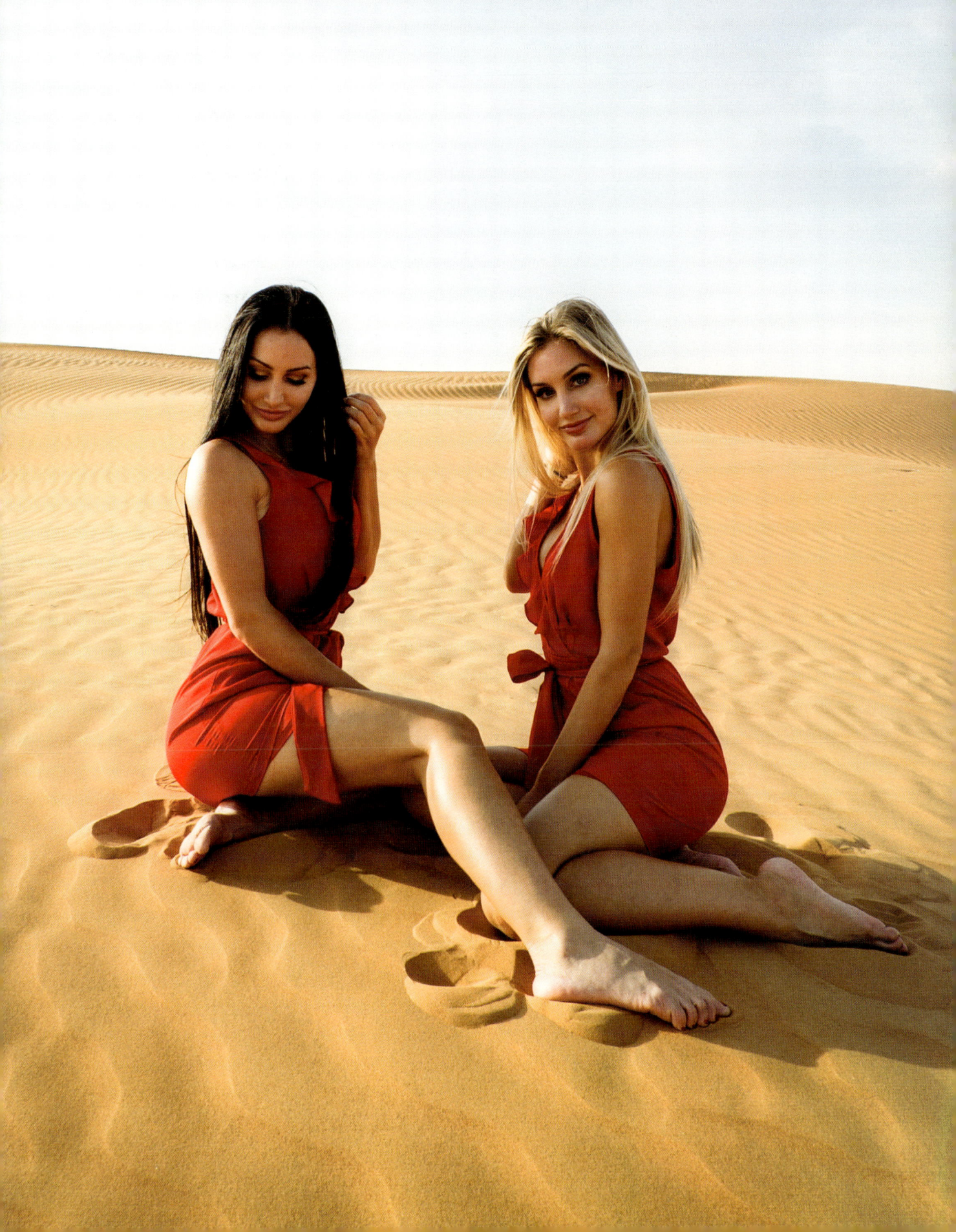

WILLENSSTÄRKE

Was steckt dahinter?

Der Begriff Willenskraft setzt sich aus den Wörtern »Wille« und »Kraft« zusammen. Kräftig zu sein bedeutet umgangssprachlich »etwas Anstrengendes zu leisten«, stark zu sein und eine hohe Leistungsfähigkeit zu besitzen. Gekoppelt mit dem Wort »Wille« entstehen Synonyme zu mentaler Stärke, Ausdauer und Beharrlichkeit.

Um unser Leben so erfolgreich zu gestalten, wie wir es uns erträumen, ist diese Eigenschaft essentiell. Obwohl uns auch Intelligenz und Begabung am Weg zu unserem Ziel zugutekommen, so wird ein talentierter und gut unterstützter Mensch ohne Willensstärke nie sein volles Potenzial ausschöpfen können. Ich kann ein unglaubliches Talent für das Verfassen von Schriftstücken haben, wenn ich mich aber nicht dazu aufraffe, ein Buch zu schreiben, werde ich nie ein erfolgreicher Autor. Ich kann die schönste Stimme der Welt haben, wenn ich allerdings nur unter der Dusche singe und mich nicht dazu motiviere mehr daraus zu machen, dann werde ich auch keine erfolgreiche Sängerin. Selbst wenn ich die besten körperlichen Voraussetzungen habe, um Marathonläufer zu werden, ohne den nötigen Willen regelmäßig zu trainieren, werde ich nie ans Ziel kommen. Und das

ist auch im Berufsalltag nicht anders, denn selbst mit der vielversprechendsten Geschäftsidee werde ich nie erfolgreich sein, wenn ich nicht die Ausdauer besitze, meinen Plan zu verfolgen.

Wir haben es selbst in der Hand, unsere Gaben erfolgreich einzusetzen und das Beste aus uns herauszuholen. Alles was wir dafür benötigen ist unser Wille. Willensstärke kommt aber nicht nur beim Setzen, sondern auch beim Unterlassen diverser Handlungen zum Vorschein. Denn manchmal hängt unser Erfolg gar nicht davon ab, etwas zu tun, sondern etwas nicht zu tun. Ich kann noch so viel Sport treiben und mich mit Gemüse vollstopfen, wenn ich es nicht schaffe abends auf zwei Tafeln Schokolade zu verzichten, ziehe ich meine Diät nie durch. Ich kann noch so viel für eine Prüfung lernen, wenn ich am Vorabend der Versuchung auf eine Party zu gehen nicht widerstehe, werde ich leider keine Bestleistung erbringen. Und ich werde auch nie mit dem Rauchen aufhören, wenn ich nicht konsequent genug dafür bin. Willensstärke und Disziplin nehmen auf viele unserer Lebensbereiche einen ausschlaggebenden Einfluss und entscheiden dabei oft über Erfolg oder Niederlage.

WILLENSSTÄRKE ERLERNEN

Erfolgreicher leben

Kann man Willensstärke erlernen? Die gute Nachricht lautet: ja! Auch wenn nicht jeder von uns mit der gleichen Portion Willensstärke geboren wurde, so ist diese Eigenschaft zumindest erlernbar – sogar bis ins Erwachsenenalter hinein. Neurowissenschaftler haben herausgefunden, dass der Sitz unserer Willensstärke in einer Region im Vorderhirn liegt, genannt ventromedialer präfrontaler Kortex. Dieses kleine Hirnareal ist lediglich bei Menschen zu finden und bestimmt, wie hoch unsere jeweilige Willensstärke ist.

Menschen mit hoher Willenskraft unterscheiden sich von anderen etwa dadurch, dass sie ihre Energie auf klar formulierte Ziele lenken und auch Unangenehmes zügig und mit großem Durchhaltevermögen erledigen können. Unsere Willenskraft hilft uns dabei Unlustgefühle, Bequemlichkeiten und andere schlechte Gewohnheiten zu überwinden. Sie ist die Fähigkeit, uns in Konfliktsituationen für die zielführendste Lösung zu entscheiden. Und sie kommt auch dann zum Einsatz, wenn wir etwas durchsetzen wollen, das auf lange Sicht sinnvoll, momentan jedoch unangenehm erscheint.

Willensstärke korreliert stark mit Ehrgeiz, Integrität, Energie und Optimismus und ist somit ein entscheidender Indikator für ein erfolgreiches Leben.

Das hat schon der österreichisch-amerikanische Psychologe Walter Mischel zwischen 1968 und 1974 anhand seines Marshmallow-Experiments gezeigt. Dabei platzierte man vor den Augen vier Jahre alter Kinder Marshmallows. Ihnen wurde mitgeteilt, dass der Psychologe nun den Raum verlassen würde und sie das Marshmallow essen dürften. Könnten sie jedoch damit warten, bis er wieder zurückkäme, bekämen sie noch ein zweites als Belohnung. Es ging hier darum, kurzzeitig Gelüsten zu widerstehen, um auf längere Sicht mehr davon zu haben. Einige Kinder konnten der Versuchung problemlos widerstehen und warteten, bis der Psychologe mit der zweiten Portion Marshmallows zurückkam. Der Wille anderer Kinder war hingegen nicht so groß und sie aßen die Süßigkeit sofort.

Woran liegt das? In der Psychologie wird dieses Prinzip als Belohnungs- oder Gratifikationsaufschub bezeichnet. Bei einem Belohnungsaufschub erfolgt eine Belohnung nicht sofort, sondern zeitverzögert. Die anfangs kleiner ausfallende Belohnung wird nach einem bestimmten Zeitablauf durch eine größere ersetzt. Weiterführende Untersuchungen zeigten übrigens, dass jene Kinder, die der Marshmallow-Versuchung einst widerstanden, im späteren Leben oft ein höheres Bildungsniveau erreichten, besser verdienten und insgesamt ein erfolgreicheres Leben führten. Wer also früh zu verzichten lernt, geht später besser mit Stresssituationen um, genießt mehr Selbstvertrauen und wird von seinen Mitmenschen als angenehmer Zeitgenosse empfunden. Die Fähigkeit zur Impulskontrolle korreliert also mit einer Vielzahl positiver Eigenschaften.

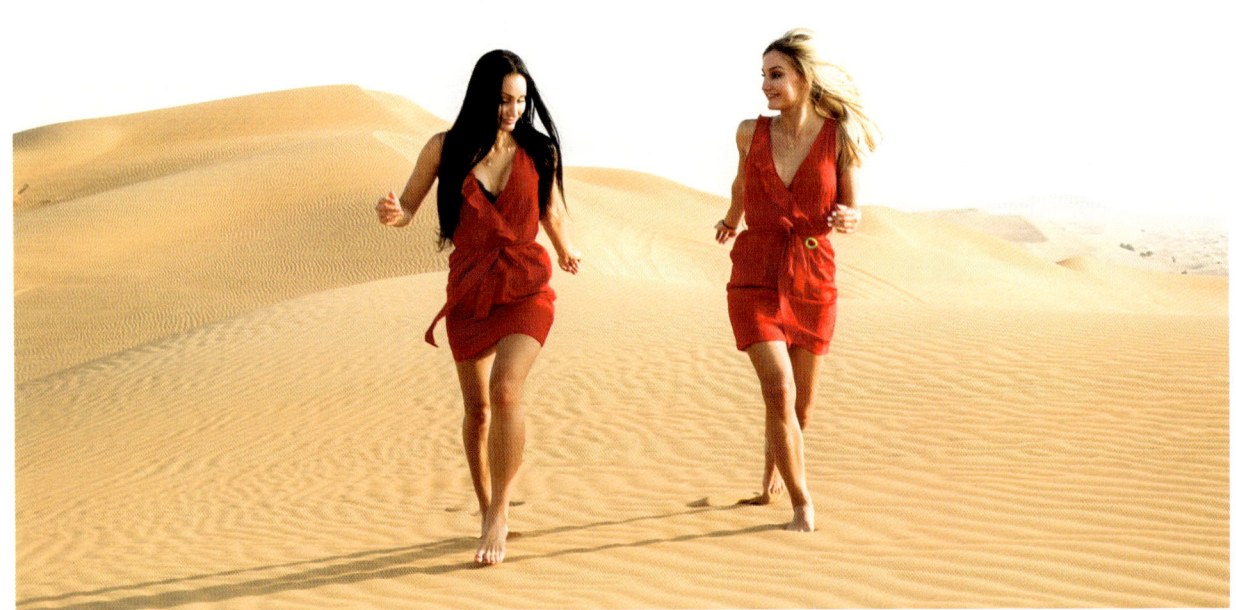

ÜBUNG

Impulskontrolle erlernen

Um Impulskontrolle zu erlernen, sollte man zuallererst bewusst auf große Verlockungen verzichten, die man momentan nicht unbedingt benötigt. Wirkt der neue Wintermantel, den wir eigentlich gar nicht dringend benötigen, in der Auslage wie ein Magnet und möchte uns zum Kauf verleiten, so ist es vielleicht sinnvoller der Versuchung eine Zeit lang standzuhalten. Dies steigert einerseits die Selbstdisziplin, andererseits werden wir gar fürs Warten belohnt, wenn der Mantel Wochen später möglicherweise im »Sale« landet.

ÜBUNG

Dreitagesregel

Mit Hilfe der »Dreitagesregel« lässt sich unsere Willenskraft ganz leicht im Alltag trainieren. Erblicken wir etwas, das wir am liebsten sofort kaufen würden, so warten wir erst einmal drei Tage ab. Innerhalb dieser Zeit lassen wir die anfängliche Euphorie etwas abklingen, um dann mit klarem Kopf zu überlegen, ob der Kauf wirklich notwendig ist. Sind wir nach Verstreichen der Frist noch immer der Meinung er sei sinnvoll, können wir zuschlagen.

»Der Wille ist wie ein Muskel – je härter wir ihn trainieren, desto stärker wird er.«

DO'S AND DON'TS

Leider ist unsere Willenskraft begrenzt und kann auch aufgebraucht werden. Dass der Wille ähnlich wie ein Muskel ermüdet, wenn man ihn überstrapaziert, hat der amerikanische Sozialpsychologe Roy Baumeister herausgefunden. Machen wir über einen kurzen Zeitraum hinweg öfters von unserer Willenskraft Gebrauch, so schwächt sie ab. Müssen wir etwa innerhalb kürzester Zeit wichtige Entscheidungen fällen, Versuchungen widerstehen oder Gefühle unterdrücken, wird es uns ab einem gewissen Zeitpunkt nicht mehr möglich, diese Kontrolle aufrecht zu erhalten, da unsere Willenskraft ermüdet. Daher ist es wichtig der Willenskraft, wie auch den Muskeln nach dem Krafttraining, entsprechende Regenerationsphasen zu bieten, in denen sie sich wiederaufbauen kann. Und je öfter wir von ihr Gebrauch machen, ohne sie zu überstrapazieren, desto stärker wird sie.

WILLENSKRAFTTRAINING IN DER PRAXIS

Eine Anleitung zum Widerstehen von Versuchungen

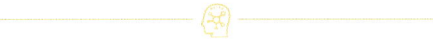

Um unsere Willenskraft nicht aufzubrauchen, sollten wir versuchen, möglichen Willenskraftfressern aus dem Weg zu gehen. Je öfter wir nämlich Versuchungen und Verlockungen widerstehen müssen, desto geringer wird unsere Willenskraft. Anhand von Selbstbeobachtungen können wir ganz einfach herausfinden, in welchen Situationen unsere Willenskraft stärker gefordert wird.

ÜBUNG

Fragen an uns selbst

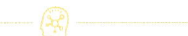

Welchen Versuchungen kann ich am wenigsten widerstehen? Wann werde ich immer wieder schwach und gebe nach? In welchen Momenten steht meine Willenskraft vor einer großen Herausforderung? Ist es etwa die Schokolade in der Süßigkeitenabteilung, so kann es helfen, einen großen Bogen um sie zu machen und Einkaufslisten zu erstellen, auf denen man im Vorfeld notiert, was eingekauft wird und was nicht. So kann man der Versuchung, zuhause zu Süßigkeiten zu greifen, entgegensteuern, indem man einfach keine zuhause hat. Verführt uns die neue Frühlingskollektion in den Schaufenstern zum Kauf, ist es hilfreich, Boutiquen nur dann aufzusuchen, wenn wir gezielt etwas benötigen. Auch ein Abbestellen von Newsletter diverser Modeketten kann uns davor bewahren, unsere Willenskraft zu überstrapazieren.

Bereits die Kinder des Marshmallow-Experiments haben herausgefunden, dass man Verlockungen besser widerstehen kann, wenn man ihnen keine Beachtung schenkt und sich bewusst ablenkt. Nach dem Motto »Aus den Augen, aus dem Sinn« haben sich einige von ihnen sogar die Augen zugehalten, um die Süßigkeit nicht mehr sehen zu müssen. Der Grund, warum wir Versuchungen dennoch immer wieder nachgeben, ist das Glück und das wohltuende Gefühl, welches sie uns für einen Augenblick verschaffen. Vor allem bei Ernährungsumstellungen beziehungsweise während einer Diät kommt so manch einer in Verlegenheit all seine Vorsätze über Bord zu werfen, wenn er eine Versuchung direkt vor Augen hat. Die Pommes an der Imbissbude etwa können uns durch ihren verführerischen Duft schnell dazu verleiten, sie zu kaufen. Der Geruch von Gerichten, die wir mögen, veranlasst unser Gehirn Dopamin auszuschütten, das als Glückshormon bekannt ist und einen großen Einfluss auf unser Wohlbefinden hat. Schon allein die Vorstellung von etwas Angenehmem führt zur Ausschüttung dieses Hormons. Doch ist Nachgeben wirklich das Richtige? Fühlen wir uns durch den Verzehr langfristig besser? Viele Verlockungen entpuppen sich später leider als leere Versprechen, die uns auf Dauer kein Glück bescheren. Erst wenn uns eine Handlung langfristig Bereicherung und Befriedigung verschafft, spricht nichts dagegen sie auch zu setzen.

MIT DER RICHTIGEN DENKWEISE ZUM ERFOLG

Wenn wir uns jedes Mal aufs Neue überwinden müssen, kleine Veränderungen herbeizuführen, so stellt das eine enorme Last für unsere Willenskraft dar. Jeder kleine Verzicht und jede Überwindung werden so zu neuerlichen Belastungen und wir erreichen bald einen Punkt, an dem unsere Willenskraft erschöpft ist. Sich etwa jeden Morgen eine Stunde früher aus dem Bett zu quälen, um vor der Arbeit noch eine Runde laufen zu gehen, stellt einen enormen Willenskraftfresser dar, wenn wir dies als Plage und Tortur empfinden. Anders wird es uns ergehen, wenn wir die morgendliche Cardio-Einheit als Chance sehen, schneller an unser Ziel zu gelangen. Wir müssen unsere Denkweise ändern und uns klarwerden, dass diese unangenehme Tätigkeit notwendig für unseren Erfolg ist. Mit den richtigen Gedanken benötigen wir nämlich fast keine Willenskraft mehr, um uns aufzuraffen. Der Gedanke an das unglaubliche Wohlbefinden, wenn wir unser Ziel erreicht haben, ist unsere Motivation!

Wir müssen uns immer vor Augen halten, wie gut und stolz wir uns fühlen werden, wenn wir unseren Traum erst einmal zur Realität gemacht haben – endlich die Traumfigur zu erreichen, unsere Bachelorarbeit abzuschließen oder so viel gespart zu haben, um eine Woche Urlaub in Venedig zu machen. Handlungen zu Gewohnheiten zu machen hilft uns dabei, enorm viel Willensenergie zu sparen. Denn machen wir etwas automatisch, vermeiden wir den Konflikt mit uns selbst und strapazieren auch nicht unsere Willenskraft. Wir müssen weniger bewusste Entscheidungen treffen und tun intuitiv das Richtige.

DIE MACHT DER GEWOHNHEIT

Wie man es schafft, lästige Gewohnheiten abzulegen und neue zu etablieren

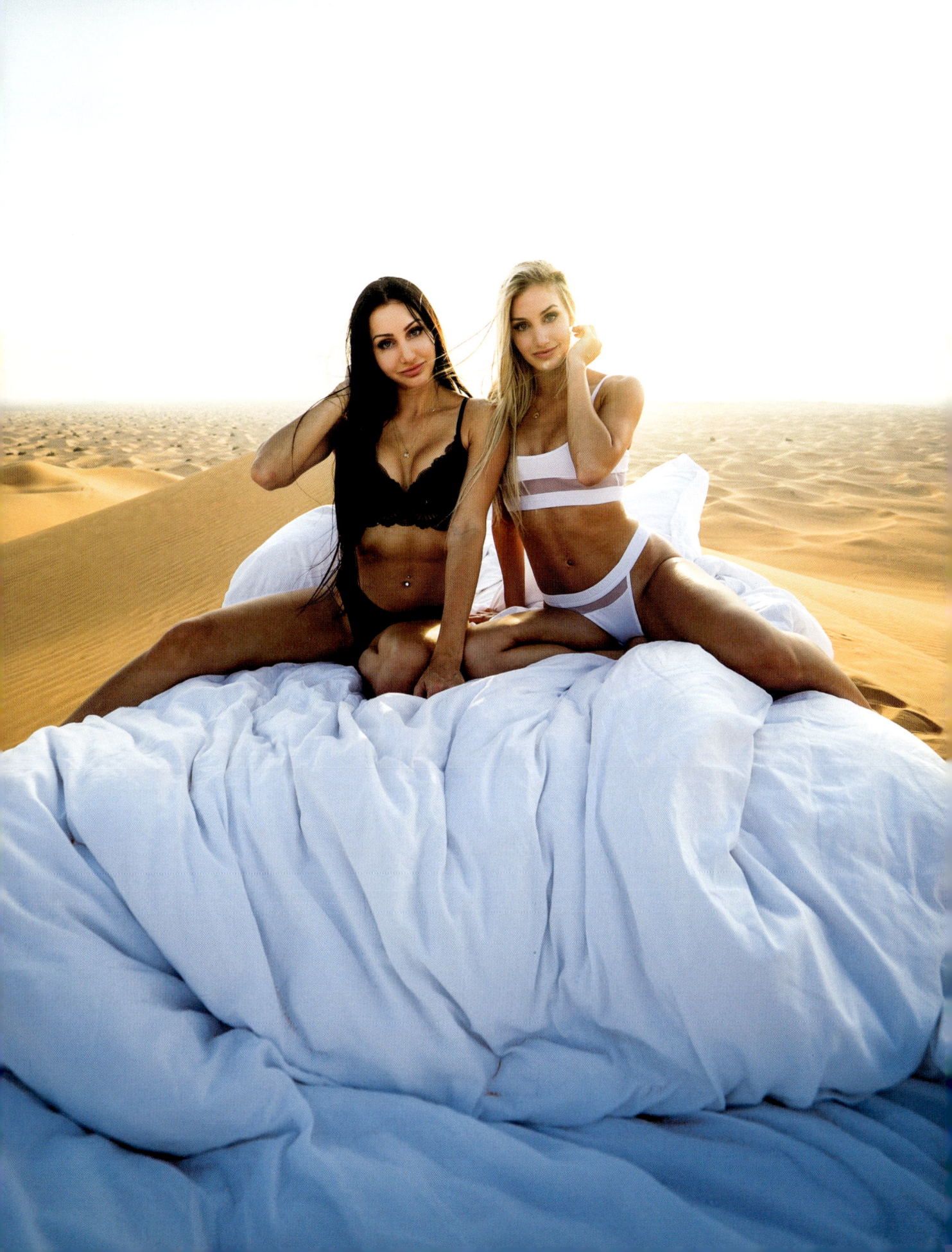

LERNEN, AUTOMATISCH DAS RICHTIGE ZU TUN

Gewohnheiten haben nicht nur einen großen Einfluss auf unser Leben, sie sind oft sogar überlebensnotwendig, denkt man beispielsweise an das Angurten im Auto, was ja üblicherweise automatisch erfolgt. Gewohnheiten können uns dabei helfen, den Alltag besser zu bewältigen und unser Leben zu erleichtern. Andererseits können sie auch lästig und zu unserem Nachteil sein.

Gewohnheiten sind Automatismen, die entstehen, wenn man Verhaltensweisen über einen langen Zeitraum hinweg wiederholt. Ohne sie wären wir völlig überfordert und müssten über grundlegende Verhaltensweisen jedes Mal aufs Neue nachdenken und dementsprechende Entscheidungen treffen. Ob wir beim Verlassen des Hauses die Eingangstüre zusperren, uns morgens und abends die Zähne putzen, an den Nägeln kauen oder das Essen salzen, bevor wir es probiert haben – all das wird durch unsere Verhaltensgewohnheiten bestimmt. In Summe bestimmen Gewohnheiten 30-70 % unserer täglichen Handlungen, was Vor- und Nachteile mit sich bringt. Oft prägen sich Gewohnheiten so fest in uns ein, dass es enorm schwerfällt, wieder von ihnen loszukommen.

WIE GEWOHNHEITEN ENTSTEHEN UND WIE WIR SIE ÄNDERN KÖNNEN

Gewohnheiten entstehen, indem wir immer wieder auf die gleiche Art und Weise handeln, denken oder fühlen. In der Forschung unterscheidet man zwischen drei Arten: Verhaltens-, Denk,- und Gefühlsgewohnheiten. Gewohnheiten zu ändern geschieht im Grunde immer gleich, nämlich durch die Abfolge von einem auslösenden Reiz, einer bewusst gesetzten Handlung sowie der darauffolgenden Beloh-nung. Dies geschieht solange, bis diese Handlung zur Routine wird. Gehört Rauchen zu unseren schlechten Routinehandlungen, könnte den Reiz dafür eine Stresssituation darstellen, die Handlung den Griff zur Zigarette, welche schließlich mit dem Gefühl der Entspannung belohnt wird. Unser Gehirn knüpft also eine Abfolge, wodurch sich ein bestimmtes Verhalten automatisiert.

Um Gewohnheiten effektiv und langfristig zu ändern, benötigt es viel Zeit und Disziplin. Das gewünschte Verhaltensmuster muss dabei immer wieder bewusst gesetzt werden, um es irgendwann zu automatisieren. Der Weg, eine Gewohnheit erfolgreich zu ändern, ist oft lang und steinig. Belohnungen können uns dabei helfen, ihn besser zu bewältigen. Sie stärken die Willenskraft und schenken uns Motivation, um weiterzumachen. Belohnungen können vielseitig sein, wie etwa ein ausgiebiges Frühstück nach der morgendlichen Joggingrunde, ein Spa-Wochenende nach der abgegebenen Bachelorarbeit oder ein Entspannungsbad nach dem Kraftsport. Die Art der Belohnung hängt vollkommen von individuellen Interessen und Vorlieben ab und muss auch nicht zwanghaft jedes Mal erfolgen. Je nach Aktivität oder Verhaltensweise kann es auch nützlich sein, sich erst nach fünf oder zehn wiederholten Handlungen zu belohnen. Sich beispielsweise für jede nicht gerauchte Zigarette mit einer Tafel Schokolade zu belohnen, wäre selbstverständlich zu viel des Guten. Strichlisten oder das Abhaken von kleinen Teilerfolgen stellen gute Möglichkeiten dar, nicht den Überblick zu verlieren.

Um eine positive Verknüpfung zwischen Handlung und Belohnung zu erzeugen, sollte die Belohnung möglichst bald nach dem gesetzten Verhalten erfolgen. Machen wir die Erfahrung, dass ein bestimmtes Verhalten zu einer Belohnung führt, wiederholen wir es möglichst oft und gerne. Wie lange es dauert, aus einer bewusst gesetzten Handlung

eine Gewohnheit zu etablieren, erforschte die britische Psychologin Phillippa Lally. In einem Experiment untersuchte sie 96 Personen über einen Zeitraum von 84 Tagen. Die Aufgabe jedes Teilnehmers war es, sich eine neue Gewohnheit anzueignen und täglich darüber Protokoll zu führen, ob die Handlung durchgeführt wurde und wie leicht sie fiel. Nach Ablauf der 84 Tage kam die Forscherin zu dem Ergebnis, dass das Entstehen einer neuen Routine im Durchschnitt 66 Tage bewussten Handelns bedarf. Dieses Ergebnis lässt sich jedoch nicht automatisch auf jeden Menschen und jede Tätigkeit übertragen. Wie lange es im Speziellen dauert eine Gewohnheit zu verändern, hängt von unterschiedlichen Faktoren ab.

- Grundsätzlich gilt es als einfacher, sich neue Gewohnheiten anzueignen, als alte abzulegen. Am schwierigsten ist es alte Gewohnheiten durch neue zu ersetzen, denn dafür finden zwei getrennte Prozesse statt: zuerst muss man sich erfolgreich von der alten Gewohnheit trennen und in einem nächsten Schritt die neue Verhaltensweise antrainieren. Dies erfordert viel Zeit.

- Logischerweise gibt es beim Etablieren von neuen Verhaltensweisen welche, die einem leichter und andere, die einem schwerer fallen. Es ist zum Beispiel einfacher, sich anzugewöhnen die Zahnpasta nach Gebrauch wieder zu verschließen als täglich eine Stunde Sport zu treiben.

- Auch die Dauer, über die wir eine alte Gewohnheit eingeübt haben, spielt eine bedeutende Rolle. Routinen, die wir uns seit Kindheitstagen verinnerlicht haben, lassen sich schwerer ablegen als frische.

- Die Motivation, die hinter dem Wunsch nach Veränderung steckt, ist ebenfalls von großer Bedeutung. Ohne ausschlaggebenden Grund wird es uns schwerfallen Veränderungen herbeizuführen. WIR müssen die Veränderung wollen und nicht jemand anderer. Wir fragen uns: »Warum möchte ich mir diese Handlung ab- oder angewöhnen?« »Hat meine Gewohnheit negativen Einfluss auf meine Gesundheit oder auf mein Leben im Allgemeinen?«

- Forschungen haben gezeigt, dass vor allem die ersten zehn Lebensjahre für die Bildung von Gewohnheiten entscheidend sind. Kindern in diesem Alter fällt es noch relativ leicht, sich Gewohnheiten neu anzueignen oder sie zu ändern.

- Auch das soziale Umfeld und die Unterstützung durch andere spielen eine beachtliche Rolle. Wenn Familienmitglieder oder Freunde regelmäßig Sport treiben, so wird es nicht lange dauern, sich dieses Verhalten selbst anzueignen. Sich mit Freunden zum Sport zu verabreden erhöht zudem die Verbindlichkeit von Vorsätzen, denn wir kommen nicht so schnell in Versuchung, unsere neuen Gewohnheiten wieder abzulegen, wenn andere mit einbezogen sind. Gemeinsam an Vorsätzen zu arbeiten erhöht das Durchhaltevermögen und bereitet mehr Freude als alleine zu kämpfen.

WIE WIR UNANGENEHME TÄTIGKEITEN FÜR UNS ANGENEHMER MACHEN

Stundenlanges Abstrampeln am Laufband, lästige Hausarbeit oder das mühsame Lernen endlos scheinenden Prüfungsstoffs – all das sind Tätigkeiten, denen viele von uns nur wenig Enthusiasmus entgegenbringen. Um ihnen so schnell wie möglich zu entkommen, ist uns jede Ablenkung recht. Die Freundin, mit der wir uns über die neuesten Trends austauschen möchten, bietet eine günstige Gelegenheit das Cardio-Training zu unterbrechen. Das alte Fotoalbum, das wir beim Aufräumen finden ist eindeutig spannender als der feuchte Putzlappen und dass das Handy die beste Ablenkung während des Lernens darstellt, davon können alle Studenten ein Lied singen.

Dabei sind es genau diese »Retter«, die unangenehme Tätigkeiten noch unangenehmer werden lassen. Warum ist das so? Das Prinzip dahinter ist logisch: führen wir eine bestimmte Tätigkeit lange und ohne Unterbrechung aus, so wird sie rasch zur Gewohnheit. Und diesen positiven Effekt der Gewohnheitsentstehung können wir gerade bei unangenehmen Tätigkeiten nützen: je länger wir uns einer unangenehmen Tätigkeit widmen, desto weniger wird sie zur Qual. Nur eines sollten wir eben stets beachten: uns nicht unterbrechen zu lassen! Denn wenn wir uns Ablenkungen hingeben, so müssen wir jedes Mal aufs Neue unsere Willenskraft aufbringen, um die Tätigkeit wieder aufzunehmen. Unsere Unlust steigt mit jedem Neubeginn und besagte Handlung nervt uns immer mehr. Lassen wir die unangenehme Tätigkeit allerdings zur Gewohnheit werden, erscheint sie uns bald angenehmer und angenehmer.

Wenn wir uns aufraffen ins Fitessstudio zu gehen, sollten wir versuchen längere Pausen, in denen man auf andere Gedanken kommt, zu vermeiden. Dies gilt sowohl für akutes Training als auch für die langfristige Trainingsroutine. Pausiert man während eines Workouts (beschäftigt man sich beispielsweise mit dem Handy oder führt ein längeres Gespräch mit seinem Workout-Partner), so benötigt man neuerlich Willensenergie, um das Training später fortzusetzen. Das ist auch auf lange Sicht nicht anders: der Wiedereinstieg nach längeren Trainingspausen verlangt immens viel Motivation und Willenskraft. Führt man seine Trainingsroutine hingegen regelmäßig durch, fällt es wesentlich leichter am Ball zu bleiben. Wir sollten uns nicht bei unangenehmen Tätigkeiten unterbrechen lassen, sondern eher bei angenehmen.

Wir können uns die Strategie der Kinder des Marshmallow-Experiments, die der Versuchung entgangen sind, indem sie das Marshmallow einfach nicht mehr angesehen haben, zunutze machen. Greifen wir während des Lernens etwa immer wieder zum Handy, um WhatsApp-Nachrichten und Instagram-Stories zu verfolgen, sollten wir darauf achten, unser Telefon in dieser Zeit außer Reichweite zu platzieren. Der Griff zum Smartphone wird somit unmöglich und wir benötigen nicht mehr so viel an Willenskraft, um der Versuchung zu widerstehen. Oder überkommen uns während einer Tätigkeit Glücksgefühle, wie beispielsweise beim Essen von Schokolade, so ist es sinnvoll die Tafel nicht gleich auf einmal zu verputzen, sondern auf mehrere Rationen aufzuteilen. So verliert sie nicht ihren Reiz und wir haben im Grunde sogar mehr davon.

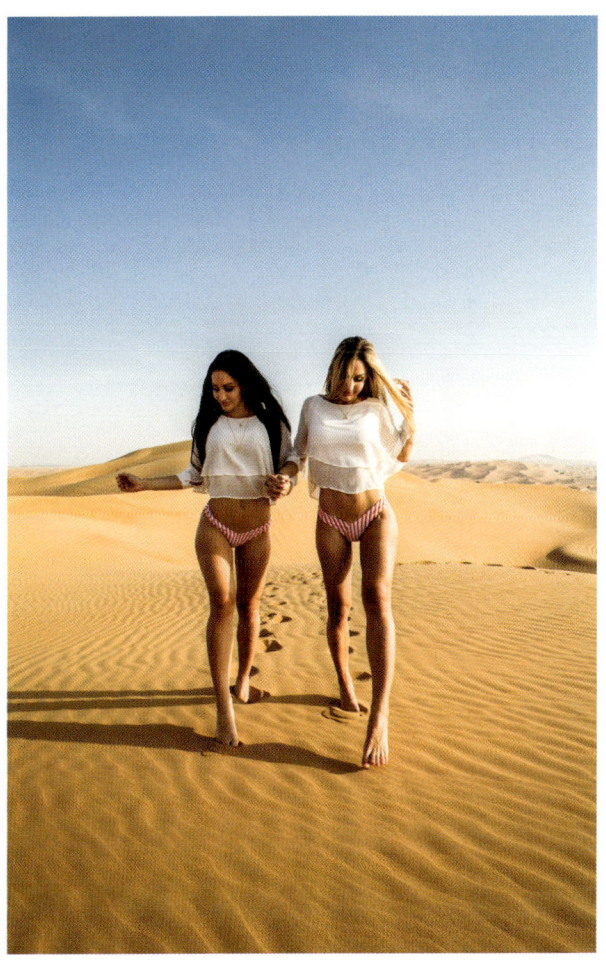

SELBSTMOTIVATION

Das effektive Erreichen von Zielen

*»Wissen Sie was passiert, wenn Sie keine Ziele haben?
Es passiert etwas ganz Schlimmes: nämlich gar nichts.«
– Gary Ryan Blair*

Sei es die 10-Kilometer-Marke, die wir beim Joggen knacken wollen, die Beförderung im Job oder einfach jeden Tag um 8 Uhr aufzustehen – wir alle setzen uns persönliche Ziele. Ziele zu verfolgen ist von großer Bedeutung und zwar in jedem Lebensabschnitt. Während wir als Kinder etwa das Fahren ohne Stützräder anstrebten, um alleine zur Schule zu radeln, könnte unser heutiges Ziel das Bestehen des Motorradführerscheins sein, um über den Highway zu brettern. Ziele sind essentiell, um in unserem Leben voranzukommen, denn wer kein Ziel vor Augen hat, irrt quasi planlos umher. Es ist schwer möglich, härter zu arbeiten, mehr zu erreichen und Großartiges zu schaffen, wenn wir gar nicht wissen was wir wollen.

»Wozu schneller laufen, wenn man die Richtung nicht kennt?«

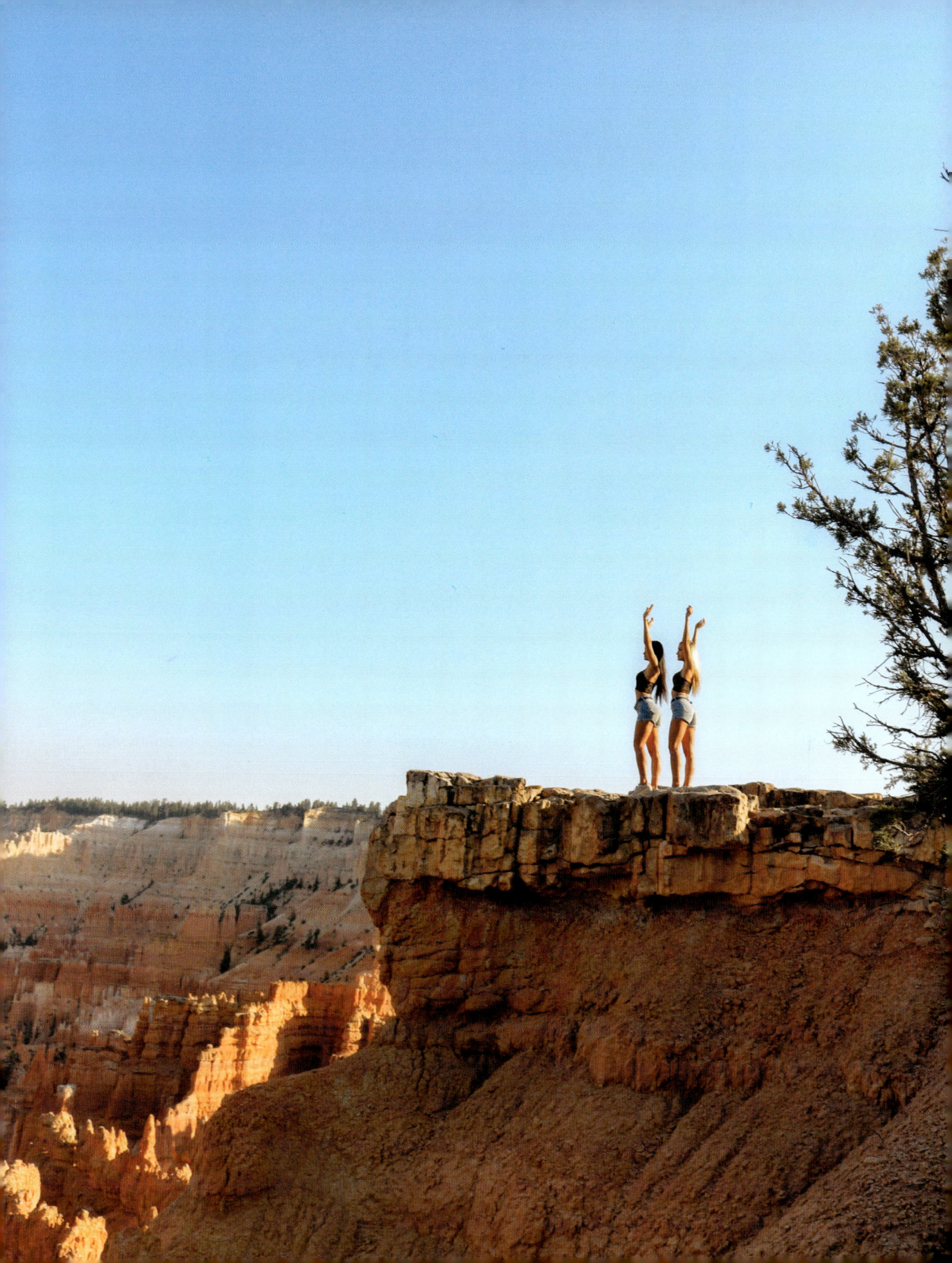

WÜNSCHE WAHR
WERDEN LASSEN

Die meisten kennen das: zu Neujahr sprudeln in uns massig Wünsche und gute Absichten, die wir unbedingt umsetzen wollen. Doch genauso schnell verpuffen sie wieder und geraten in Vergessenheit. Wünsche in konkrete Ziele zu verwandeln kann uns jedoch helfen, sie wahr werden zu lassen, denn der Grundstein jedes Ziels ist ein Wunsch. Ist unser Wunsch zum Beispiel ein Roadtrip mit dem Motorrad, so ist das dahinter stehende Ziel den Motorradführerschein zu bestehen. Und besteht der Wunsch im Betreiben einer eigenen Tierarztpraxis, so ist der Abschluss der veterinärmedizinischen Ausbildung das Ziel. Mit unserer Zielsetzung sollten wir keinesfalls bescheiden sein, auch wenn wir leider gerne dazu neigen, uns selbst zu unterschätzen. Uns ist oft nicht klar, welch enorme Veränderungen durch mehrere Jahre harte Arbeit herbeigeführt werden können. Wenn wir unsere Lebensziele also groß ansetzen, müssen wir auch bereit sein etwas dafür zu leisten – großartiges Wachstum beginnt mit der Setzung großartiger Ziele!

Wir alle treffen täglich tausende von Entscheidungen, die das Erreichen unserer Ziele entweder beschleunigen oder uns weiter von ihnen entfernen.

Wir sollten stets so handeln, uns unseren Zielen ein Stückchen zu nähern – selbst, wenn wir zeitgleich bequemere Wege einschlagen könnten. Ein Beispiel: Es ist Samstagabend und im Fernsehen läuft ein Hollywood-Blockbuster, den wir schon lange sehen wollten. Das einzige, was jetzt noch unsere Laune trübt ist der Gedanke an das Workout, das wir abends eigentlich erledigen wollten. Das große Ziel ist nämlich das Erreichen unserer Traumfigur. Obwohl der Gang ins Fitnessstudio natürlich die zielorientiertere Option darstellt, ist es schwer der Versuchung, den Abend auf der Couch zu verbringen, zu widerstehen. Tun wir das jedoch nicht, entfernen wir uns ein Stück weit von unserem Ziel. Das Ringen nach der richtigen Entscheidung führt uns in einen inneren Konflikt: faulenzen oder der Traumfigur nachgehen? Durch die Überwindung und den Gang ins Fitnessstudio richten wir die Entscheidung letztlich nach unserem Ziel aus und handeln produktiv. Überdies tun wir damit unserem Selbstwertgefühl einen Gefallen. Denn durch ständiges Abkommen von unseren Plänen und Zielen versagen wir immer mehr in unserer Entscheidungskraft.

IN 10 SCHRITTEN
ZUM ZIEL

DER EINFLUSSBEREICH

KANN ICH DAS ERREICHEN MEINES ZIELS BEEINFLUSSEN?

Grundsätzlich gibt es Ziele, deren Erreichen wir beeinflussen können und andere, die nicht in unserem Einflussbereich liegen. Zu unterscheiden sind hier drei Kategorien, wobei das Unterscheidungskriterium jener Einfluss bildet, den wir ausüben können.

WIR UNTERTEILEN DREI SPALTEN

In die erste Spalte fließen Angelegenheiten, die wir selbst in der Hand haben. Das sind Geschehnisse, die wir bewusst und allein durch unser Zutun beeinflussen beziehungsweise verändern können. Dieser Bereich nennt sich »Einflussbereich«. Ob wir zu- oder abnehmen, liegt ganz allein an uns. Dabei spielt es keine Rolle, ob dic Sonne scheint, es Frühling oder Herbst ist oder welchen Beziehungsstatus wir haben. Wir haben unseren Körper selbst in der Hand und können somit beeinflussen, wie er sich verändern soll.

Die zweite Spalte kommt jenem Bereich zu, auf den wir nur bedingten Einfluss haben. Äußere Umstände, das Zutun anderer oder auch der Zufall sind hier oft ausschlaggebend. Ein Beispiel wäre etwa der Wunsch nach einer Beförderung. Ob wir befördert werden, liegt zwar zu einem bestimmten Teil an uns – die Beförderung selbst obliegt jedoch dem Chef.

Die dritte und letzte Spalte betrifft Aspekte, auf die wir selbst keinen Einfluss nehmen können. Wir ärgern uns über das stürmische Wetter, das unserem Ziel, ein Segelturnier zu gewinnen, im Wege steht. Über die Ampel, die schon wieder rot wird, den Fußgänger vor uns, der zu langsam geht oder über den Zug, der sich abermals verspätet, obwohl wir Pünktlichkeit zu unserem obersten Ziel erklärt haben. Egal wie sehr wir uns auch über solche Dinge ärgern – wir

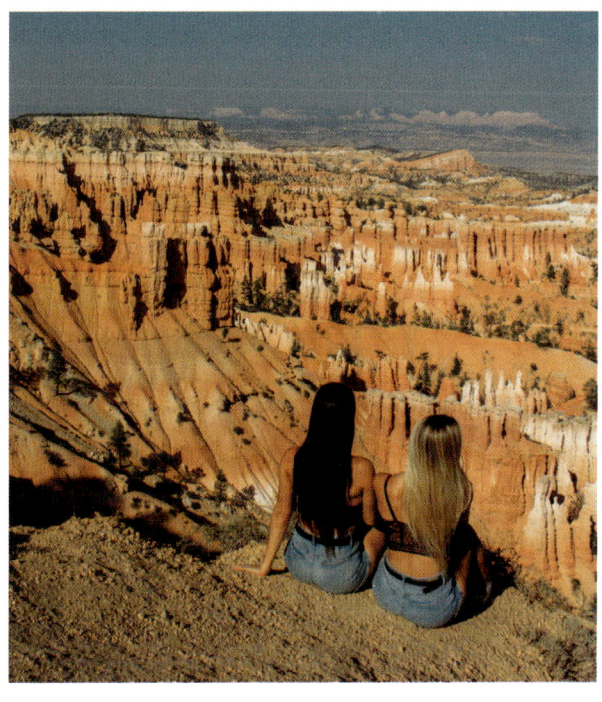

können sie nicht ändern. Der Zug fährt nicht schneller, je mehr wir fluchen und die Ampel schaltet nicht auf grün, wenn wir vor Wut rot anlaufen. Negative Gefühle, die in uns aufsteigen, bringen uns in Hinblick auf die Gesamtsituation gar nichts. Für Dinge Energie aufzubringen, die man in keinster Weise beeinflussen kann, ist also sinnlos.

»Gib mir die Gelassenheit,
Dinge hinzunehmen, die ich nicht ändern kann,
den Mut,
Dinge zu ändern, die ich ändern kann,
und die Weisheit,
das eine vom anderen zu unterscheiden.«
– Friedrich Christoph Oetinger

Um unsere Ziele zu erreichen ist es effektiv, im Voraus zu entscheiden in welche Bereiche wir Kraft und Energie einfließen lassen wollen und wo sie einfach verloren gehen würden.

Der erste Schritt ist es herauszufinden, welche Probleme in unserem Einflussbereich liegen. Halten wir dies schriftlich fest, so können wir unsere Vorhaben gewissermaßen »verkörpern«.

ÜBUNG

Wir unterteilen ein Blatt Papier in drei gleichgroße Spalten, die unsere verschiedenen Einflussbereiche darstellen. Alles, was wir in Zukunft gerne ändern möchten, tragen wir Schritt für Schritt in diese drei Spalten ein. Dadurch entsteht ein schriftlicher Plan, wie wir unsere Energie am sinnvollsten nutzen.

SCHRITT 2:
ZIELE NACH PRIORITÄTEN ORDNEN
WELCHES ZIEL ERSCHEINT MIR AM WICHTIGSTEN?
Um Ziele gewissenhaft und bestmöglich zu erreichen ist es zweckmäßig, eines nach dem anderen anzugehen. Es ist am sinnvollsten ein Ziel zu küren, das für uns die höchste Priorität darstellt; wir müssen uns zu 100 % mit unserem Ziel identifizieren!

Der entscheidende Aspekt, um besagtes Ziel zu erreichen, ist unser Wille. Nur wenn wir etwas wirklich wollen, werden wir all unsere Kraft und Energie in die Erreichung dieses Ziels stecken und niemals auf-

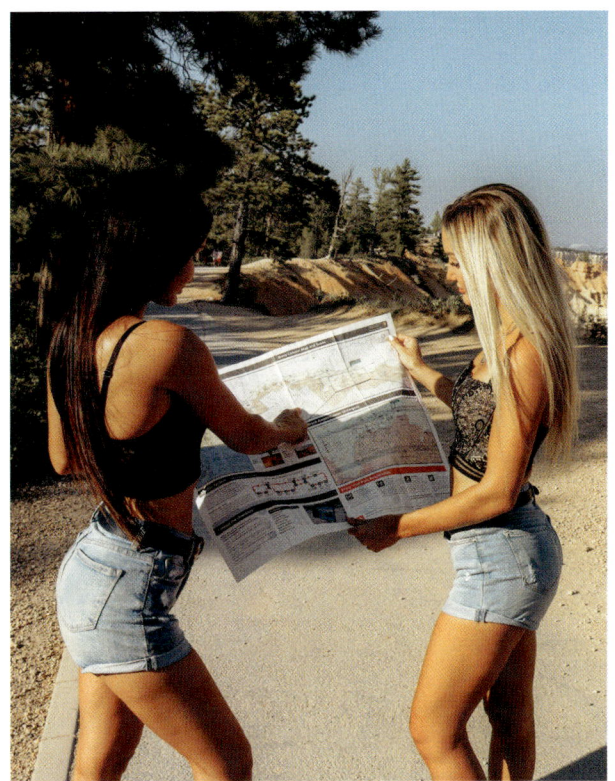

welche Veränderungen man durchführen muss, um seinem Ziel näher zu kommen. Dies erfordert Zeit und eine intensive Auseinandersetzung mit sich selbst, was sich im Nachhinein jedoch bezahlt macht.

Um unser Ziel schnellstmöglich zu erreichen, brauchen wir ein Konzept beziehungsweise einen Aktionsplan. Ein Aktions- oder Handlungsplan stellt die Auflistung der erforderlichen Schritte dar, die es zu befolgen gilt, um an unser Ziel zu gelangen. Ohne einen solchen Handlungsplan bleiben unsere Ziele leider meist unerreichte Tagträume. Der Plan soll uns also dabei helfen, effektiv zu arbeiten und unsere Ziele zu verwirklichen – denn je mehr Zeit wir in die Planung stecken, desto eher gelingt uns auch die Durchführung.

»Was muss ich an meinem bisherigen Leben ändern, um mein Ziel zu erreichen?« »Welche Änderungen kann ich sofort durchführen?« »In welchen Bereichen benötige ich eventuell das Zutun anderer?« Simple Fragen wie diese helfen uns dabei eine Grundstruktur aufzubauen, an der wir uns künftig orientieren können.

geben, selbst wenn der Weg holprig und steil ist. Jemanden, der nicht selbst mit dem Rauchen aufhören möchte, kann man tausendmal bitten, es wenigstens zu versuchen und ebenso oft die negativen gesundheitlichen Folgen aufzählen. Er wird nie damit aufhören, wenn er nicht selbst diesen Entschluss fasst. Es ist notwendig so genau wie möglich zu überlegen,

ÜBUNG

Kreise das Ziel, welches für dich momentan die höchste Priorität genießt mit einem Rotstift ein. Denke dabei gut über die oben angeführten Fragen nach!

DIE RICHTIGE FORMULIERUNG

WIE BESCHREIBE ICH MEIN ZIEL SO KONKRET ALS MÖGLICH?

Um ein Ziel zu erreichen, muss es zunächst konkretisiert werden. Angenommen der Wunsch ist es, die langersehnte Traumfigur zu erringen. Momentan zeigt die Waage allerdings noch viel zu viele Kilos an, die abgebaut werden müssen. Der Vorsatz lautet klar: »Ich möchte abnehmen«. Diese Formulierung ist jedoch zu ungenau, um das Vorhaben effektiv umzusetzen. Aus einem generellen Wunsch muss deshalb ein konkretes Ziel und aus einem konkreten Ziel eine bestimmte Aufgabe werden. Ziele sollten übrigens immer positiv formuliert werden, weil das menschliche Gehirn Verneinungen nur schwer verarbeiten kann, da es ihm so scheint, als existiere besagtes Wort nicht. Dies lässt sich anhand eines Beispiels gut erklären: Welches Bild erscheint, wenn uns gesagt wird, nicht an eine grinsende Katze zu denken?

Wahrscheinlich genau das einer grinsenden Katze! Formulierungen wie »ich möchte mich nicht so ungesund ernähren« sind daher ungünstig gewählt, da sie unserem Gehirn in Wahrheit das Gegenteil suggerieren. Ähnlich verhält es sich mit dem Wort »kein«: »Ich möchte kein Sportmuffel mehr sein« vermittelt unserem Gehirn insgeheim den Wunsch, weiterhin Sport zu meiden.

Weiters sollten Ziele immer realistisch formuliert werden, denn nichts ist demotivierender als unrealistische Ziele. Sie wirken abschreckend und entmutigend. »Ich möchte in einem Monat 15 Kilogramm abnehmen« ist trotz großem Bemühen einfach unrealistisch. Geeigneter wäre sich vorzunehmen, innerhalb von drei Monaten 8 Kilogramm abzunehmen. Das Ziel sollte so konkret wie möglich ausgestaltet werden – je genauer formuliert, desto besser. Sobald man weiß, was man verändern will und kann, ist es einfacher sich mit aller Kraft darauf zu fokussieren.

ÜBUNG

Formuliere dein Ziel so konkret als möglich

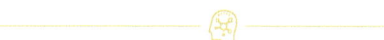

Gehe in dich und überlege, welche Ergebnisse du dir, realistisch gesehen, für einen bestimmten Zeitraum vorstellen kannst. Überschätze dich dabei nicht, trau dir aber ruhig etwas zu – denn wir können meist mehr als wir denken!

SCHRITT 4:

KONKRETE AUFGABEN FESTLEGEN
WIE ERREICHE ICH MEIN ZIEL?

Um sein Ziel zu erreichen, gilt es daraus eine Aufgabe zu machen. Wenn wir »innerhalb von drei Monaten 8 Kilogramm abnehmen« möchten, suchen wir nach Wegen und Möglichkeiten dies zu erleichtern. »Mehr Sport zu treiben« und »gesünder zu essen« klingt da logisch und sinnvoll. Konkret formulierte Aufgaben könnten etwa darin bestehen, jeden Tag eine Stunde Sport zu treiben sowie einen an das Ziel angepassten Ernährungsplan zu befolgen.

Besteht das Ziel in einer körperlichen Veränderung, sollte man sich unter anderem folgende Fragen stellen: »Muss ich mich in einem Fitnessstudio anmelden oder schaffe ich es auch, mich zuhause für Sport zu motivieren?« »Brauche ich neues Sportequipment wie Turnschuhe, T-Shirts, Sport-BHs oder eine neue Sporthose?« »Welche Art von Sport treibe ich gerne?« »Brauche ich andere Lebensmittel in meinem Haushalt als jene, die ich bislang konsumiert habe, um meine Ernährung anzupassen?« »Oder sollte ich meine Ernährung gar komplett umstellen?«

ÜBUNG

Formuliere konkrete Aufgaben, die dich deinem Ziel näherbringen

Überlege, welche Schritte nötig sind, um diese Aufgaben erfolgreich umsetzen zu können. Notiere sie!

SCHRITT 5:

ZWISCHENZIELE SETZEN
WELCHE ETAPPEN SIND NÖTIG, UM MEIN ZIEL ZU ERREICHEN?

Vielen fehlt es über einen längeren Zeitraum hinweg an Motivation und Durchhaltevermögen. Gerade große Ziele können anfangs abschreckend wirken und unsere Motivation hemmen. Wir verlieren schnell die Kraft und den Einsatz, wenn wir ihnen nicht näherkommen und brechen unsere Vorhaben im schlimmsten Fall sogar ab.

Jedes Ziel besteht im Grunde aus vielen kleinen Zwischenzielen, die leichter und rascher zu erreichen sind als das große Ziel im Ganzen. Fühlt man sich also von höheren Aufgaben überfordert, so ist es sinnvoll sie in kleine Teilaufgaben zu gliedern. Es gilt unsere Lebensziele so groß als möglich anzusetzen, Zwischenziele jedoch so zu wählen, dass wir sie in jedem Fall erreichen können. Durch das Erreichen solcher Teilziele verspüren wir immer wieder Erfolgserlebnisse, bekommen das Gefühl wirksam zu arbeiten und erhöhen Schritt für Schritt unser Selbstwertgefühl.

In unserem Beispiel ist das Ziel eine Gewichtsreduktion von insgesamt 8 Kilogramm. Der gesunde Hausverstand sagt uns, dass dies nicht von heute auf morgen passieren kann und daher legen wir für unser Vorhaben einen Zeitrahmen von drei Monaten fest. Uns ist bewusst viel Zeit und Energie aufbringen zu müssen, um dieses Wunschgewicht zu erlangen. Es wird Zeiten geben, in denen unser Ziel leichter erreichbar scheint und Momente, wo wir vermeintlich überhaupt nicht vorankommen. Womöglich machen wir auch einen Schritt zurück und denken sogar ans Aufgeben. Langfristig sein Bestes zu geben und stetig motiviert zu bleiben fällt vielen schwer, weshalb gerade kleinere Ziele oft der Schlüssel zum Erfolg sind.

»Auch Rom wurde nicht an einem Tag erbaut.«

Die ersten Kilos purzeln leichter als der Rest. Somit ist es ratsam, das erste Zwischenziel relativ hoch anzusetzen, etwa bei 2 Kilogramm. Der Motivationsschub beim Erreichen dieses Zieles wird nicht lange auf sich warten lassen, er schenkt uns neue Kraft und Energie. Nach den ersten Zwischenzielen nähern wir uns langsam den hartnäckigen Fettdepots. In dieser Phase kann es vorkommen, längere Zeit keinen Fortschritt auf der Waage zu sehen und eventuell auch wieder mal ein wenig an Gewicht zuzulegen. Das resultiert oftmals aus Wassereinlagerungen, Muskelzuwachs oder hormonellen Veränderungen. Auch ein inkonsequentes Essverhalten kann die Ursache dafür sein. Es ist ganz normal, nicht immer Bestleistungen erbringen zu können und zu stagnieren. Niemand ist in der Lage, sich konstant zu verbessern, ohne auch mal an der Stelle zu trampeln. Wichtig ist es, Rückschläge und Schwierigkeiten als völlig normal anzusehen und sich von etwaigen Stillständen nicht aus der Bahn werfen zu lassen.

Es ist sinnvoll in den weiteren Stadien des Abnehmens mehr Zeit einzuplanen und die Gewichtspanne zwischen den einzelnen Teilzielen zu verkürzen. Unsinnig ist es, anfangs zu hohe Erwartungen und Forderungen an sich selbst zu stellen. Für einen richtigen Sportmuffel stellt die Umstellung von keinem Training auf eine Stunde Sport pro Tag höchstwahrscheinlich eine Qual dar. Sinnvoller wäre es, sich vorerst dazu zu überwinden, jeden zweiten Tag eine halbe Stunde Sport zu treiben, um seine Motivation nicht gleich von Beginn weg zu sehr auf die Probe zu stellen. Um das Ziel einer körperlichen Veränderung, speziell einer Gewichtsreduktion, zu erreichen, ist es unter anderem nötig, auch seine Ernährung umzustellen. Nehmen wir uns ab sofort vor auf jegliche Art von Süßigkeit zu verzichten bis wir 8 Kilogramm abgenommen haben, werden wir wahrscheinlich scheitern. Unser Vorhaben scheint weitaus realistischer, wenn wir uns ein erstes Zwischenziel setzen, wie beispielsweise mal vier Tage Süßigkeiten zu meiden.

ÜBUNG

Unterteile dein Ziel in kleinere Etappen

Setze deine Zwischenziele so, dass du guten Gewissens davon ausgehen kannst, sie auch zu erreichen. Versuche sie deshalb bereits im Vorfeld so konkret als möglich zu formulieren.

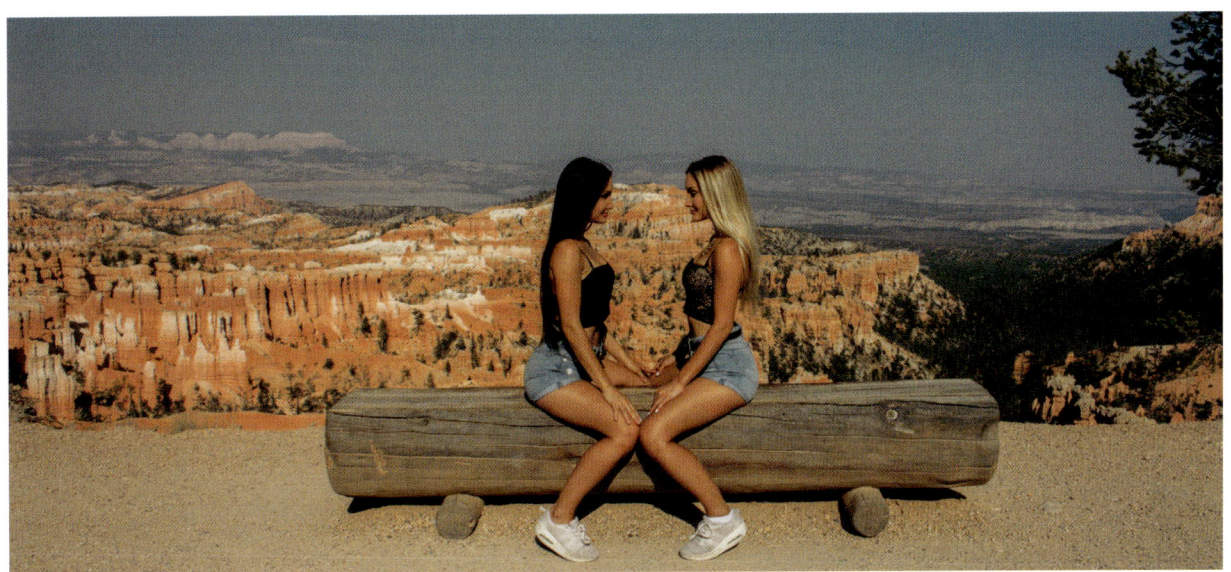

SCHRITT 6:

ZEITPLANUNG

WIE VIEL ZEIT NEHME ICH MIR FÜR DAS ERREICHEN MEINES ZIELS?

Ob wir unser oberstes Ziel erreichen, hängt zu einem großen Teil von dem dafür gewählten Zeitrahmen ab. Dieser sollte so gesetzt werden, dass realistisch davon ausgegangen werden kann, sein Vorhaben wirklich umzusetzen. Man darf sich selbst nicht allzu sehr stressen, den Druck allerdings hoch genug an-

setzen, um dem inneren Schweinehund keine Chance zu geben. Lasst einfach keine Zeit unnötig an euch vorüberziehen! Vielen Menschen hilft es, sich stetig »Deadlines« zu setzen. Um ihre Bedeutsamkeit zu verstärken, ist es zweckmäßig, solche Termine groß in den Kalender einzutragen und Leuten davon zu erzählen. Dies erhöht die Verbindlichkeit. Wir neigen gerne dazu an Gewohnheiten festzuhalten und verändern uns meist erst dann, wenn es notwendig ist.

Unsere größte Hürde ist der erste Schritt, der bewusst aus der Gewohnheit gesetzt werden muss. Der Anfang fällt übrigens leichter, wenn die Zeitspanne zum ersten Zwischenziel relativ kurz angesetzt wird. Dies macht das Erreichen wahrscheinlicher, schafft ein erstes Erfolgserlebnis und stärkt die Motivation.

ÜBUNG

Überlege dir, in welchen Zeitabständen deine Zwischenziele für dein großes Ziel erreicht werden sollen. Markiere dir die Tage rot im Kalender!

SCHRITT 7:

DER RICHTIGE SUPPORT

BRAUCHE ICH UNTERSTÜTZUNG BEIM ERREICHEN MEINES ZIELS?

Oft ist es nötig sich Hilfe von anderen zu suchen, um besser an sein Ziel zu kommen. Niemand ist allwissend und sich Unterstützung zu wünschen ist nichts Negatives – im Gegenteil: die Bereitschaft zu kooperieren korreliert mit einem gesunden Selbstwertgefühl. Jedoch ist darauf zu achten, dass das Erreichen seines Ziels nie allein von anderen abhängig gemacht wird.

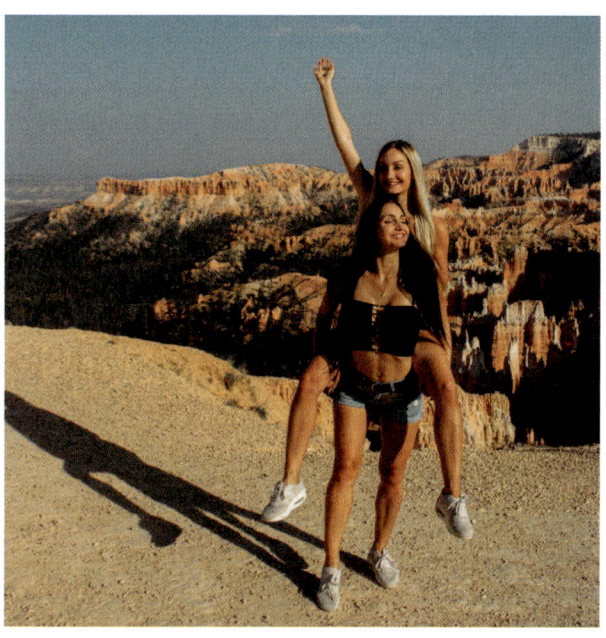

ÜBUNG

Überlege, wessen Unterstützung du in Anspruch nehmen würdest, solltest du Hilfe benötigen!

DAS VERMEIDEN EINES MORALKONTOS

»Ich habe mich die ganze Woche über gesund ernährt und war jeden Tag im Fitnessstudio. Somit ist es okay, es mir am Wochenende mit einer Tüte Chips auf der Couch gemütlich zu machen und auszuspannen...« An und für sich spricht nichts dagegen, denn es ist ja nicht verwerflich auch mal seinen Gelüsten nachzugehen. DIESE Denkweise ist jedoch unzweckmäßig!

Oft neigen Menschen dazu ein »Moralkonto« anzulegen, auf dem »gute« und »schlechte« Verhaltensweisen verbucht werden, um »gute« mit »schlechten« Handlungen aufzurechnen. Verhält man sich eine Zeit lang moralisch korrekt und es entsteht ein »Plus« auf diesem Konto, fühlt man sich dazu befugt in der Folge moralisch unkorrekt zu handeln, meist sogar ohne Gewissensbisse. Durch diese Denkweise wird man leicht dazu verleitet, rationale Gedanken zu verwerfen. Hat man etwa eine Woche lang eine strenge Diät befolgt und auf vieles verzichtet, fällt es relativ leicht, am Wochenende seine Prinzipien über Bord zu werfen und eine Pizza zu bestellen. Ganz nach dem Motto: »Nun habe ich es mir ja verdient!« Im Prinzip versuchen wir uns durch derart Gedanken natürlich nur vor uns selbst zu rechtfertigen. Studien haben etwa gezeigt, dass Menschen, die hohen Wert darauf legen Bio-Produkte zu kaufen, infolge häufig dazu neigen in ihrem sozialen Verhalten Abstriche zu machen. Der Kauf von Bio-Lebensmitteln wird auf dem Moralkonto als Plus verbucht und gestattet es ihnen somit, sich ihrer Ansicht nach gegenüber anderen nicht immer korrekt verhalten zu müssen.

In Wahrheit gibt es so ein Moralkonto freilich nicht und jede Tat muss völlig unabhängig und isoliert betrachtet werden. Verlangen und Leidenschaften von Zeit zu Zeit nachzugeben, sich einen Tag Auszeit zu gönnen und eine ganze Pizza zu verspeisen ist keinesfalls verboten. Es sollte lediglich darauf geachtet werden, verschiedene Handlungen nicht miteinander aufzurechnen, denn eine Handlung kann eine andere nicht ungeschehen machen.

DER RICHTIGE MOMENT
WANN BEGINNE ICH MIT DER UMSETZUNG?

Ein weiterer Gedanke sollte dem Zeitpunkt der Umsetzung gewidmet werden. Hier lautet die Devise: Je früher ich beginne, desto eher erreiche ich mein Ziel! »Den perfekten Zeitpunkt« gibt es nicht und mit dem Anfang zu zögern, verlängert lediglich den Weg zum Ziel. Der beste Zeitpunkt unser Leben zu verändern ist JETZT! Sobald das Ziel fixiert und ein möglicher Plan festgelegt wurde, ist es Zeit ihn in die Tat umzusetzen, selbst wenn wir uns ein wenig unsicher fühlen.

»Montag, Monatsbeginn oder Jahreswechsel? Nein, am besten noch heute!«

DIE 72-STUNDEN-REGEL

Wer kennt das nicht? Wir fassen uns Vorsätze, die wir unbedingt umsetzen möchten, doch nach einem halben Jahr hat sich noch immer nichts getan. Woran liegt das?

Durch das Befolgen der 72-Stunden-Regel lassen sich solche Situation künftig verhindern. Wir haben genau 72 Stunden Zeit den ersten Schritt zu tun und unser Vorhaben in die Tat umzusetzen. Es ist nicht wichtig, wie nahe wir unserem Ziel in diesen drei Tagen kommen – wichtig ist es anzufangen! Haben wir einen Einfall, eine Idee oder ein Vorhaben, welches wir verwirklichen wollen, sind gerade die ersten 72 Stunden für die Wahrscheinlichkeit der Realisierung ausschlaggebend. Lassen wir hingegen 14 Tage verstreichen, ohne mit unserem Vorhaben zu beginnen, so sinkt die Wahrscheinlichkeit gegen null, jemals anzufangen. Der erste Schritt ist somit der wichtigste.

»Der Countdown läuft – jetzt oder nie!«

Wir alle neigen hin und wieder zu »Aufschieberitis« – wir schieben vor allem unangenehme Dinge lange vor uns her, in der Hoffnung, sie so nicht erledigen zu müssen. Wir sollten uns jedoch immer im Hinterkopf behalten, dass das leider nicht klappt. Je länger wir nämlich Dinge aufschieben, desto unangenehmer werden sie für uns.

ÜBUNG

Beginne deinen Tag mit der unangenehmsten Aufgabe

Je rascher wir uns von Dingen befreien, die unsere Stimmung negativ beeinflussen, desto besser geht es uns. Am besten schreiben wir abends eine Liste mit Aufgaben, welche am nächsten Tag erledigt werden müssen und markieren jene, die uns am wenigsten Spaß macht – sie wird zuerst angegangen.

Leider setzen wir den ersten Schritt meist dann, wenn unser Vorhaben bereits akut geworden ist und die Zeit drängt. Wir beginnen, wenn uns sprichwörtlich nichts anderes mehr übrigbleibt. Zwar war uns diese Angelegenheit schon lange wichtig, aus Bequemlichkeit sind wir sie jedoch nie angegangen.

Jeder kennt das wohl aus seiner Schulzeit: während des gesamten Unterrichtsjahres wurde uns gepredigt, regelmäßig mitzulernen und den Stoff zu verstehen, um aktiv am Unterricht teilnehmen zu können und so die Prüfungen mit Leichtigkeit zu bestehen. Nun ja, so plausibel dieser Gedanke auch sein mag, getan haben es nur die Wenigsten. Obwohl uns der Schulabschluss wichtig war, stellte er oftmals keine

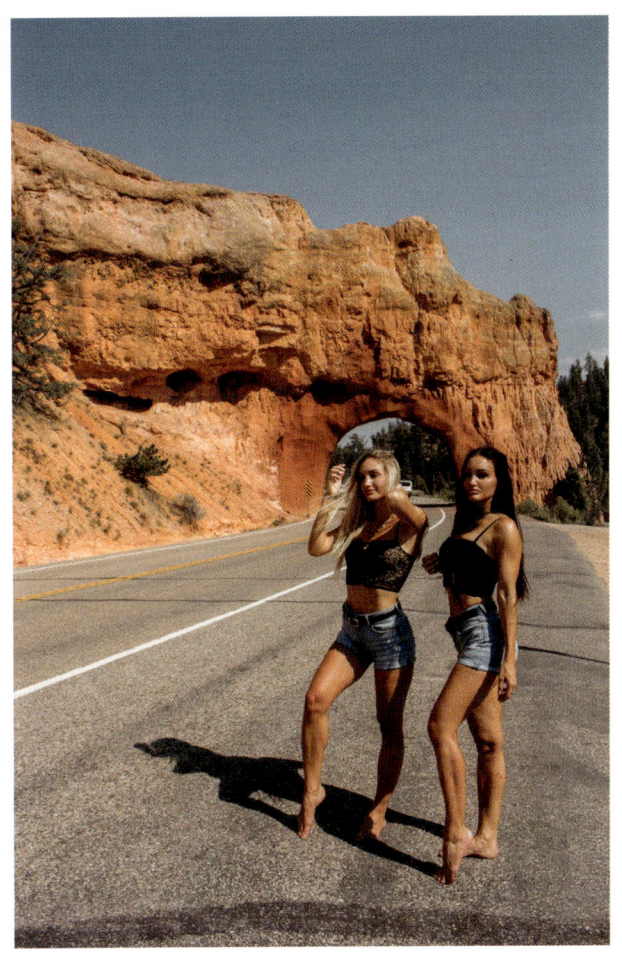

fassten Neujahrsvorsätze ist, sich in seinem Körper wohler zu fühlen und an seiner Fitness zu arbeiten, um im Sommer die langersehnte Traumfigur präsentieren zu können. Die Zeit vergeht, es wird wärmer und die Kleidung knapper, doch an der Figur hat sich noch immer nichts getan. Jetzt wird's aber höchste Zeit! Schnell eine Crash-Diät starten, sich runterhungern und mit übertriebenem Sport an seine Grenzen gehen – gesundheitlich ein No-Go! Das Ergebnis ist ein ausgelaugter Körper, ein hungriger Magen und eine erschöpfte Psyche. Dabei kann es doch so einfach sein! All diese Situationen lassen sich nämlich durch das Erstellen eines Zeitplans erleichtern.

DAS EISENHOWER-PRINZIP

Diese Technik, benannt nach US-Präsident Dwight D. Eisenhower, ermöglicht es Prioritäten so zu setzen, um unser Ziel bestmöglich zu erreichen. Das Grundgerüst bilden vier Kategorien von Aufgaben, die verschiedene Prioritätsklassen für uns darstellen, wobei nach Dringlichkeit und Wichtigkeit unterschieden wird.

große Motivation dar, um ständig mitzulernen. Und je näher die Prüfungen rückten, desto größer wurde der Druck, das Versäumte nachzuholen. »Büffeln was das Zeug hält« lautete dann die Devise. All der Stress wäre jedoch nicht notwendig gewesen, hätten wir uns nur schon früher auf das Erreichen unseres Ziels fokussiert. Die Lernqualität und der Ausgang der Prüfung litten unnötig unter diesen Gegebenheiten. Halten wir also fest: Wenn wir frühzeitig beginnen an unseren Zielen zu arbeiten, erhalten wir auch unsere Lebensqualität aufrecht.

Ein weiteres Beispiel: Einer der am häufigst ge-

- Kategorie A: Aufgaben, die wichtig sind und dringend erledigt werden müssen
- Kategorie B: Aufgaben, die wichtig sind, aber nicht dringend erledigt werden müssen
- Kategorie C: Aufgaben, die nicht wichtig sind, aber dringend erledigt werden müssen
- Kategorie D: Aufgaben, die weder wichtig sind, noch dringend erledigt werden müssen

Wichtigkeit und Dringlichkeit sind zwei grundverschiedene Dinge. Die Wichtigkeit einer Aufgabe resultiert daraus, ob sie geeignet ist, uns unseren Zielen näher zu bringen, während sich die Dringlichkeit nach der Zeit richtet, die uns bleibt, um sie zu erledigen. Aufgaben, die für uns angenehm und schnell zu erledigen sind, geben wir oft den Vorrang gegenüber unangenehmen und zeitintensiven Tätigkeiten, die wir wie erwähnt gerne aufschieben. Nicht mit dem Eisenhower-Prinzip! Um zielgerichtet und erfolgreicher zu leben müssen wir lernen, unsere Zeit richtig einzuteilen sowie den wichtigen und dringenden Aufgaben stets Vorrang zu gewähren.

1. Anstehendes teilen wir je nach Dringlichkeit und Wichtigkeit in die besagten vier Kategorien. Das kann optional entweder am Beginn eines Monats, einer neuen Woche oder auch täglich erfolgen.

2. Aufgaben, die der Kategorie A zugeordnet sind, haben immer höchste Priorität. Sie sollten sofort erledigt werden, da sie einen großen Beitrag zum Erreichen unseres Ziels leisten.

3. An zweiter Stelle stehen Aufgaben der Kategorie B. Da ihnen keine hohe Dringlichkeit zukommt, neigen wir leider dazu sie immer wieder aufzuschieben, wie zum Beispiel die halbjährliche Kontrolle beim Zahnarzt. Es ist zwar nicht notwendig diese Aufgaben sofort zu erledigen, allerdings sollten wir uns einen adäquaten Zeitrahmen vorgeben. Aufgaben der

Kategorie A und B sollten übrigens immer von uns persönlich erledigt werden!

4. Aufgaben der Kategorie C können und sollen wir hingegen delegieren. Zwar sind sie dringender Art und müssen auf jeden Fall zeitnah erledigt werden, von wem ist allerdings unbedeutend. Das Delegieren spart uns Zeit für Wichtigeres, da C-Aufgaben nicht essentiell für das Erreichen unseres Ziels sind.

5. Aufgaben der Kategorie D sind weder wichtig, noch müssen sie dringend erledigt werden. Auf ihre Ausführung können wir verzichten oder sie ebenfalls delegieren.

Da die Zeit für das Erledigen all unserer Aufgaben nie ausreichen würde, ist es hilfreich durch diese Technik unser Time Management zu optimieren. So stecken wir unsere Energie vor allem in jene Vorhaben, die uns unserem großen Ziel auch wirklich näherbringen.

wichtig, aber nicht dringlich	**wichtig und dringlich**
exakt terminieren und selbst erledigen	sofort selbst erledigen
weder wichtig noch dringlich	**nicht wichtig, aber dringlich**
nicht bearbeiten	delegieren

Wichtigkeit →

Dringlichkeit →

DER UMGANG MIT RÜCKSCHLÄGEN

WIE GEHE ICH'S AN?

Auf unserem Weg werden immer wieder Hindernisse auftauchen, die es unmöglich machen, uns wie geplant zu verhalten. Ausschlaggebend für das Erreichen unseres großen Ziels sind unter anderem Entschlüsse, die wir in solchen Situationen fassen. Wer allzu streng mit sich selbst ist, löst durch Selbstvorwürfe nur Schuldgefühle und Druck aus, was zu Stresssituationen führt und letztlich demotiviert. Um diesen Druck zu lindern, suchen wir nach Stressabbau und Trostspendern. Stresssituationen erschweren das Einhalten von guten Vorsätzen enorm und behindern das zielorientierte Handeln. Druck und Selbstvorwürfe führen bei gescheiterten Diäten etwa zu paradoxen Handlungen wie Trostessen, was nach all der Selbstkritik kurzfristig wieder aufzuheitern scheint.

Der falsche Weg mit Rückschlägen umzugehen ist zu sagen: »Ach, jetzt ist es schon egal, da kann ich auch einfach so weitermachen.« Es ist nie zu spät das eigene Verhalten zu korrigieren und seine Handlungen wieder nach dem festgelegten Ziel auszurichten. Rückschläge und Misserfolge stellen keine plausiblen Gründe dar, Vorhaben gänzlich ad acta zu legen. Es ist hilfreich, uns bereits im Vorfeld alternative Strategien oder einen Plan B parat zu legen, wie wir in solchen Situationen weiterverfahren. »Was werde ich tun, wenn ich mein Ziel kurzzeitig aus den Augen verliere?« Durch ein versäumtes Training ist unser Vor-

haben »regelmäßig Sport zu treiben«, nicht gleich gescheitert. Wir können uns zum Beispiel vornehmen, als Ausgleich beim nächsten Mal einfach eine Übung mehr zu machen. Das bringt uns nicht an die Grenzen unserer Belastbarkeit und lässt uns nicht verzweifeln, sollten wir einmal vom Weg abkommen. Manchmal müssen wir unsere Pläne und Absichten aufgrund veränderter Umstände auch neu anpassen. Es ist kaum möglich anfangs einen fixen Kurs festzulegen und diesem stur zu folgen. Ähnlich wie ein Pilot müssen wir immer wieder Kursänderungen vornehmen, um unser Ziel zu erreichen, ohne es aus den Augen zu verlieren.

»Und was macht man, wenn man wirklich nicht mehr kann? Weiter!«

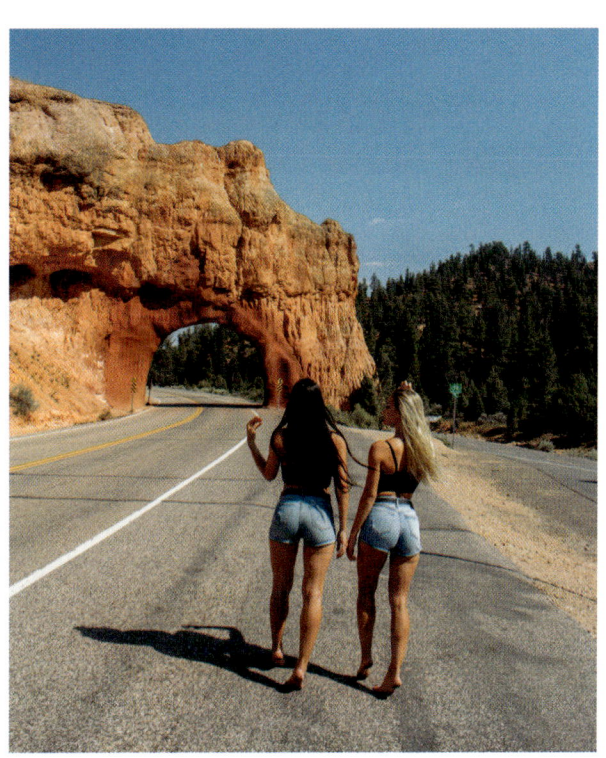

7 TIPPS, UM AUS SCHWIERIGEN LAGEN WIEDER HERAUSZUKOMMEN

1. Auf das bereits Geschaffte fokussieren

   »Ich habe schon so viel erreicht, wieso sollte ich jetzt alles hinschmeißen?«

   »Der Anfang ist geschafft, jetzt gebe ich nicht mehr auf.«

   »Wenn ich es bis hierher geschafft habe, schaffe ich es auch noch weiter.«

2. Das nächste Zwischenziel niedriger ansetzen

   »Anscheinend habe ich mich überschätzt.«

   »Es ist etwas passiert, auf das ich keinen Einfluss hatte. Das ist nicht weiter schlimm, denn ich werde das nächste Zwischenziel einfach etwas niedriger ansetzen.«

3. Ausmalen, wie man sich fühlen wird, sobald das Ziel erreicht ist

   Es gibt uns ein tolles Gefühl eine Aufgabe bewältigt zu haben. Das können wir bereits im Vorfeld für unsere Motivation nutzen, indem wir uns vorhalten, wie es sich anfühlen wird: »Der Tag, an dem ich mein Ziel erreiche, wird fantastisch. Ich werde mich erleichtert fühlen und stolz auf mich sein. Ich freue mich schon jetzt darauf!«

4. Sich Vorbilder suchen und mit Menschen umgeben, die ihr Ziel bereits erreicht haben

   »Wenn XY dieses Ziel erreicht hat, dann kann ich es auch schaffen!«

   »Ich werde XY um Rat fragen, vielleicht kann er mir aus dieser Lage heraushelfen.«

5. Sich mit Menschen austauschen, die ebenfalls an diesem Ziel arbeiten

   Motivation ist ansteckend und sich zusammenzuschließen bedeutet eine »Win-Win Situation« für alle.

   »Gemeinsam trainieren macht Spaß, ich will mich von anderen motivieren lassen!«

6. Sich die Gründe vor Augen halten, weshalb man sein Ziel angegangen ist und es als derart wichtig einstuft

   »Ich kämpfe schon lange mit meinem Gewicht, ich will diese Last endlich loswerden!«

   »Ich möchte mich wieder wohlfühlen, das ist mir enorm wichtig.«

7. Sobald das Gefühl aufkommt, man könnte seine Vorgabe doch nicht schaffen, hilft es dieses Gefühl auf einem Zettel niederzuschreiben und ihn danach zu zerreißen.

WORST-CASE TIPP

Manchmal, und so geht es von Zeit zu Zeit jedem, helfen selbst die besten Tipps nicht mehr. Man fühlt sich unglücklich, demotiviert und ist voller Zweifel. Auch das ist ein Teil des Weges, den es zu meistern gilt. Bevor wir uns jedoch in Selbstmitleid baden, den Tag mit schlechter Laune vermiesen und abends fix und fertig ins Bett fallen ist es besser, es einfach mal gut sein zu lassen. Sich einen Tag Auszeit zu gönnen macht unser Ziel nicht unerreichbar und kann in manchen Situationen sogar hilfreich sein. Abschalten und auf andere Gedanken kommen ist eine Möglichkeit, selbst die schwierigsten Tage heil zu überstehen. Wir sind keine Maschinen, die ständig auf Hochtouren laufen. Das Einzige, was niemals in Frage kommt, ist aufzugeben!

Auch Niederlagen sind ein wichtiger Bestandteil unseres Lebens. Wir haben leider keine Garantie darauf all das zu erreichen, was wir uns vornehmen. Fakt ist aber: wer's erst gar nicht versucht, hat schon verloren und nimmt sich selbst die Chance zu gewinnen. Denn auch wenn man sein Ziel nicht erreicht, so hat man zumindest wichtige Lektionen gelernt und geht aus keiner Situation als Verlierer heraus. Wichtig ist es, sich seiner Fehler bewusst zu sein, um in Zukunft anders zu handeln. Zwar können auch Ereignisse, die nicht in unsere Sphäre fallen unseren Erfolg beeinträchtigen. Dennoch ist es wichtig, den Grund seines Scheiterns nicht vorrangig bei anderen zu suchen. Jeder ist im Prinzip selbst für seinen Erfolg sowie Misserfolg verantwortlich. Da ist es hilfreich, genau zu analysieren, welches Verhalten zur Niederlage beigetragen hat und was es in Zukunft zu verbessern

gilt. Wie hätte man Fehler eher vermeiden können? Und wie gelingt das in Zukunft? Dies ist der erste und gleichzeitig wichtigste Schritt, um neue positive Energie zu schöpfen.

»Selbst, wenn Plan B scheitert – wie viele Buchstaben hat das ABC?«

Es liegt in der Natur vieler Menschen, die eigenen Fehler schlimmer wahrzunehmen als sie eigentlich sind. Unsere Psyche neigt zu Übertreibungen und richtet den Fokus gern auf das Negative. Doch wie schlimm erscheint uns ein Fehler von heute in drei Jahren? Wie schlimm fänden wir diesen Fehler bei anderen? Und wie schlimm ist die Situation im Vergleich zu einer schweren Krankheit oder einem anderen Schicksalsschlag? Meist sehen wir uns selbst viel kritischer als andere. Durch die fehlende Betroffenheit erscheinen unseren Mitmenschen wiederum vieles an uns harmloser, weshalb sie in der Lage sind, Situationen objektiver zu betrachten. Für uns als Betroffene kann es äußerst hilfreich sein, bestimmte Situationen so aus einem anderen Blickwinkel zu erfahren. Unser Blick auf das Geschehene ist oftmals verschwommen und wir sehen den Wald vor lauter Bäumen nicht. Der Fokus lässt uns nur Aspekte wahrnehmen, die wir durchlassen. Andere können uns helfen, den eigenen Blick zu schärfen und wieder klar zu sehen.

GEMEINSAM SCHNELLER ANS ZIEL

»Willst du erfolgreich sein, so umgib dich mit erfolgreichen Menschen.« An diesem Satz ist etwas Wahres dran. Ganz gleich, in welchen Lebensbereichen wir uns verbessern möchten – am einfachsten gelingt uns das, wenn wir von Menschen, die in diesem Lebensbereich bereits Erfolg haben, lernen und Zeit mit ihnen verbringen. Egal, wem wir auch begegnen, wir werden immer von ihnen beeinflusst: von der Art zu denken, zu sprechen und zu handeln. Unser Umfeld, also die Menschen mit denen wir tagtäglich Zeit verbringen, haben den größten Einfluss auf uns und verändern uns ständig. Auch, wenn wir uns dessen vielleicht nicht im Klaren sind: wir nehmen bewusst wie unbewusst alle Eindrücke um uns herum auf, ähnlich wie ein Schwamm.

Alle Einflüsse in unserem Leben, wie Familie, Freunde, Lehrer und andere Mitmenschen, haben uns zu der Person gemacht, die wir heute sind. Möchten wir uns nun anders oder weiterentwickeln, so bietet uns genau diese Erkenntnis eine passende Möglichkeit dazu: wir können uns selbst verändern, indem wir uns bewusst anderen Einflüssen als den bisherigen aussetzen und die Gegenwart anderer Menschen suchen, die uns durch ihre Denkweise bereichern.

ÜBUNG

Befinden wir uns in einer schwierigen Lebenslage oder wissen nicht, wie wir uns in einer bestimmten Situation verhalten sollen, so kann es helfen, uns in ein Vorbild »hineinzudenken«. Wir stellen uns dabei die Frage, wie dieses Vorbild an unserer Stelle handeln würde.

Man sagt, dass wir eine Mischung aus jenen fünf Menschen seien, mit denen wir am meisten Zeit verbringen. Dies hat positive wie negative Auswirkungen auf uns. Es ist wichtig, Zeit mit Menschen zu verbringen, die uns im Leben voranbringen, die uns fordern und wachsen sehen wollen. Menschen, mit denen wir den Weg zu unserem Ziel gemeinsam gehen, die uns mit Rat und Tat beiseite stehen und das Beste für uns wollen. Wir sollten unsere Zeit mit denen verbringen, die uns ein gutes Gefühl vermitteln und in schweren Zeiten aufbauen. Möchten wir beispielsweise lernen optimistischer zu denken und zielstrebiger zu handeln, so ist es ratsam, sich mit Personen auseinanderzusetzen, die uns genau diese Werte vermitteln. Meiden sollten wir hingegen andere, auf die das Beschriebene nicht zutrifft. Menschen, die uns quasi die Zeit stehlen, verunsichern und herunterziehen. Jene, die meinen unsere Ziele wären zu hoch für uns und die uns von unserem Vorhaben ablenken. Es liegt an uns, die Gegenwart solcher Menschen zu meiden und ihnen so gut es geht aus dem Weg zu gehen. Wir haben unser Leben und das Erreichen unserer Ziele selbst in der Hand!

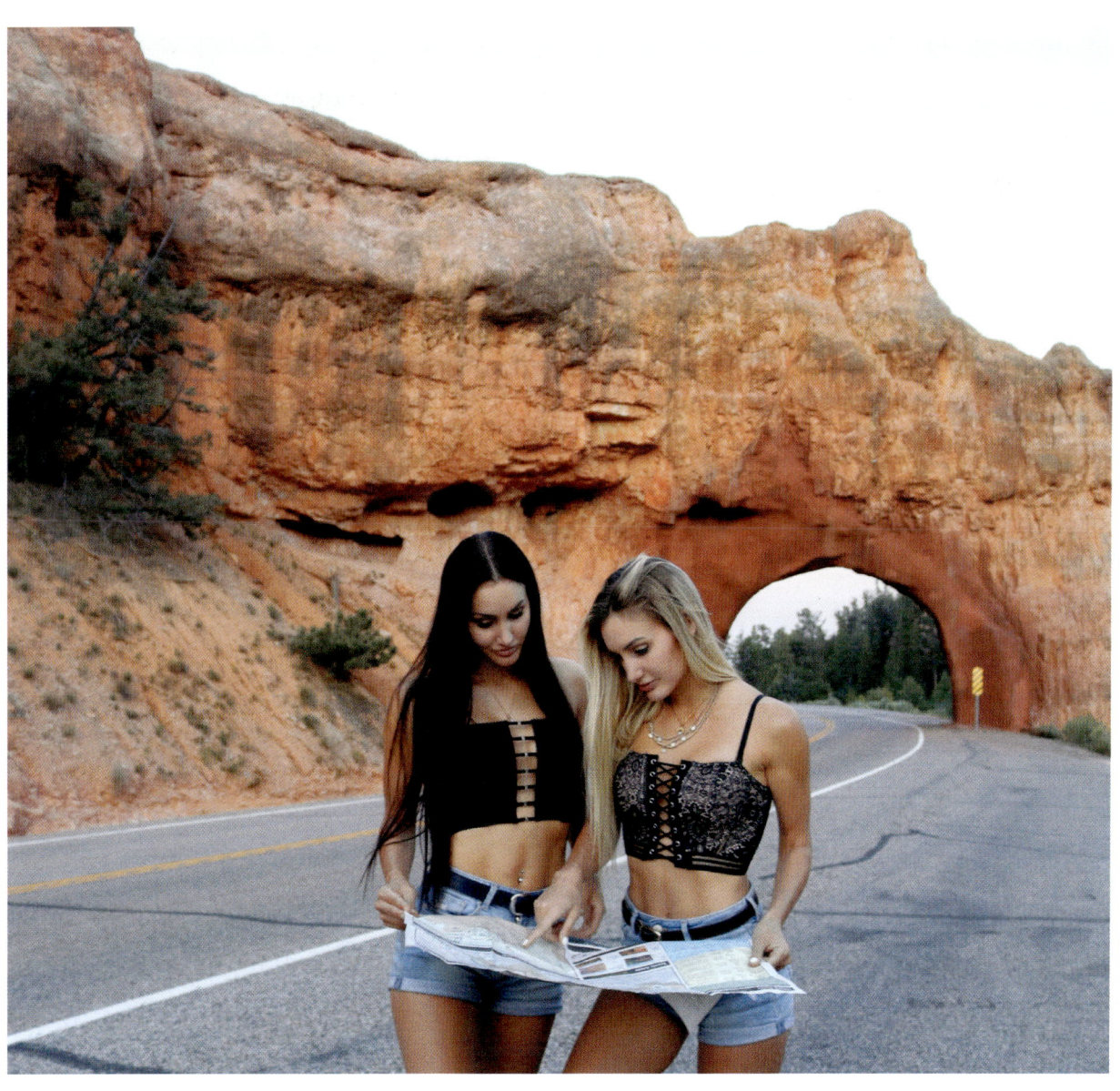

DIE FORMEL ZUM GLÜCKLICHSEIN

Selbstliebe und Selbstwertgefühl

Von anderen akzeptiert und geliebt zu werden, spielt eine wesentliche Rolle in unserem Leben. Freunde, auf die wir zählen können, eine Familie, die uns schätzt und hinter uns steht oder ein Partner, der uns Zuneigung entgegenbringt, sind essentiell für ein glückliches Leben. Dabei sollten wir uns nicht bloß auf die Liebe von anderen, sondern vor allem auf die Liebe zu uns selbst fokussieren. Denn sie ist eines der schönsten und gleichzeitig wichtigsten Gefühle überhaupt: uns selbst zu mögen und so zu akzeptieren wie wir sind, mit allen Fehlern, die wir machen und allen Macken, die wir haben.

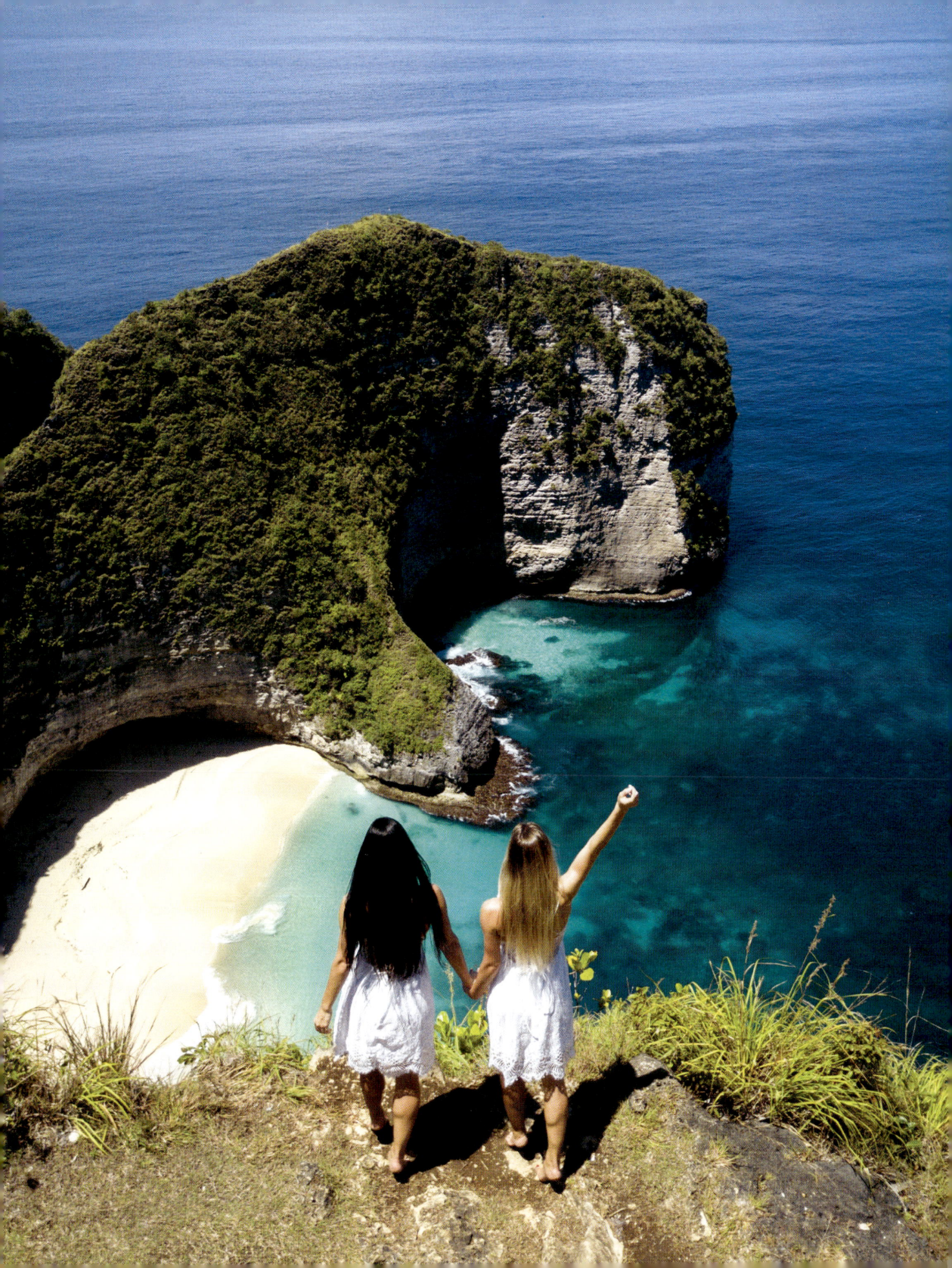

AKZEPTANZ

Die Grundlage jeder Verbesserung

Was bedeutet es, sich »so zu akzeptieren, wie man ist«? Im allgemeinen Sprachgebrauch hat die Wortfolge »etwas zu akzeptieren, wie es ist« eine eher negative Bedeutung. Für viele heißt es, dass man sich mit einer bestimmten Situation abfinden müsse, dass es entweder nicht sinnvoll sei sie zu ändern oder, dass man sie schlicht und einfach nicht ändern könne. Steht Selbstakzeptanz in Widerspruch zu unserem Wachstumsstreben? Können wir uns überhaupt akzeptieren und lieben, wenn wir stetig auf der Suche nach Verbesserung sind und uns verändern wollen? Die Antwort ist ganz klar: Ja, das können wir!

Akzeptanz bedeutet, eine Person oder Sache in ihrer Eigenart anzunehmen. Wenn wir uns selbst akzeptieren, nehmen wir unsere Gefühle und unseren Körper bewusst wahr, leugnen und bestreiten nichts.

Akzeptanz bezieht sich primär auf den gegenwärtigen Zustand, sagt jedoch nichts über die Zukunft aus. Eine bewusste Verbesserung ist nur dann möglich, wenn wir die jetzige Situation so akzeptieren, wie sie ist. Wir können nichts verändern, dessen Realität wir leugnen. Besitzen wir beispielsweise eine negative Eigenschaft, so werden wir sie nie ablegen können, wenn wir ihre Existenz bestreiten. Ebenfalls wird jemand, der sich der Vernachlässigung seines Körpers bewusst ist, dieses Problem aber nicht eingesteht, nichts daran ändern.

Man darf und soll Charakterzüge und Eigenschaften, die man an sich nicht mag verändern, an Denkweisen arbeiten und sich auch körperlich zu dem Menschen entwickeln, der man gerne sein möchte.

DAS SELBSTWERTGEFÜHL STEIGERN

So geht's!

Das Selbstwertgefühl gibt Auskunft darüber, wie hoch jener Wert ist, den wir uns selbst beimessen. Grundsätzlich gehen Selbstwertgefühl und Selbstliebe Hand in Hand und bauen aufeinander auf. Wer sich selbst so akzeptiert, wie er ist, misst sich im Normalfall auch einen hohen Wert bei. Um sein Selbstwertgefühl zu erhöhen ist es nötig, sich mit dem eigenen Körper und der Persönlichkeit auseinanderzusetzen.

ÜBUNG

Spiegelübung

Stelle dich vor einen Spiegel, ungeschminkt und am besten ohne Kleidung. Betrachte nacheinander dein Gesicht, deine Haare, deine Augen, deine Nase und deine Lippen. Welche Gefühle erweckt das längere Begutachten der verschiedenen Körperstellen? Hast du einen positiven Bezug zu ihnen oder gibt es Stellen, mit denen du dich (noch) nicht anfreunden kannst? Wandere langsam deinen Körper herab und mustere ihn. Gibt es Stellen, die du mit Freude ansiehst? Was löst bei dir ein Gefühl des Unbehagens aus? Wie verhält sich die Atmung und deine Körperhaltung beim Betrachten der verschiedenen Körperteile? Was fühlst du?

Schaue dir in die Augen und wiederhole laut folgende Worte: »Ich habe vieles an mir, was mir gut gefällt, womit ich zufrieden bin und Körperstellen, die ich nicht ändern würde. Jedoch habe ich (womöglich) auch Problemzonen, die in mir kein positives Gefühl auslösen, wenn ich sie länger betrachte. Ich akzeptiere sie aber, so wie sie momentan sind. Akzeptieren heißt nicht, Gefallen daran zu finden. Es heißt lediglich, eine Tatsache als solche anzuerkennen und nicht, dass ich sie nicht ändern will und werde. Das alles bin ich, meine schönen als auch meine weniger schönen Seiten. Ich nehme mich an!«

Am besten zweimal täglich für mehrere Wochen wiederholen.

»Jeder versucht sich selbst in ein möglichst vorteilhaftes Licht zu setzen, sogar wenn er mit sich allein ist.«
– Albert Camus

Oft fällt es schwer, ehrlich zu sich selbst zu sein. Wir belügen uns gerne, um uns zu schützen und ein besseres Selbstbild zu erzeugen. Auch wenn dies meist unbewusst geschieht, so ist es wichtig, dem entgegenzuwirken. Denn wer sich selbst annimmt, wird auch damit aufhören, eigene Fehler schön zu reden.

Selbstliebe korreliert nicht mit Arroganz, Hochnäsigkeit oder Überheblichkeit. Im Gegenteil: arrogant agieren meist diejenigen, denen es an Selbstwertgefühl mangelt und die diese Tatsache durch ihre Art überspielen möchten. Sie betrachten ihre Mitmenschen oft herablassend, behandeln sie geringschätzig oder verletzend. Durch das Kritisieren anderer versuchen sie ihre eigenen Fehler zu kompensieren und zu überspielen. »Angriff ist die beste Verteidigung« lautet ihre Devise, die allein dem Selbstschutz dient.

Selbstakzeptanz ist auch nicht mit Perfektionismus gleichzusetzen. Wir müssen uns nicht für perfekt oder unfehlbar halten, um mit uns selbst im Reinen zu sein. »Perfekt sein« ist ein subjektiver Begriff, den jeder anders definiert. Wer entscheidet schon, was perfekt ist und was nicht?

DER SELBSTABLEHNUNG
KEINE CHANCE GEBEN!

Das Gegenteil von Selbstliebe ist Selbstverachtung. Selbstablehnung, die Überzeugung etwas stimme nicht mit einem, man genüge nicht, sei schlecht, wertlos und nicht liebenswert korrelieren damit. Eine solche Denkweise behindert die persönliche Entwicklung, erschwert zwischenmenschliche Beziehungen und zerstört vor allem die gute Beziehung zu sich selbst. Selbstwertprobleme sind keine Seltenheit und zeigen sich in den verschiedensten Lebensbereichen. Selbstzweifel geben uns das Gefühl nichts auf die Reihe zu bekommen. Wir verurteilen uns für Aufgaben, die wir nicht bewältigen konnten, Situationen, in denen wir überfordert waren oder Eigenschaften, die schwer zu ändern sind. Die Motivation etwas zu verändern, schwindet mit jeder weiteren Niederlage und es entwickelt sich ein Teufelskreis, aus dem es scheinbar kein Entkommen mehr gibt. Dies führt zu immer größerer Selbstverachtung, bis hin zu Selbsthass, was als Auslöser für Depressionen gilt.

Niemand wird mit Selbsthass geboren und trägt dieses Gefühl von Anfang an in sich. Selbstverachtung ist gelernt. Das Gefühl nicht in Ordnung zu sein, negative Gedanken zur eigenen Person und dem daraus resultieren Mangel an Selbstliebe, eignet man sich im Laufe seines Lebens an. Der häufigste Auslöser hierfür sind seelische Verletzungen im Kindes- und Jugendalter. Unsere Eltern haben in den ersten sieben Lebensjahren den größten Einfluss auf uns und prägen unser Gedankengut. Durch sie erfahren wir was richtig und falsch, gut und böse ist und sie lehren uns Verhaltensweisen, Umgangsformen und Benehmen. Besonders in dieser Zeit ist es wichtig, Liebe und Akzeptanz zu erfahren. Vorwürfe, man würde nie etwas richtig machen, Vergleiche mit anderen Kindern, Beleidigungen, Beschimpfungen oder kritische Worte wie »aus dir wird nie etwas«, prägen sich tief ins Innere ein und verhindern den Aufbau eines gesunden Selbstwertgefühls.

Nicht nur negative Worte beeinflussen unseren Selbstwert, auch fehlende emotionale Wärme macht sich im Inneren bemerkbar. Viele Eltern sind mit sich, ihrem Berufsleben und privaten Angelegenheiten völlig ausgelastet und finden kaum noch Zeit für Zärtlichkeit. Die Ursache für nicht vorhandene

Zuneigung liegt jedoch nicht allein am Zeitmangel. Manchen Menschen fällt es grundsätzlich schwer, Nähe zuzulassen. Kinder, die von ihren Eltern nie in den Arm genommen, nie gestreichelt oder liebkost werden, suchen die Ursache dafür oft bei sich selbst – »an mir muss irgendwas falsch sein, etwas kann mit mir nicht stimmen«.

Selbstwertgefühl wird aber nicht nur durch emotionalen Missbrauch beeinflusst, auch körperlicher Missbrauch hinterlässt enorme Spuren. Sexuelle Übergriffe, Schläge und andere körperliche Bestrafungen vermitteln völlige Wertlosigkeit. Doch auch Gleichaltrige, Lehrer und andere Menschen im sozialen Umfeld tragen zur Unterdrückung unseres Selbstwertgefühls bei. Mobbing, Hänseleien, der Ausschluss aus sozialen Gruppen, Einsamkeit, fehlende Freunde und soziale Kontakte geben uns das Gefühl, nicht liebenswert zu sein. Den Betroffenen vom Gegenteil zu überzeugen ist dabei äußerst schwierig. In netten Worten und Gesten sieht dieser oft bloß einen Versuch der Aufheiterung. Glauben schenkt er ihnen nicht, denn die Immunität gegenüber positiven Worten und Komplimenten ist fest in ihm verankert.

SELBSTZWEIFEL LOSWERDEN

Einzig und allein wir selbst können uns vom Gegenteil überzeugen und unsere Denkweise verändern. Wir sind für unser Leben und unser Glück selbst verantwortlich und diese Aufgabe kann uns niemand abnehmen.

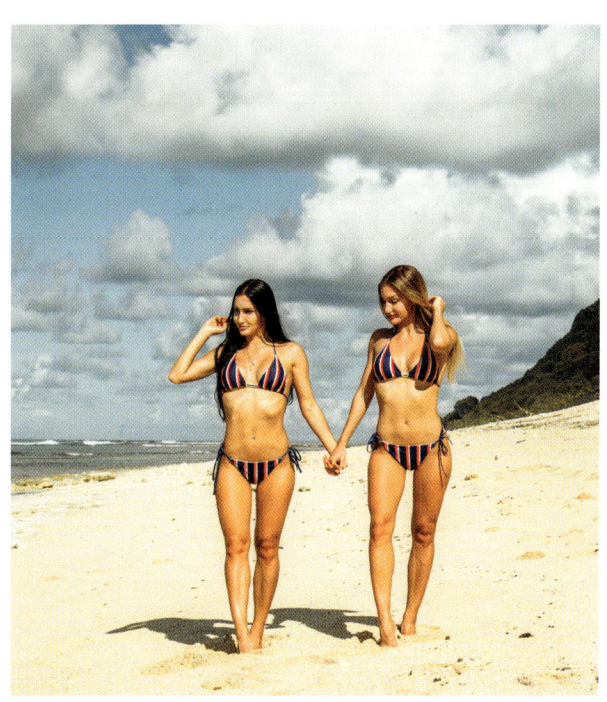

ÜBUNG

Eine gute Methode seine Vorzüge und Stärken aufzuzeigen ist, sich diese regelmäßig ins Gedächtnis zu rufen und niederzuschreiben

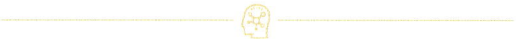

Leg dir ein schönes Notizbuch zu, in das du täglich drei Dinge, die du an dir magst hineinschreibst. Das kann sich auf Äußerlichkeiten, Charakterzüge oder Eigenschaften beziehen: »Ich finde, meine Naturlocken unterstützen meine lebhafte Persönlichkeit.« »Ich bin ein guter Gesprächspartner.« »Wenn Freunde in Not sind, bin ich immer da, um zu helfen.« »Ich bin ein hervorragender Tennisspieler.« »Pünktlichkeit zählt zu meinen Stärken.« »Ich bin direkt und kann mich durchsetzen.« »Ich backe den besten Obstkuchen.« »Meine Augenfarbe fand ich schon immer sehr schön.« »Ich habe ein großes Allgemeinwissen.« »In Sachen Make-up bin ich ein Profi.«

Diese Verhaltensweisen können in bestimmten Situationen auch beschreibenden Charakter haben: »Ich habe mich heute in der Arbeit von meinem Kollegen nicht provozieren lassen und bin so einem Streit aus dem Weg gegangen.«

Uns unserer Stärken bewusst zu werden, fällt uns nicht ganz leicht. Häufig erachten wir Eigenschaften als selbstverständlich und kennen immer jemanden, der etwas besser kann als wir. Wichtig ist daher, die eigenen Stärken nicht herunterzuspielen, bloß weil sie uns als »nicht besonders« erscheinen oder auch von jemand anderem besessen werden. Oft beweisen wir im täglichen Leben enorm viel Stärke und legen Fähigkeiten an den Tag, ohne uns wirklich darüber bewusst zu sein.

Im Zuge dieser Übung gilt es, diese Fähigkeiten auch als solche wahrzunehmen. Prinzipiell kann sich alles als Stärke entpuppen: die besondere Zuneigung des Nachbarshundes kann zum Beispiel darauf hindeuten, gut mit Tieren umgehen zu können.

ÜBUNG

Notiere alle Komplimente, die du bekommst und Eigenschaften,
die andere an dir schätzen.

Komplimente schriftlich festzuhalten hindert uns daran, sie einfach zu vergessen und kann dabei helfen, uns in Zweifelsmomenten wiederaufzubauen. Förderlich ist es, innerhalb der Familie, dem Freundeskreis oder bei Arbeitskollegen nachzufragen, welche Eigenschaften und Charakterzüge man an uns achtet und wofür wir geschätzt werden. Lies dir diese Liste am besten täglich durch und ergänze sie regelmäßig.

Ins Verhängnis kommen wir dann, wenn wir unser Selbstwertgefühl überall suchen, nur nicht bei uns selbst. Wenn wir andere als Hauptquelle sehen, geraten wir leicht in die Gefahr von Abhängigkeit. Wir stehen unter enormem Druck anderen gefallen zu müssen und messen unseren Wert gern an deren Urteil und Meinung. Die kleinste negative Bemerkung kratzt an unserem Selbstbild und schwächt unseren Selbstwert. Dabei sollten wir eines immer bedenken: nur wir selbst können unser Selbstwertgefühl erhöhen! Andere können uns dabei zwar unterstützen, aber im Grunde ist unser Selbstwertgefühl nichts, was uns andere schenken können.

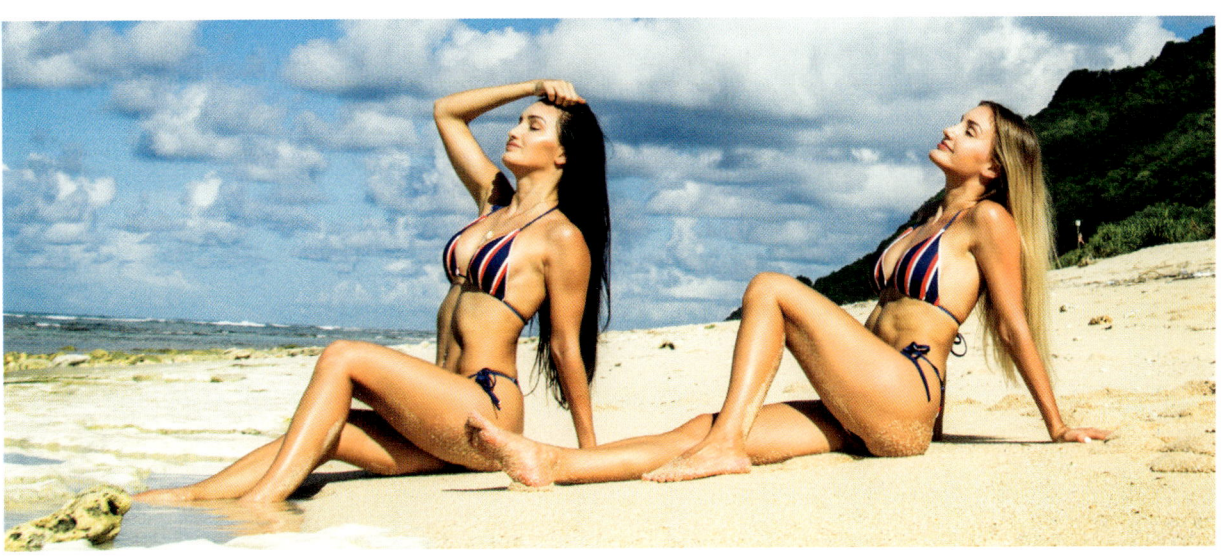

SEI DU SELBST!

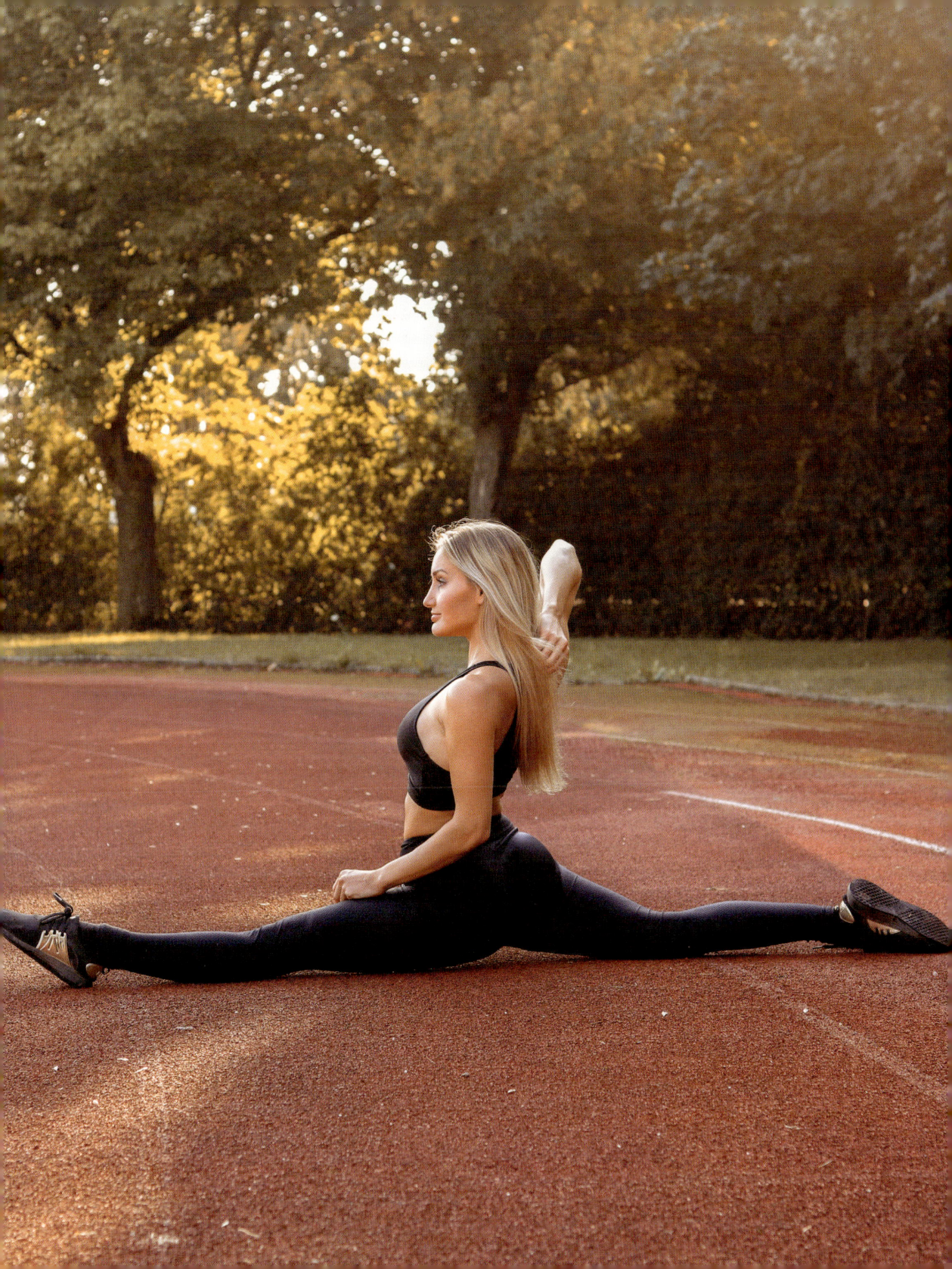

DAS ERKENNEN
DES EIGENEN WERTES

Vielen von uns fällt es schwer man »selbst zu sein«, aus der Angst heraus abgelehnt zu werden. Wir fügen uns in Gruppen ein, unterwerfen uns anderen und tun Dinge, die wir eigentlich gar nicht möchten. Es fällt uns schwer »nein« zu sagen. Die Einbildung und der Glaube, nur dann akzeptiert zu werden, wenn wir mit dem Strom schwimmen, verhindert oft das Zeigen unseres wahren Ichs.

Der Wunsch sowie die Suche nach Wertschätzung und Bestätigung anderer bestimmt unser Verhalten. Dieses Abhängigkeitsverhältnis zeigt sich in den verschiedensten Lebensbereichen wie etwa im Berufsleben, im Freundeskreis oder in Partnerschaften. Vor allem in Beziehungen kommt es öfters vor, dass Partner sich dem anderen unterwerfen und/oder sich emotional abhängig machen. Die Beziehung wird als das Wichtigste im Leben angesehen und wir möchten sie um jeden Preis aufrechterhalten – selbst, wenn wir dafür mit unserem Selbstwertgefühl bezahlen. Wenn wir uns selbst keine Liebe entgegenbringen können, bemühen wir uns um die Zuneigung anderer, um dieses Defizit wieder auszugleichen. Somit machen wir unseren Wert nicht von uns selbst abhängig. Die eigenen Wünsche und Ziele rücken in den Hintergrund und wir werden zu Marionetten ohne eigenen Willen, ohne Durchsetzungs-

vermögen, ohne Selbstwertgefühl.

Eine Beziehung, in der sich beide Partner auf Augenhöhe gegenüberstehen, ist unter solchen Umständen unmöglich. Menschen mit geringem Selbstwertgefühl werden ihrem Partner, aus Angst verlassen zu werden, keinen Wunsch ausschlagen und dadurch in totaler Abhängigkeit leben. Hingegen erachten Menschen, die vor Selbstwertgefühl nur so strotzen, es nicht als notwendig, sich um jeden Preis Anerkennung und Liebe von außen zu erkämpfen. Sie kennen ihren Wert genau und wissen, dass die Liebe anderer keine Voraussetzung für ihre Selbstliebe ist.

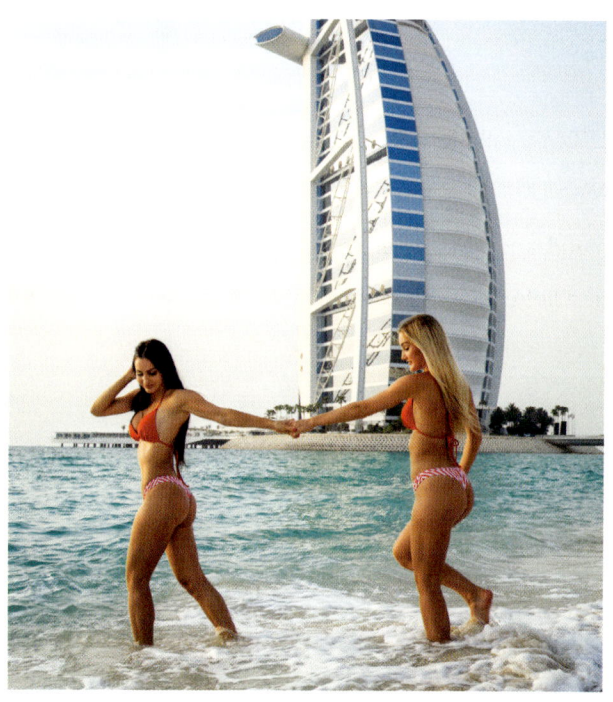

ÜBUNG

Es ist mir egal, was andere über mich denken

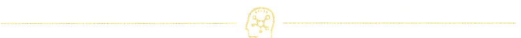

Wir machen uns viel zu viele Gedanken darüber, wie wir auf unsere Umwelt wirken und was Mitmenschen von uns denken. Es wird Zeit und Energie verschwendet, um nicht negativ aus der Reihe zu tanzen oder unangenehm aufzufallen. Nur um es jedem Recht zu machen und von jedem gemocht zu werden. In Wahrheit hat aber das, was andere von uns denken, meist wenig mit uns selbst zu tun. Wir müssen uns darüber im Klaren sein, dass die Gedanken anderer nicht von Bedeutung sind. Vollkommen wir selbst zu sein ist unser oberstes Ziel und die Menschen, die damit nicht zurechtkommen, haben einfach keinen Platz in unserem Leben. Der einzige Mensch, dem wir gefallen und dem wir es recht machen müssen, sind wir selbst.

Bei welchen Menschen habe ich oft das Gefühl mich verstellen zu müssen, um akzeptiert zu werden? Wieso ist es mir so wichtig was XY von mir denkt? Welche Konsequenzen habe ich zu befürchten, wenn ich einfach ich selbst bin und mein Verhalten nicht immer nach den Wünschen anderer ausrichte? Sind diese Konsequenzen dramatischer als ein Leben lang nach der Anerkennung anderer zu ringen? Ist mir die Meinung von XY wirklich wichtiger als ich selbst zu sein?

»Wir sind alle gleich. Wir haben alle denselben Wert. Niemand ist minderwertiger oder schlechter als jemand anderes. Jeder ist von Geburt an vollkommen und liebenswert.« Dies zu verstehen, seinen Wert zu erfassen und die Wahrheit zu erkennen zeugt von Selbstliebe, was die Voraussetzung für ein erfülltes, zufriedenes Leben darstellt.

DER RICHTIGE UMGANG
MIT FEHLERN UND MISSERFOLGEN

Sich selbst zu lieben heißt nicht, dass man alles an sich gut finden muss und keine Fehler geschehen. Jedem passieren Fehler! Das Entscheidende ist, wie man mit Situationen beziehungsweise sich selbst umgeht, wenn man meint, etwas falsch gemacht zu haben. Sich Vorwürfe zu machen, zu beschimpfen, zu bestrafen und dadurch seinen Selbstwert zu verringern ist definitiv der falsche Ansatz. Wichtig ist zu verstehen, dass uns die Fehler, die wir machen, nicht als Menschen definieren. Nicht jeder, der etwas Schlechtes tut ist ein schlechter Mensch. Der Wert eines Menschen verringert sich nicht, wenn Fehler begangen werden oder wenn wir uns eingestehen, dass wir Schwächen haben. Das ist kein Grund, sich anderen unterlegen zu fühlen.

Fehler sind Teil unseres Lebens. Leider läuft nicht immer alles nach Plan, es treten Situationen ein, die wir uns anders vorgestellt haben und wir wünschen uns im Nachhinein, wir hätten anders gehandelt. Dennoch – unser Wert bleibt derselbe. Um dies zu verstehen, ist es wichtig zwischen sich selbst und seinen Taten zu differenzieren. Es ist wichtig, dass man lediglich sein Verhalten verurteilt und nicht sich als Person. Jeder Mensch wird im Laufe seines Lebens mit Misserfolgen in Berührung kommen. Es ist normal, Fehler zu begehen, sie gehören zu uns und es ist unmöglich auszuschließen, weitere Fehler zu begehen. Wenn wir uns selbst akzeptieren, akzeptieren wir auch, dass uns Fehler passieren, was an unserer Vollkommenheit nichts ändert.

Wie erwähnt, kann man etwas erst dann ändern, wenn man es akzeptiert. Nur wer seine Fehler einsieht und sich darüber im Klaren ist, was falsch gelaufen ist, kann sich verbessern und daraus lernen. Entscheidend ist: egal wie man mit seinen Fehlern umgeht – rückgängig können sie nicht mehr gemacht werden. Unsere Reaktion beeinflusst nicht das Geschehene, sondern allein unser Weiterkommen sowie unseren Selbstwert. Was passiert ist, ist passiert – es steht uns jedoch frei, die Zukunft zu verändern und hier spielen Einstellung wie Herangehensweise eine entscheidende Rolle. Wenn man sich für Fehler selbst bestraft, Vorwürfe macht und als Versager sieht, nimmt man sich lediglich seinen Selbstwert, es ändert jedoch nichts an der Situation.

»Ich habe schon wieder etwas falsch gemacht. Ständig mache ich alles falsch. Nie kann ich etwas richtig machen. Ich bin peinlich. So wird nie etwas aus mir!«

Die Angst wieder zu versagen dominiert unsere Gedanken und verhindert ein Weiterkommen; sie nimmt uns den Mut, Dinge von Neuem anzupacken.

»Okay, ich habe einen Fehler gemacht. Das kann passieren, aber das ändert nichts an mir. Ich bin gut so wie ich bin. Ich werde mein Bestes geben, um es beim nächsten Mal anders, besser zu machen.« Eine derartige Einstellung verschafft uns gleich eine ganz andere Ausgangsposition, um neuen Mut zu schöpfen und uns der Herausforderung mit einem positiven Gefühl zu stellen. Denn wie wir in der Gegenwart mit Fehlern und Misserfolgen umgehen, beeinflusst den späteren Erfolg maßgeblich. Denken wir uns von Beginn an, wir würden so oder so versagen, so wird dies höchstwahrscheinlich auch passieren. Genauso werden unsere Gedanken vermutlich Realität, wenn wir mit einem positiven Gefühl an die Aufgabe herantreten.

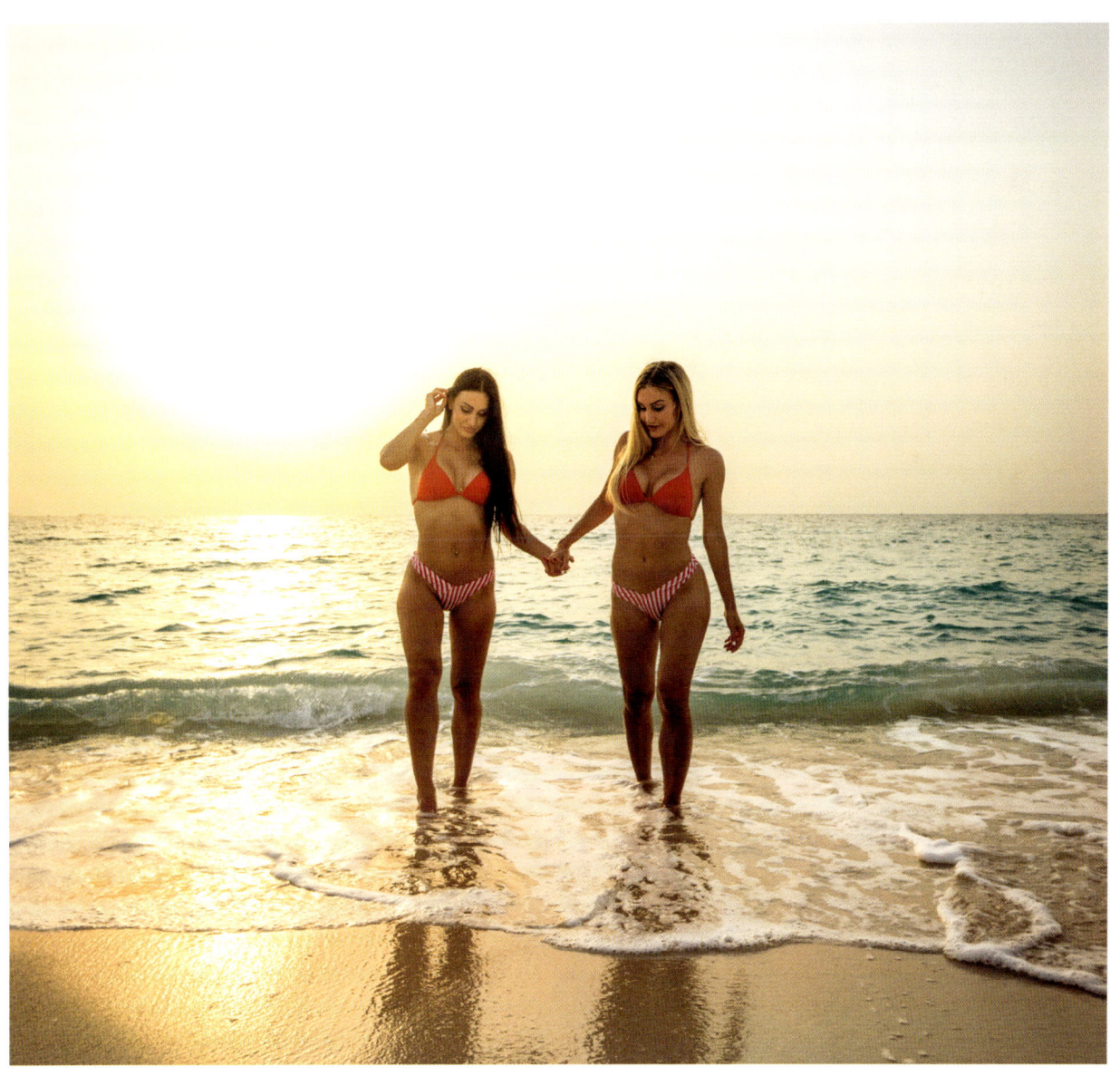

DIE MACHT DES POSITIVEN DENKENS

Ein hohes Selbstwertgefühl korreliert häufig mit der Eigenschaft positiv zu denken. Der Schlüssel zum Erfolg ist immer, eine Sache mit der richtigen Geisteshaltung anzupacken. Menschen, die positiv durchs Leben gehen, nennt man Optimisten. »Ist das Glas halb voll oder halb leer?« Mit dieser Frage hat sich wahrscheinlich schon jeder einmal beschäftigt. Die Antwort eines Menschen deutet auf dessen Lebenshaltung hin. Optimisten sehen in jeder Situation das Positive, für sie ist das Glas immer halb voll. Der Gegenspieler des Optimisten ist der Pessimist. Er schreitet mit negativer Energie durchs Leben und sieht in jeder Lebenslage das Schlechte. Das Glas ist für ihn somit halb leer. Ob man als Optimist oder Pessimist gilt, liegt an unserer Einstellung und der Art zu denken.

Die Geisteshaltung eines Menschen ist besonders im Alltag gut erkennbar: Wenn ein Optimist durch die Straßen spaziert, sieht er blühende Bäume, riecht den Duft der Blüten, erfreut sich an den Sonnenstrahlen und genießt das Zwitschern der Vögel. Ein wundervoller Frühlingstag, an dem es nichts zu bemängeln gibt. Der Pessimist allerdings nimmt ein und dieselbe Situation ganz anders wahr. Er erfreut sich nicht an den blühenden Bäumen, sondern denkt daran, welcher Mist sich auf den Straßen befinden wird, wenn deren Blüten erst einmal herabfallen. Er klagt über die heißen Sonnenstrahlen, die auf ihn herabbrennen, darüber, den Sonnenschutz vergessen zu haben und über den Sonnenbrand, den er mit Sicherheit bekommen wird. Vögel findet er grundsätzlich furchtbar, da sie ihn früh morgens mit ihrem Gezwitscher aus dem Schlaf reißen. Schlimmer kann es eigentlich gar nicht mehr werden... Der Unterschied zwischen Optimist und Pessimist liegt im Fokus auf das Erlebte und das daraus resultierende Gefühl.

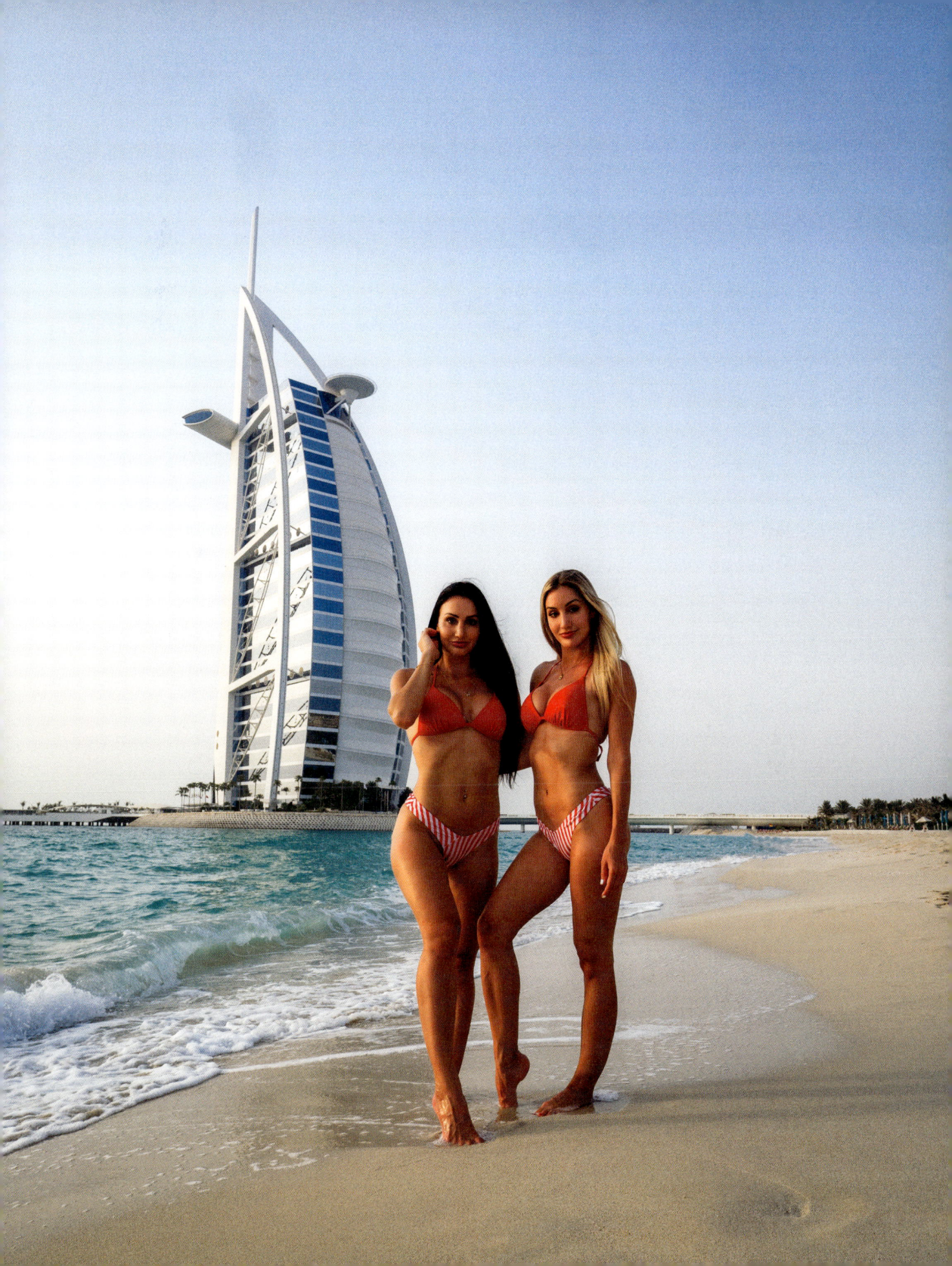

POSITIV DENKEN

Der Schlüssel zum Glück

Genauso wie kein Mensch mit Selbstverachtung geboren wird, kommt auch niemand als Optimist oder Pessimist zur Welt. Man eignet sich diese Eigenschaft im Laufe des Lebens an und kann sie mit Geduld und Disziplin auch wieder ablegen. Welche Lebensanschauung wir in uns tragen, wird uns von klein auf gelehrt. »Ich glaube an dich, du schaffst das. Ich weiß, du kannst das!« Eltern, die ihren Kindern stets positiv zusprechen und von deren Fähigkeiten überzeugt sind, geben ihre Einstellung auch an sie weiter. Ihre Kinder wissen, wozu sie fähig sind und erfahren häufiger Erfolgserlebnisse.

Durch ihre positive Art beeinflussen Optimisten auch ihr Selbstvertrauen, das in der Regel groß ist. Das Selbstvertrauen beschreibt, was wir uns selbst zutrauen und für möglich halten. Optimisten sind von ihren Fähigkeiten und Stärken überzeugt und wissen sie gekonnt einzusetzen. Sie glauben fest an sich und können selbst Misserfolgen Positives abgewinnen.

»Wenn es jemand anderes schafft, warum sollte ich es dann nicht auch können? Und selbst wenn es bislang noch niemand geschafft hat, so bin ich eben der Erste, dem es gelingt!«

Ihre Einstellung wirkt sich positiv auf die Laune und das seelische Wohlbefinden aus. Sie machen sich weniger Gedanken über das Problem selbst, sondern suchen nach Möglichkeiten selbiges zu lösen. Dies verdeutlicht ein Beispiel: Jemand fährt mit dem Auto, als direkt vor ihm ein riesen Schlagloch auftaucht. Was passiert? Der Optimist erkennt das Problem, fokussiert sich jedoch nicht darauf. Er denkt lösungsorientiert und sucht nach Möglichkeiten, dem Hineinstürzen zu entkommen. Er verringert sein Tempo, macht eine große Kurve um das Problem und hat es aus dem Weg geschafft. Der Pessimist denkt anders. Er denkt problemorientiert. Sobald er ein Problem erkennt, fokussiert er sich darauf. Er konzentriert sich in diesem Fall auf das Schlagloch, zweifelt an seinen Fähigkeiten, bekommt Angst und ehe er sich versieht, steuert er direkt auf das Loch zu und stürzt hinein.

»Reden über das Problem, macht das Problem größer. Reden über die Lösung, macht die Lösung wahrscheinlicher« – Steve de Shazer

Optimisten rechnen grundsätzlich in jeder Lebenslage mit einem positiven Ausgang und das macht sie stark. Sie überzeugen mit ihrer Energie und ihrem Willen und können dadurch viele Hürden meistern. Sie lassen sich nicht unterkriegen und arbeiten so lange an ihren Zielen, bis sie sie erreichen. Das macht sie erfolgreich. Auf der anderen Seite steht der Pessimist sich und seinem Erfolg häufig selbst im Weg. Wer immer der Meinung ist, er würde bestimmte Probleme nicht lösen oder Situationen nicht bewältigen können und sich andauernd einredet, bestimmten Aufgaben nicht gewachsen zu sein, der wird tatsächlich immer wieder scheitern. Dieses Scheitern führt schließlich zum Misserfolg, was den Pessimisten in seiner Denkweise nur bestärkt: »Ich habe ja gleich gewusst, ich

kann das nicht.« Dies verleiht ihm Genugtuung und ermutigt ihn, das nächste Mal genauso zu denken. Seine Denkweise entwickelt sich zur Gewohnheit, die sich später nur schwer ablegen lässt – ein angelernter Teufelskreis! Je mehr wir uns auf das Positive konzentrieren, desto mehr Positives wird uns auch widerfahren und je mehr wir uns auf das Negative fokussieren, desto mehr Negatives erleben wir. Ein Phänomen in diesem Zusammenhang stellen »Selbsterfüllende Prophezeiungen« dar.

SELBSTERFÜLLENDE PROPHEZEIUNGEN

Darunter versteht man die Fähigkeit unserer Psyche, das Eintreten bestimmter Ereignisse zu beeinflussen. Wenn wir ein bestimmtes Ereignis oder Verhalten erwarten, können wir allein durch unsere Gedanken deren Eintritt zu einem gewissen Grad begünstigen. Dies kann enormen Einfluss auf unser Leben nehmen. 2010 wurde diesbezüglich vom »British Medical Journey« eine Studie mit Senioren durchgeführt, die genau das bestätigt. Besonders im hohen Alter haben viele Menschen Angst zu stürzen und sich Verletzungen zuzuziehen. Es konnte bewiesen werden, dass jener Teil der Senioren, der größere Angst hatte sich zu verletzen, auch tatsächlich öfters stürzte als der, welcher dies weniger befürchtete.

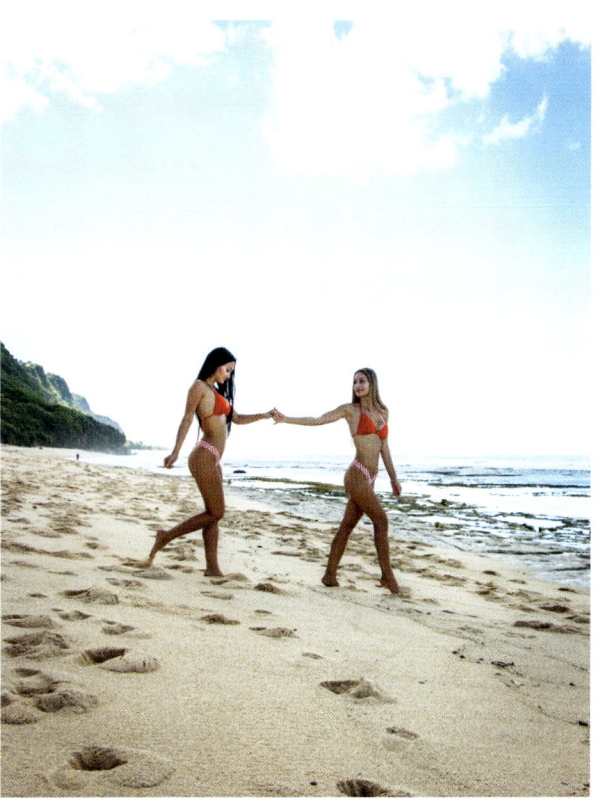

DURCH GEDANKEN GESUND WERDEN?

Gerade in der Medizin treten »Selbsterfüllende Prophezeiungen« als sogenannter »Placebo-Effekt« häufig auf. Dieser Effekt wird durch die Verabreichung von Medikamenten hervorgerufen, welche keine Wirkstoffe beinhalten. Diese werden auch als »Scheinmedikamente« bezeichnet. Trotz Fehlen der Wirkstoffe können sie dennoch einen hohen Wirkungsgrad haben. So ist es möglich mit solchen Scheinmedikamenten Beschwerden zu lindern. Dies geschieht allein durch unsere Einbildung! Der Placebo-Effekt verdeutlicht somit die Macht unserer Gedanken – das Unmögliche wird möglich. Wie deutlich sich dieser Effekt bemerkbar macht, zeigt sich etwa bei Patienten, deren Rückenschmerzen mittels Scheinakupunktur behandelt wurden. Selbst bei wahllosem Setzen der Nadeln verschwanden die Schmerzen. Erstaunlich ist dieser Effekt auch bei Patienten, denen ein Schein-Brechmittel verabreicht wurde, aufgrund dessen sie tatsächlich erbrachen.

Bei Einnahme eines Scheinmedikaments werden im Gehirn dieselben Rezeptoren angesprochen, wie der bei Einnahme eines Medikaments mit Wirkstoffen. Placebo-Medikamente können echten in Form, Farbe und Geschmack gleichen. Die Wirkung dieser Medikamente resultiert jedoch wie erwähnt aus der Einbildung heraus. Verdeutlicht wurde der Placebo-Effekt unter anderem bei folgendem Versuch: getestet wurden zwei Versuchsgruppen, denen Menschen mit denselben Beschwerden angehörten. Einer Versuchsgruppe wurde ein Medikament verabreicht, welches echte Wirkstoffe beinhaltete – die zweite Gruppe bekam Placebos. Erstaunlicherweise verbesserte sich bei beiden Versuchsgruppen das Krankheitsbild.

»Der Glaube versetzt Berge«

Die Größe, die Farbe und der Preis des Scheinmedikaments sowie die Person, von der man es verabreicht bekommt, beeinflusst dessen Wirkung. Sehr kleine und sehr große Tabletten wirken oft besser als mittelgroße und teurere Medikamente besser als billige. Untersuchungen zeigen zudem, dass rote Tabletten mehr Wirkung zeigen als weiße. Außerdem tritt die Genesung häufiger ein, wenn das Medikament von einem Arzt verabreicht wird, als wenn dies durch eine Krankenschwester geschieht. Die besten Ergebnisse erzielt man übrigens, wenn sowohl der Arzt als auch der Patient über das Fehlen des Wirkstoffes nicht informiert sind. Weiß es lediglich der Arzt, so wird die Wirkung erstaunlicherweise schwächer und weiß sogar der Patient von der Verabreichung eines

Scheinmedikaments, zeigen die Placebos nahezu keine Wirkung. Den Gegenaspekt zu »Selbsterfüllenden Prophezeiungen« stellen »Selbstzerstörende Prophezeiungen« dar.

»ICH KANN DAS!«

Mit einer positiven Erwartungshaltung zum Erfolg

Mit welchen Gefühlen wir uns einer Aufgabe stellen, kann also großen Einfluss auf den eintretenden Erfolg und unser Selbstvertrauen haben. Den Ausgang einer Situation können wir im Voraus meist dennoch nicht vorhersehen. Wir können uns nie sicher sein, ob wir eine Aufgabe erfolgreich meistern werden oder nicht. Was wir jedoch aktiv beeinflussen können, ist die Art und Weise sich einer Situation zu stellen – und genau das kann entscheidend sein. Wir können den Weg zu unserem Ziel um einiges angenehmer gestalten, indem wir ihn mit einer positiven Erwartungshaltung beschreiten. Wenn wir von einem positiven Ergebnis ausgehen, erhellt das unsere Laune und der Erfolg wird wahrscheinlicher. Es liegt somit wieder an uns und unserer Einstellung.

Beispiel Prüfungssituation: »Ich habe so viel gelernt und es gibt so vieles, das ich weiß. Klar, man kann niemals alles wissen und es können immer unerwartete Dinge gefragt werden. Aber ich beherrsche den Stoff. Die Chance zu bestehen ist somit sehr hoch. Jeder hat Stärken und Schwächen und manche Fragen liegen mir mehr, bei anderen bin ich mir ein wenig unsicher. Auch Glück spielt bei jeder Prüfung eine große Rolle. Warum aber sollte ich kein Glück haben? Ich kenne meine Fähigkeiten und werde mein Bestes geben. Ich werde mich mit gutem Gewissen der Situation stellen. Ich habe getan, was ich konnte – den Rest lasse ich einfach auf mich zukommen. Welche Fragen ich gestellt bekomme liegt nicht in meiner Hand. Und selbst wenn ich Pech habe und nicht bestehe, dann mache ich die Prüfung eben nochmal und bereite mich noch besser vor. Spätestens dann werde ich es schaffen, da bin ich mir sicher!«

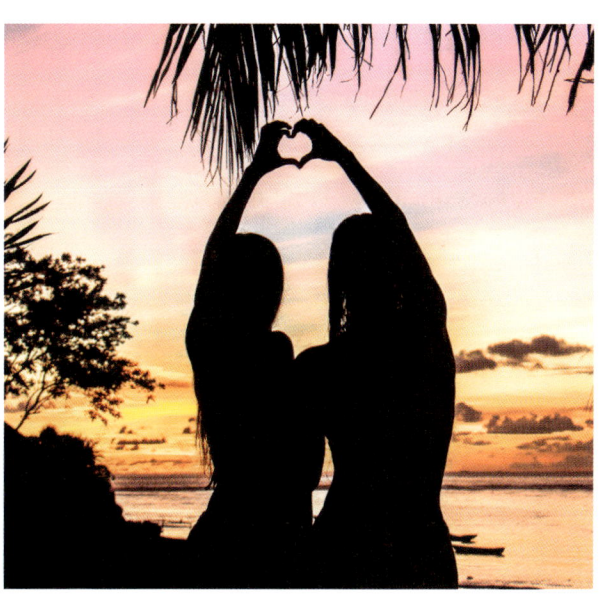

ÜBUNG

Sei dir deiner Stärken bewusst

Jeder Mensch hat Stärken, um diese optimal einsetzen zu können, ist es jedoch wichtig zu wissen, worin sie begründet liegen. Notiere dir zehn deiner Stärken – es kann hilfreich sein, Familienmitglieder, Freunde oder Arbeitskollegen zu fragen, welche Eigenschaften sie an uns schätzen und worin sie unsere Stärken sehen. Oft sind wir uns unserer Stärken gar nicht bewusst oder halten sie für selbstverständlich. Sei also nicht bescheiden beim Notieren!

Was macht eigentlich eine Stärke zu einer Stärke und eine Schwäche zu einer Schwäche? Richtig, einzig und allein unsere Sichtweise! Denn was für den einen eine Schwäche ist, kann für den anderen eine große Stärke sein. Ob eine Eigenschaft positiv oder negativ wahrgenommen wird, ist völlig subjektiv und hängt von unseren Werten, Idealvorstellungen und Erfahrungen ab. Unser Ziel ist es, das Positive in möglichst vielen Charaktermerkmalen und -eigenschaften zu erkennen und zu nutzen. Mag die Schüchternheit oder Introvertiertheit für jemanden eine große Schwäche darstellen, kann sie von anderen genauso gut als Stärke angesehen werden.

»Zwar bin ich eher ruhig und nicht sehr redselig, dafür aber ein guter Zuhörer.« »Durch meine Introvertiertheit habe ich zwar nicht allzu viele soziale Kontakte, die wenigen allerdings, die ich habe, schätze und pflege ich sehr.« »Auch, wenn ich nicht sehr kommunikativ bin, ist das, was ich sage, immer durchdacht und rutscht mir nicht einfach so aus dem Mund.«

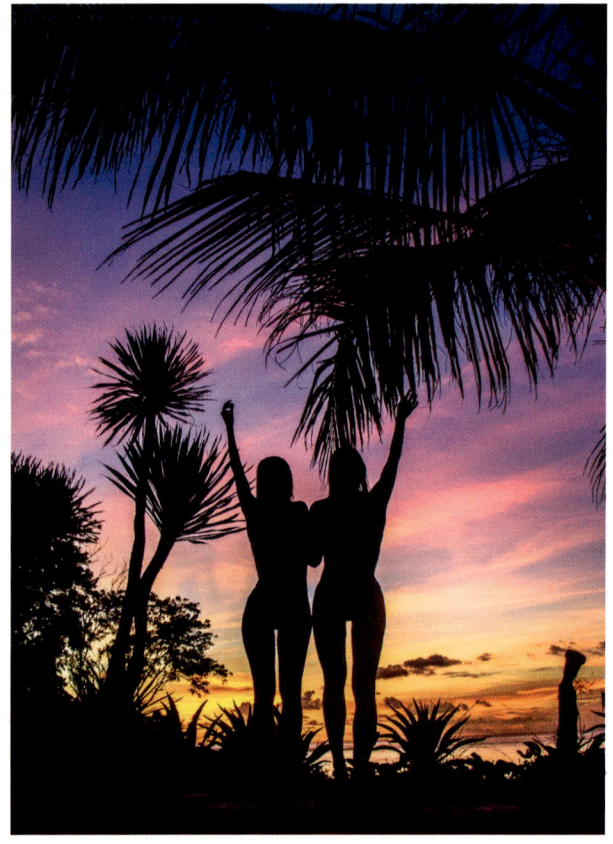

ÜBUNG

Was ist das Gute an meinen Schwächen?

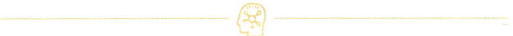

BEISPIELE

- Ich bin sehr sensibel und empfinde für jeden Mitleid. → Ich verfüge über ein sehr gutes Einfühlungsvermögen und Menschen, die in einer schwierigen Lebenslage stecken, finden bei mir immer ein offenes Ohr.

- Ich bin Perfektionist und finde immer etwas, das ich noch verbessern kann. Deswegen werde ich nie mit einer Sache fertig. → Wenn ich etwas mache, dann mit größter Genauigkeit und Gewissenhaftigkeit.

- Ich habe Probleme mich an Vorgaben zu halten. → Ich bin ein kreatives Köpfchen und liebe es Dinge selbst in die Hand zu nehmen.

Wie gesagt, kann jede Schwäche zugleich auch eine Stärke sein, wenn wir sie ins rechte Licht rücken. Bei dieser Übung geht es nicht darum, uns einzureden, wir seien fehlerfrei oder hätten keine Schwächen. Viel mehr geht es darum, uns auf das Positive zu fokussieren! Erkennen wir, dass wir mehr Stärken als Schwächen besitzen, wächst auch unser positives Selbstbild und wir trauen uns plötzlich mehr zu.

FOCUS ON THE GOOD

Fokussiere dich auf deine Stärken, nicht auf deine Schwächen

Erfolgreich ist nicht der, der keine Schwächen hat – erfolgreich ist der, der seine Stärken ausgebaut hat! Wir sollten unsere Energie deshalb nicht in die Beseitigung von Schwächen investieren. Fokussieren wir uns nämlich auf sie, so hat das einen entscheidenden Nachteil: wir vernachlässigen unsere Stärken. Meist ist es so, dass uns Tätigkeiten, in denen wir nicht besonders gut sind, nicht mit großer Freude erfüllen. Warum sollten wir auch Zeit und Mühe in ein Gebiet investieren wollen, wenn es uns schlussendlich betrübt und unglücklich macht? Im Gegensatz dazu verbringen wir gerne Zeit mit Dingen, die uns leicht von der Hand gehen und die wir mit Bravour meistern. In diese Aktivitäten investieren wir gerne Zeit und das bringt uns auch weiter. Wenn wir an unseren Stärken arbeiten und diese ausbauen, können wir Großartiges leisten. Fühlen wir uns ermutigt und angestachelt so gut zu werden wie unsere Vorbilder, können wir auch Rückschläge umso leichter verkraften.

»Ein Match wird zu 90 % im Kopf entschieden«
– Boris Becker

DAS FÜHREN
EINES ERFOLGSTAGEBUCHS

Mangelndes Selbstwertgefühl steht uns oftmals im Weg, um großartige Leistungen erbringen zu können, selbst wenn wir das Talent dazu hätten. Deshalb ist der Glaube etwas zu können von enormer Bedeutung. Egal welche Fähigkeiten wir auch besitzen – solange wir uns ihrer nicht bewusst sind, können wir sie nicht nutzen. Wenn wir von uns und unseren Fähigkeiten nicht überzeugt sind, werden wir sogar von Aufgaben zurückschreiten, die wir eigentlich mit links bewältigen würden. Meist verhalten wir uns nicht entsprechend unserem tatsächlichen Können, sondern lediglich danach, was wir glauben zu können.

ÜBUNG

Das Führen eines Erfolgstagebuchs

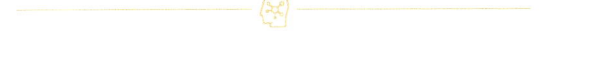

Üblicherweise bleiben uns Misserfolge länger und intensiver in Erinnerung als Erfolge. Sehen wir uns vor eine neue Herausforderung gestellt, so ist es wahrscheinlich, uns von vormaligen Fehlschlägen negativ beeinflussen zu lassen. Das Führen eines Erfolgstagebuchs soll dies verhindern! Generell steckt der Sinn hinter dem Führen dieses Tagebuchs im regelmäßigen Niederschreiben positiver Erlebnisse. Das kann Erfolge, Triumphe, erreichte Ziele, Siege oder Fortschritte betreffen.

Ein bedeutender Aspekt beim Anlegen eines Erfolgstagebuchs ist das Buch selbst. Es ist wichtig, dass es uns optisch anspricht, wir es gerne mit uns führen, mit Freude aufschlagen und Geschehenes regelmäßig darin notieren. Im nächsten Schritt widmen wir uns dann der Gliederung unserer Erlebnisse. Dazu legen wir Spalten für jeden Lebensbereich an, beispielsweise eine Spalte für Privates und eine für Berufliches, eine Spalte, in der sportliche Erfolge verzeichnet werden sowie eine, in der wir Erfolge bei unserer Ernährungsumstellung verbuchen. Die Anzahl der Spalten wird individuell festgelegt und richtet sich nach den persönlichen Prioritäten.

Am Ende des Tages nehmen wir das Notizbuch zur Hand und notieren darin alle positiven Erlebnisse. Oft ist es sinnvoll kleine Glücksmomente sofort niederzuschreiben, um sie nicht zu vergessen. Egal wie unscheinbar und nichtig unsere Erfolge bei längerem Grübeln auch erscheinen mögen, sie werden alle ins Erfolgstagebuch eingetragen: die schwierige, aber unfallfrei gemeisterte Situation im Straßenverkehr; das gute Vorankommen beim Schreiben der Masterarbeit; die wohlschmeckende Gemüselasagne; das gut verlaufene Date mit unserem Schwarm; das positive Gespräch über unsere Beförderung mit dem Chef; der Griff zum Salat anstatt zur Pizza oder die fünf Kilometer, die wir heute länger durchgehalten haben. Durch das Niederschreiben von Erfolgserlebnissen schenken wir den positiven Aspekten in unserem Leben größere Beachtung und lassen sie nicht in Vergessenheit geraten. In Prüfungssituationen, bei Selbstzweifel oder nach Fehlschlägen können wir dieses Buch zur Hand nehmen und darin über unsere Erfolge und Glücksmomente lesen.

Ist man vielleicht Single, schiebt vor jedem Date Panik und hat Angst davor, sich zu blamieren, ist es hilfreich, sich vor einem Treffen die Spalten »Privates« oder »Dates« zur Hand zu nehmen, um seine

Nervosität zu lindern. Das gleiche funktioniert auch bei Prüfungen in der Schule oder an der Uni, bei heiklen Gesprächen mit Kollegen, Sportwettkämpfen, Bewerbungsgesprächen etc. Das Niederschreiben positiver Erlebnisse hilft uns, die Motivation während zeitintensiven Aufgaben aufrecht zu erhalten und selbst aus Motivationstiefs wieder herauszukommen.

Es ist wichtig, sowohl positiv an eine Aufgabe heranzuschreiten als auch adäquat mit einem Misserfolg umzugehen. Jeder gescheiterte Versuch bietet die Möglichkeit, es beim nächsten Mal besser zu machen. Jemand, der in jeder Situation das Positive sieht, lebt alles in allem leichter und erreicht häufiger seine Ziele. Ängste lähmen nämlich die Fähigkeit uns zu entfalten und somit das Beste aus unserem Leben herauszuholen.

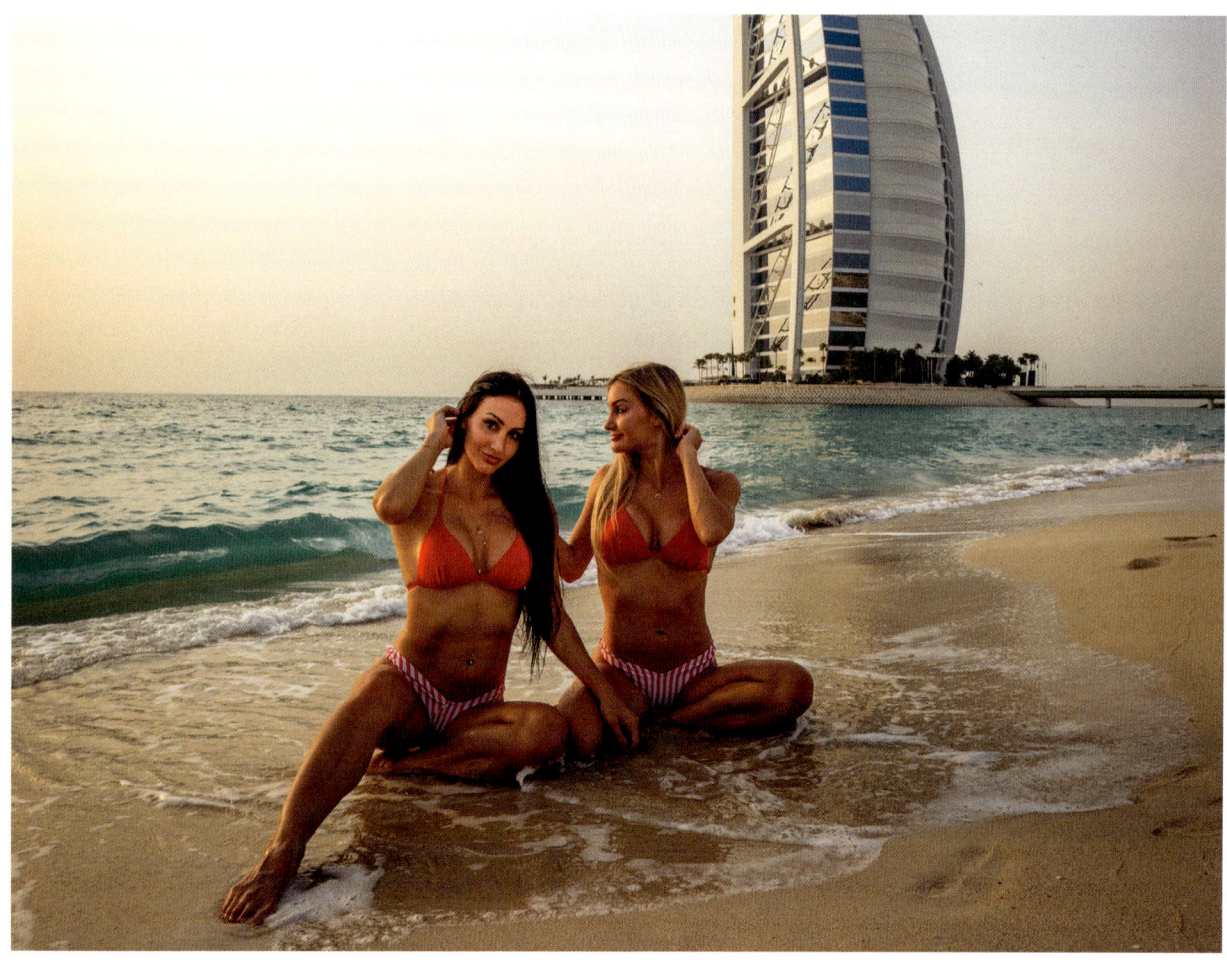

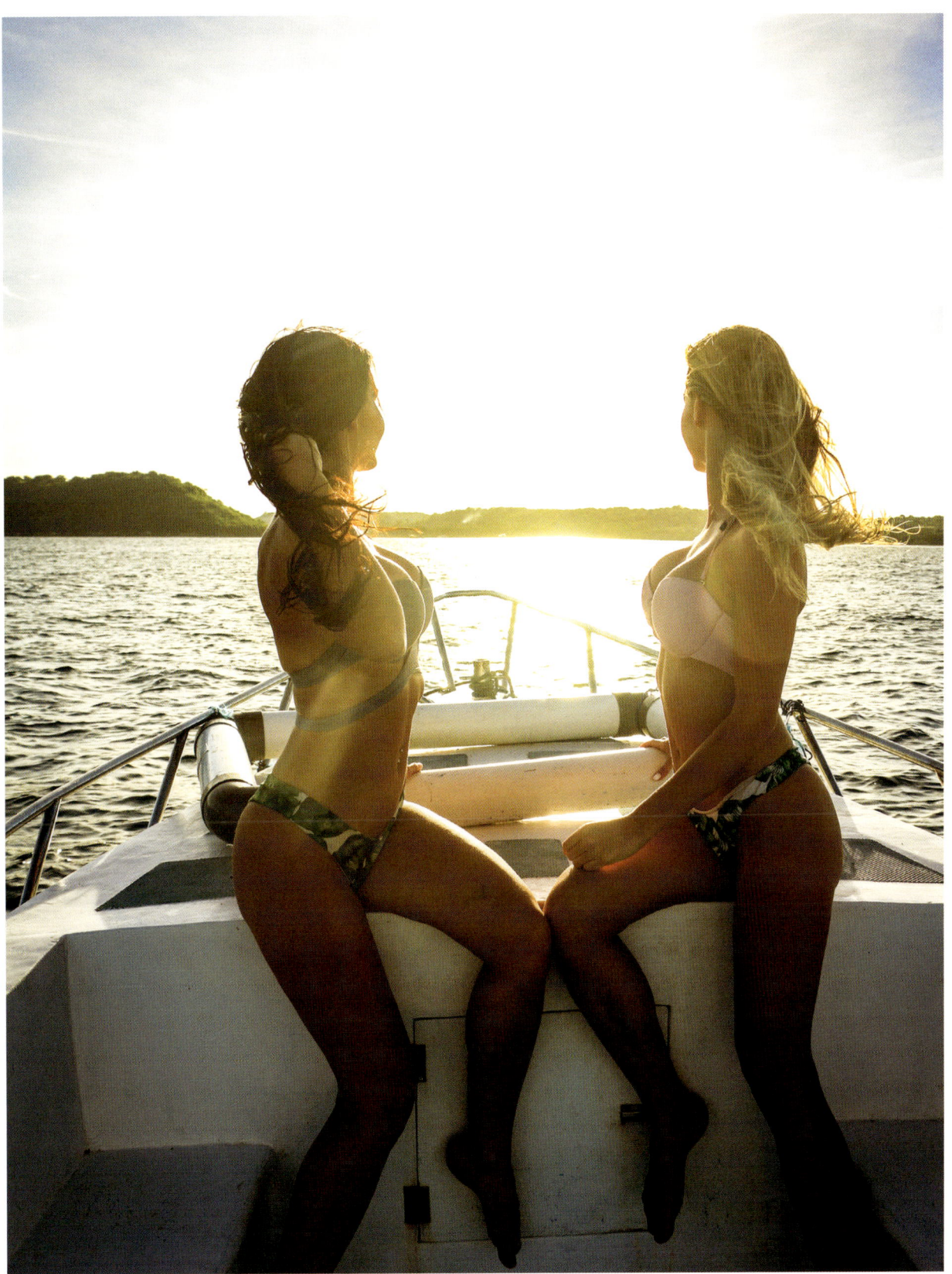

SELBST-VERANTWORTUNG ÜBERNEHMEN

»Hör auf, den Umständen die Schuld zu geben – fang an, dich mit ihnen auseinanderzusetzen.«

– Pavel Kosorin

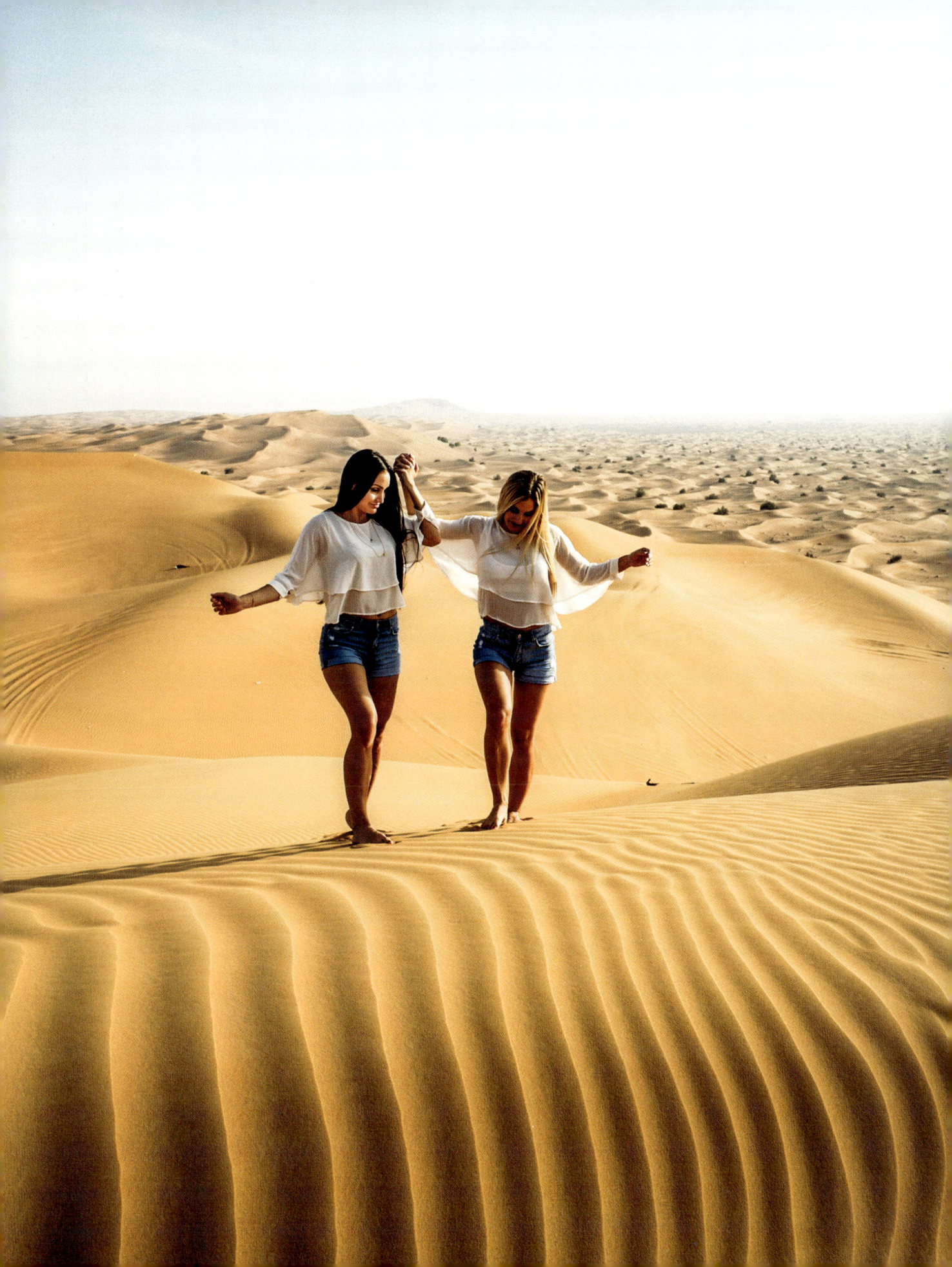

DAS LEBEN SELBST
IN DIE HAND NEHMEN

Läuft in unserem Leben etwas nicht so, wie wir es uns vorstellen, neigen wir gerne dazu äußeren Umständen die Schuld zuzuweisen: sei es das Zuspätkommen zur Arbeit aufgrund eines Verkehrsstaus, die schlechte finanzielle Lage wegen des geringen Gehalts oder die eingefrorenen Autotüren bei winterlicher Witterung. »Ich bin nur deshalb zu spät gekommen, weil meine Autotüren zugefroren waren und ich 20 Minuten gebraucht habe, sie zu enteisen.« Diese Aussage ist im Grunde nicht falsch, denn hätte es draußen keine Minusgrade, wären wir vermutlich rechtzeitig gekommen. Jedoch entwickeln wir uns mit dieser Denkweise nicht weiter. Wir geben unsere Verantwortung an äußere Umstände und somit an eine höhere Gewalt ab.

Selbstverantwortlich zu handeln bedeutet, die volle Verantwortung für sein Handeln oder Nicht-Handeln zu übernehmen. Dies ist eine wichtige Eigenschaft, um ein freies und eigenständiges Leben zu führen und die eigene Persönlichkeit zu stärken!

Für unser Gewissen ist es natürlich leichter, die Schuld an allem Negativen von uns zu weisen oder gar anderen zuzuschreiben, aber ist das wirklich zielführend? Suchen wir jede Schuld außerhalb unseres Einflussbereichs, so schreiben wir uns selbst die Rolle des Opfers zu und machen uns von ungewissen Si-

tuationen und äußeren Umständen abhängig. Das Wetter, die Verkehrslage oder das Verhalten anderer unterliegt nicht unserer Kontrolle, jedoch liegt es in unserem Einflussbereich, wie wir darauf reagieren.

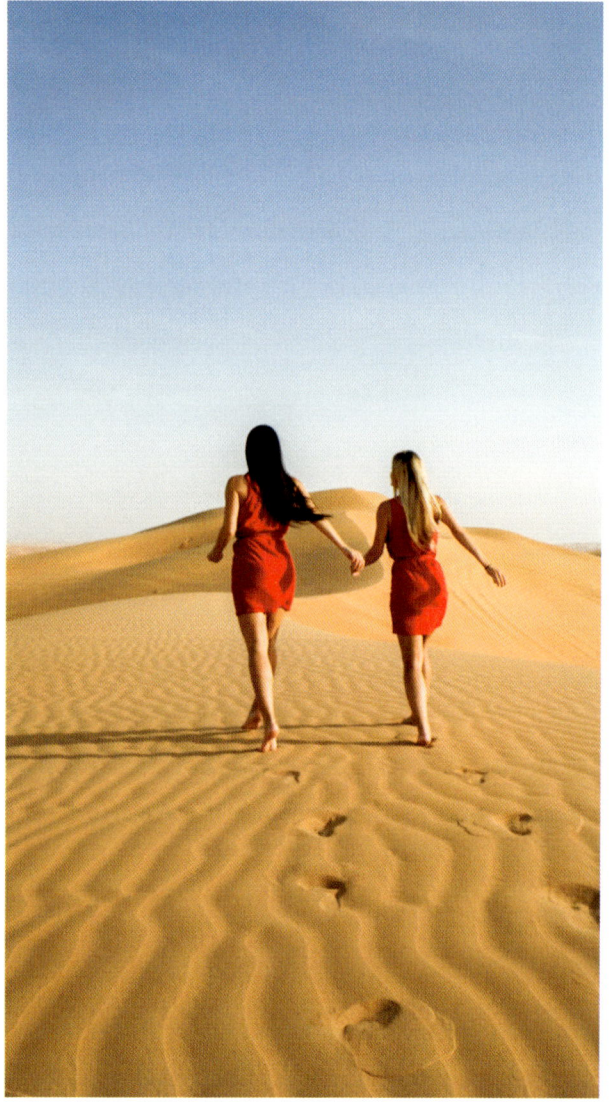

DO'S AND DON'TS

Wenn wir überall die Schuld suchen, außer bei uns selbst, machen wir andere für unser Leben verantwortlich – wir geben die Macht ab. Die Verantwortung für unser Leben zu übernehmen, würde bedeuten zu sagen: »Es ist Winter und in unseren Breitengraden muss ich daher mit Minusgraden rechnen. Dass dadurch die Autotüren einfrieren, ist nicht auszuschließen. Ich hätte das Auto besser in die Garage stellen oder den Bus nehmen sollen.« Durch diese Denkweise übernehmen wir Verantwortung für unglückliche Entscheidungen und sind Herr unseres Lebens.

Passiert ein Fehler, hat sich das Suchen nach einem Schuldigen oder einer kreativen Ausrede, um die Verantwortung von sich zu weisen, in vielen Köpfen manifestiert. Wir verschwenden massig Zeit, geniale und dramatische Ausreden zu finden, um uns selbst gut dastehen zu lassen und unser Gewissen zu beruhigen. Doch im Grunde ist das sinnlos und bringt niemanden weiter. Nur das Erreichen seines Ziels zählt und nicht der Grund, warum es nicht erreicht wurde. Die eigene Energie sollte vielmehr dafür verwendet werden, auf Umstände entsprechend zu reagieren, das Beste aus jeder Lage herauszuholen und stets passende Lösungen für Situationen zu suchen.

Durch das Ablegen der Opferrolle und die Übernahme von Selbstverantwortung steigert sich das Selbstvertrauen und gleichermaßen das Gefühl, sein Glück selbst in der Hand zu haben. Denn wir alle haben täglich die Wahl, einfach so dahinzuleben oder aber das zu ändern, was uns unzufrieden macht. Erst, wenn wir beginnen Selbstverantwortung zu übernehmen, erlangen wir die Macht über unser Leben und sind nicht mehr das Opfer äußerer Umstände.

»Man gibt immer den Verhältnissen die Schuld für das, was man hat. Ich glaube nicht an die Verhältnisse. Diejenigen, die in der Welt vorankommen, gehen hin und suchen die Verhältnisse, die sie wollen, und wenn sie sie nicht finden können, schaffen sie sie selbst.«
– George Bernard Shaw

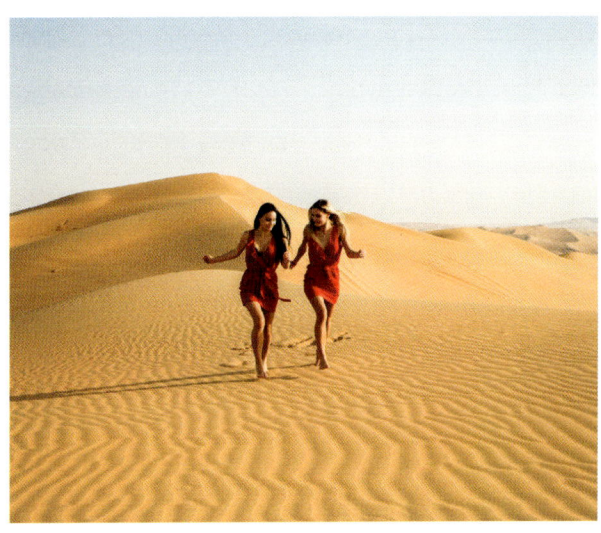

SELBSTWERTKILLER NR. 1

Vergleiche mit anderen

Wer kennt das nicht? »Sophia hat viel dichteres Haar als ich, schönere Kurven und nie Probleme mit ihrer Haut, obwohl sie sich doch überhaupt nicht um ihr Aussehen kümmert!« »Wieso bekommt Anna eigentlich immer die tollsten Männer ab und ich gerate immer nur an Idioten? Ich bin doch viel attraktiver!« »Ich lerne doch viel mehr als Viktoria! Warum bekommt sie stets die besseren Noten?« »Martin schleimt sich immer zu beim Chef ein. Warum bekomme ich keine Gehaltserhöhung? Nur, weil ich mich nicht zum Deppen mache?!«

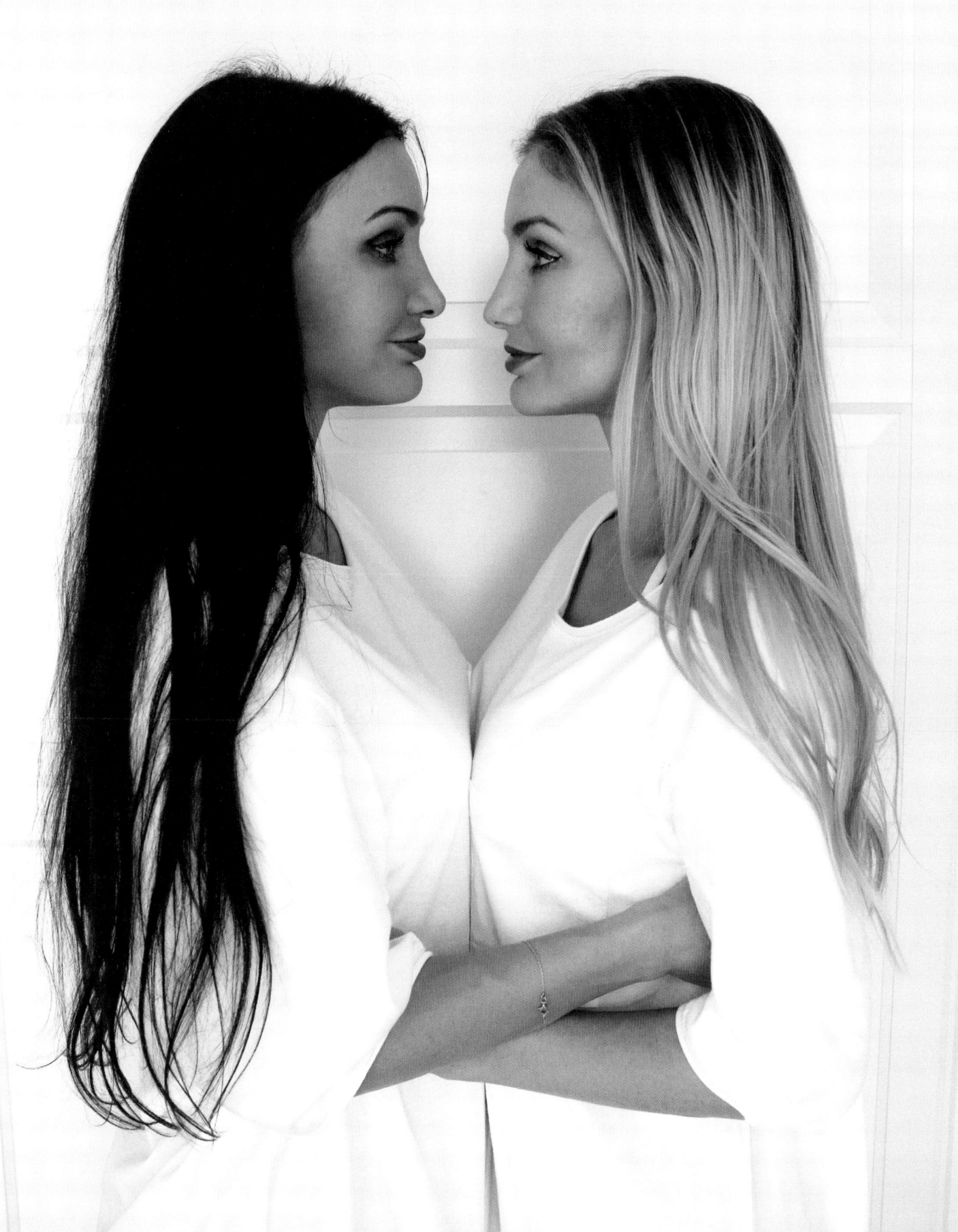

SCHLUSS MIT NEID UND MISSGUNST

Neid und Missgunst resultieren oftmals aus dem Vergleich mit anderen. Sie besitzen etwas, das wir selbst gerne hätten, aber nicht haben. Dabei sind wir der Meinung, dies stünde uns genauso zu. Die Ursache für Neid und Missgunst ist immer die gleiche: wir sind in unserem Selbstwertgefühl geschwächt. Neid wird oft durch den Gedanken hervorgerufen, benachteiligt zu sein. Da fällt es schwer, uns für andere zu freuen, da wir der Meinung sind, wir verdienten dieses Glück ebenso sehr wie sie.

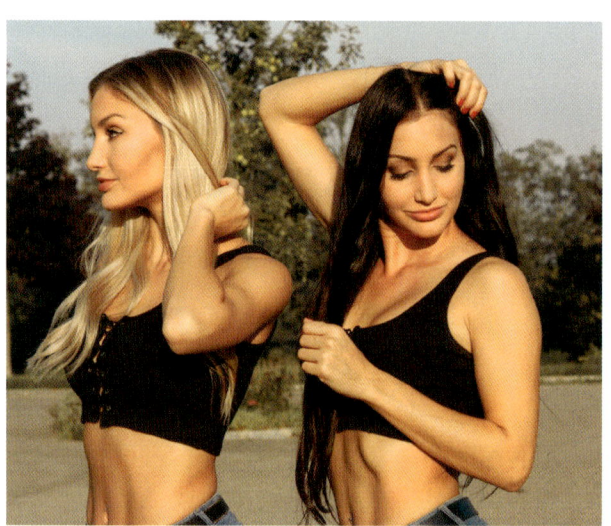

ÜBUNG

Neid als Ansporn nutzen

Neid existiert nur dort, wo auch Unzufriedenheit herrscht. Frustration über unser Aussehen, unseren Beruf oder unsere finanziellen Mittel können Auslöser dafür sein. Neid kann aber auch durchaus Positives hervorbringen, wenn wir ihn als Ansporn nutzen.

Was haben die Anderen getan, um so erfolgreich zu sein? Was können wir uns von ihnen abschauen bzw. wie können wir ihnen nacheifern? Was können sie uns lehren? Sind wir bereit, den gleichen Arbeitseinsatz wie sie zu leisten? Den Beneideten als Vorbild zu nehmen kann uns helfen, die negativen Gefühle ihm gegenüber in positive umzuwandeln.

ÜBUNG

Mach dir bewusst, dass jeglicher Erfolg auch Schattenseiten hat

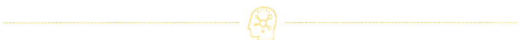

Beneiden wir die junge Frau im Fitnessstudio um ihre perfekte Figur, müssen wir dabei bedenken, wie viele Stunden hartes Training sie dafür hinlegt, wie diszipliniert sie ihren Ernährungsplan verfolgt und wie viel Verzicht der Erhalt ihrer Figur womöglich erfordert. Sind wir bereit all diese Opfer aufzubringen, um genau so auszusehen? Beneiden wir den jungen Geschäftsmann, der sich gerade einen Luxuswagen geleistet hat, müssen wir uns auch im Klaren sein, wie viele Überstunden er dafür im Büro verbracht hat, wie oft er zu wenig Zeit für seine Freunde oder Familie hatte und wie viele Hobbys er für seinen Job aufgeben musste. Sind wir auch hier bereit all diese Opfer zu bringen, um einmal den gleichen Wagen zu fahren? Wenn wir diese Fragen bejahen können, ist es Zeit mit unserem Vorhaben zu beginnen... Nutzen wir unseren Neid als Ansporn!

ÜBUNG

Lerne, dich für andere zu freuen

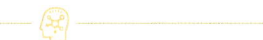

Die Eigenschaft sich für andere freuen zu können, zeugt von mentaler Stärke und Selbstbewusstsein. Es verschafft uns ein positives Gefühl, wenn wir uns ehrlich für die Erfolge unserer Mitmenschen freuen. Ihr Erfolg bringt uns so gesehen etwas Gutes, nämlich Frohsein und Wohlgefühl. Auch, wenn es uns anfangs schwerfällt, unsere Missgunst zu überwinden, werden wir bald merken, dass uns ein positives Gefühl viel mehr weiterbringt als ein negatives: »Geteilte Freude ist doppelte Freude.«

ÜBUNG

Lerne, dankbar zu sein

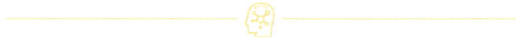

Werden wir gefragt, wofür wir dankbar sind, müssen wir oft lange überlegen. Dabei besitzt jeder Mensch unzählige materielle und nicht materielle Güter, die er sofort aufzählen könnte. Das umfasst die einfachsten Dinge: Wir können uns etwa jeden Morgen daran erfreuen aufzuwachen, in unserem eigenen Bett zu liegen, ein Dach über dem Kopf zu haben und uns mit Nahrungsmitteln versorgen zu können. Wir sind uns unseres Glücks zu selten bewusst. Wir streben nach immer mehr Luxusgütern und denken, nur durch den Besitz von etwas materiell Wertvollem Dankbarkeit zu verspüren. Dabei vergessen wir, dass die wertvollsten Güter meist die sind, welche am wenigsten Geld kosten: die »kleinen Dinge« im Leben, wie Freunde, Familie oder unsere Gesundheit. Manchmal führt gar erst der Verlust eines Gutes dazu, seinen wahren Wert zu erkennen. Ein kranker Mensch zum Beispiel misst der Gesundheit einen höheren Wert bei als ein gesunder. Dieser sieht sein körperliches Wohlbefinden in den meisten Fällen als Selbstverständlichkeit an.

Wir müssen lernen, auch für die kleinen Dinge im Leben dankbar zu sein und sie in vollen Zügen zu genießen. Nichts sollte als selbstverständlich erachtet werden, sei es der schöne Sonnenuntergang am Meer, das Lachen unserer besten Freunde, die Kugel Himbeereis an einem heißen Tag oder der Kuss von unserem Liebsten. Dankbarkeit macht uns glücklich und lehrt uns das Leben zu schätzen, denn sie korreliert stark mit dem Gefühl von Zufriedenheit. Wir streben stetig nach höherem, wollen immer mehr und setzen uns immerzu höhere Ziele. Wir denken, durch ihr Erreichen Zufriedenheit zu erlangen. Sind wir dann am Ziel, bleibt das große Gefühl der Zufriedenheit allerdings aus. Wir müssen uns bewusst werden, dass Dankbarkeit eben nicht allein vom Erreichen unseres Ziels abhängt. Egal wo wir im Leben stehen, wir sollten stets dankbar dafür sein, was wir bereits haben und für die Chancen, die uns noch geboten werden.

VERGLEICH IST NICHT GLEICH VERGLEICH

Es gibt verschiedene Arten von Vergleichen. Durch den Vergleich mit anderen fokussieren wir uns meist auf jene Dinge, die sie haben und wir nicht. Dabei spielen wir unsere Fähigkeiten und Fertigkeiten herunter und führen uns vor Augen, wie minderwertig wir im Gegensatz zu ihnen sind. Grundsätzlich unterscheidet man zwischen Abwärts- und Aufwärtsvergleichen, welche sich unterschiedlich auf unsere Gefühle auswirken. Wie man aus der Bezeichnung schließen kann, vergleichen wir uns beim Aufwärtsvergleich mit Menschen, welche wir als »höherwertig« ansehen als uns. Diese Art von Vergleich führt zu negativen Gefühlen bezüglich uns selbst, weil wir hier als Verlierer herausgehen, da die Vergleichsobjekte nicht für Vergleiche geeignet sind. Bei Abwärtsvergleichen ist das Gegenteil der Fall: Vergleichsobjekte sind hier Menschen, die uns scheinbar unterlegen sind.

Beide Arten des Vergleichs sollten grundsätzlich vermieden werden. Einerseits ist es gegenüber uns selbst nicht fair, gewisse Eigenschaften an anderen oder Dinge, die sie besitzen aufzuwerten und uns im Gegenzug abzuwerten. Ebenso ist es nicht in Ordnung, die missliche Lage anderer auszunutzen, um uns daran hochzuziehen. Vergleiche rauben uns Energie und das Selbstwertgefühl, lassen uns gleich-

zeitig jedoch nichts gewinnen. Sie bringen uns in keiner Hinsicht weiter und verändern uns kein Stück zum Guten hin. Der einzige positive Vergleich, der uns weiterhilft, ist der Vergleich mit sich selbst!

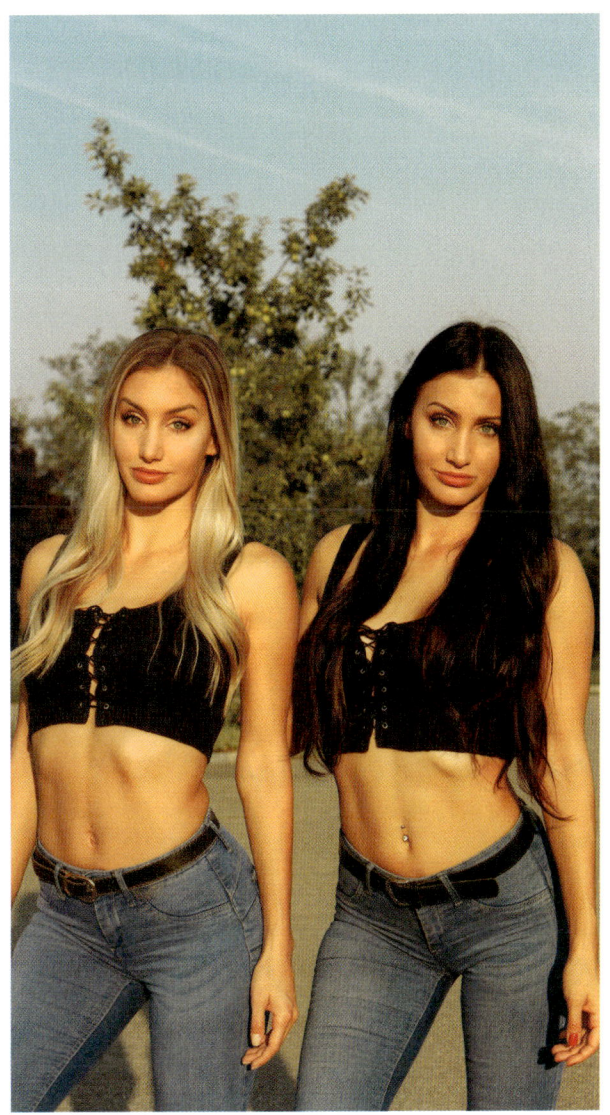

Der einzige Mensch, mit dem wir uns vergleichen können und auch sollen, sind wir selbst. Der Wille, uns stetig zu verbessern und der Wunsch nach Wachstum geben uns Anreiz besser zu sein als der Mensch, der wir gestern waren. Wer waren wir vor drei Jahren? Was können beziehungsweise wissen wir heute im Vergleich zu damals? Welche Fähigkeiten haben wir seither erlernt und um welche Erfahrungen sind wir nun reicher? Wie haben wir uns körperlich entwickelt und wie steht es um unsere Gesundheit? Erkenntnisse wie diese sind förderlich für unsere Entwicklung und unser Vorankommen.

VERGLEICHE? NEIN DANKE!

Zwar wissen wir genau, wie unsinnig es ist uns mit anderen zu vergleichen, tun es unbewusst aber ständig aufs Neue. Es ist schließlich ein langwieriger Prozess, diese Vergleiche zu stoppen. Wir setzen unsere Gedankengänge meist nicht bewusst, sondern sie schleichen sich regelrecht in unsere Gedankenwelt. Ziel ist es, sie zu erkennen und bewusst dagegen anzutreten. Jedes Mal, wenn wir uns in einer Vergleichssituation wiederfinden, setzen wir einfach ein »Stopp« und sagen: »Diese Gedanken sind nicht sinnvoll und bringen mich somit nicht weiter!« Je öfter wir solchen Situationen entgegensteuern, desto seltener werden sie später auch eintreten.

Ein guter Ansatz, wieder Herr über seine Gedanken zu werden ist, sich bewusst zu machen, dass jeder Mensch einzigartig, also ein Unikat ist. Sich mit anderen zu vergleichen ist so unsinnig, wie der Vergleich von Äpfeln mit Birnen. Denn Dinge, die sich grundlegend voneinander unterscheiden, bieten keine geeignete Grundlage für Vergleiche. Noch ein Grund, weshalb Vergleiche nicht wertvoll sind, ist die Tatsache, dass wir von anderen Menschen oft nur das vorgespielt bekommen, was sie selbst für positiv erachten. Nicht alles ist so, wie es scheint! Manche Menschen versuchen sich einfach nur in ein gutes Licht zu rücken und geben vor jemand zu sein, der sie in Wirklichkeit gar nicht sind. Maßlose Übertreibung des Positiven und Verschweigen des Negativen machen einen Vergleich mit einer solchen Person nur noch ungünstiger, da wir uns mit jemandem »messen«, den es so in der Realität überhaupt nicht gibt. Das, was sie vorgeben, entspricht also nur der halben Wahrheit. Mit ein wenig Geschick und der richtigen Technik schafft es jeder sich erfolgreicher, intelligenter, finanziell unabhängiger und insgesamt besser darzustellen.

Kritisches Hinterfragen und einen gesunden Sinn für die Realität zu bewahren sind weitaus sinnvoller als Vergleiche anzustellen. Situationen können aber auch trügen, ohne dass die betroffene Person bewusst dazu beiträgt. Als ungewollter Single etwa stellt das liebende und glücklich scheinende Pärchen auf der Parkbank eine Situation dar, die Neid hervorrufen könnte. Wir sehen die verliebten Blicke, die sich beide zuwerfen, die ineinander verschlungenen Hände und spüren regelrecht die Zuneigung, die sie für einander empfinden. All das, was wir uns für uns selbst wünschen! Was wir jedoch nicht erkennen können ist die schwere Krankheit der Frau, die sie nur mehr ein paar Monate leben lässt. Wären wir uns dieser Tatsache bewusst, würden Neid und Eifersucht vermutlich in Mitgefühl umschlagen. Jeder hat Stärken und Schwächen, Positives und Negatives sowie Ups and Downs im Leben. Es ist unsinnig, sich bei anderen nur auf das Gute im Leben zu fokussieren und die Schattenseiten außer Acht zu lassen.

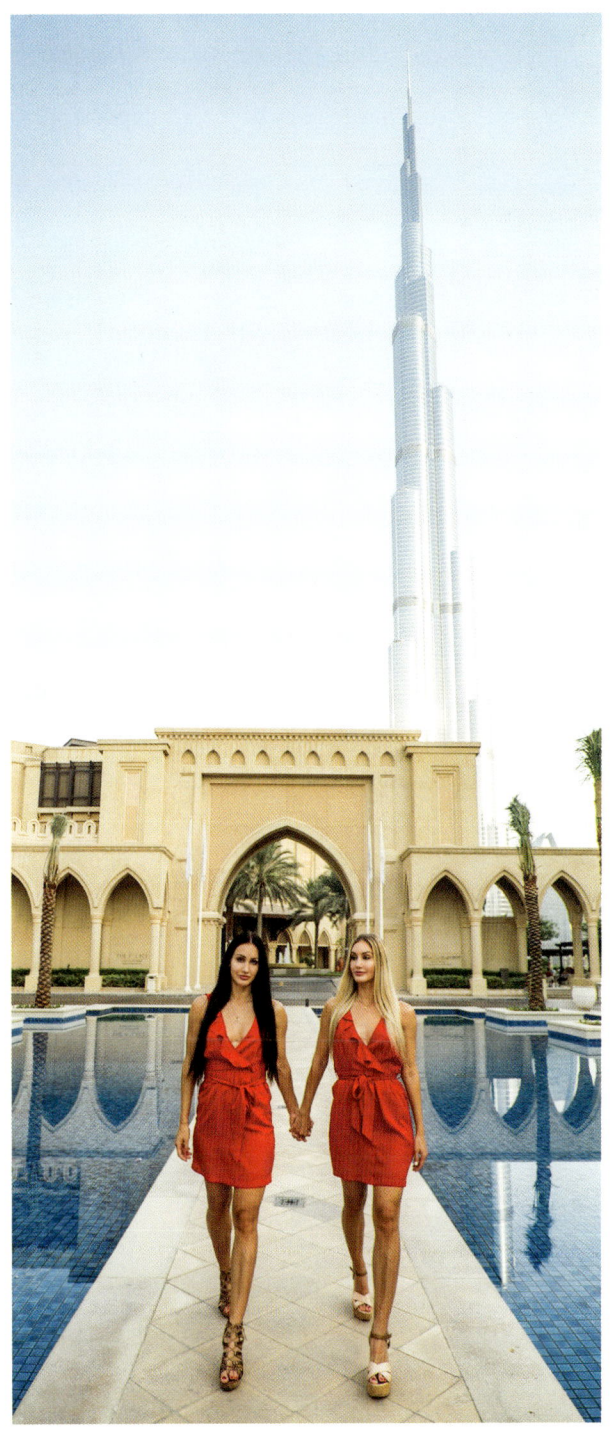

»Nichts ist besser oder schlechter, nur anders.«

– Oliver Buss

ÜBUNG

Tappen wir doch einmal in die Vergleichsfalle, so ist es wichtig aus der Situation nicht als »Verlierer« herauszugehen, sondern seinen negativen Gedanken entgegenzusteuern. Bei der Bildung negativer Gedanken gilt es, diese mit positiven Gegengedanken zu übertrumpfen. Ersetze also jeden negativen Gedanken durch einen positiven Gegengedanken! Das Ziel ist es, wieder Herr unserer Gedanken zu werden und immer wiederkehrenden negativen Gedanken keine Chance zu geben, wie eben dem Vergleich mit anderen.

»Wow! Ich wünschte ich hätte auch so einen flachen Bauch, meiner ist viel zu dick und sieht furchtbar aus.« Ein positiver Gedanke, den wir hinterherschießen könnten, wäre: »Ich habe bereits zwei wundervolle Kinder zur Welt gebracht, da ist es eben oft so, dass der Bauch nicht mehr allzu straff ist« oder »Ich bin einfach fülliger, das ist nichts Schlechtes, dafür sieht mein Hintern richtig gut aus!«

Diese Übung soll keinesfalls dazu animieren, Eigenschaften oder körperliche Gegebenheiten miteinander aufzurechnen. Vergleiche, vor allem mit anderen, sollten die Ausnahme darstellen und so gut es geht vermieden werden. Das Ziel ist es, uns bewusst zu werden, solche Vergleiche eigentlich nicht nötig zu haben und wundervoll zu sein, so wie wir sind. Dankbarkeit, für das was wir sind und haben, ist eine Tugend, die wir alle besitzen sollten. Negative Gedanken sind äußerst hartnäckig und ihr Verschwinden bedarf konstanter Arbeit. Durch das beharrliche Entgegenschießen positiver Gedanken nehmen wir ihnen jedoch die Kraft und lernen unser Denken eigenständig zu kontrollieren.

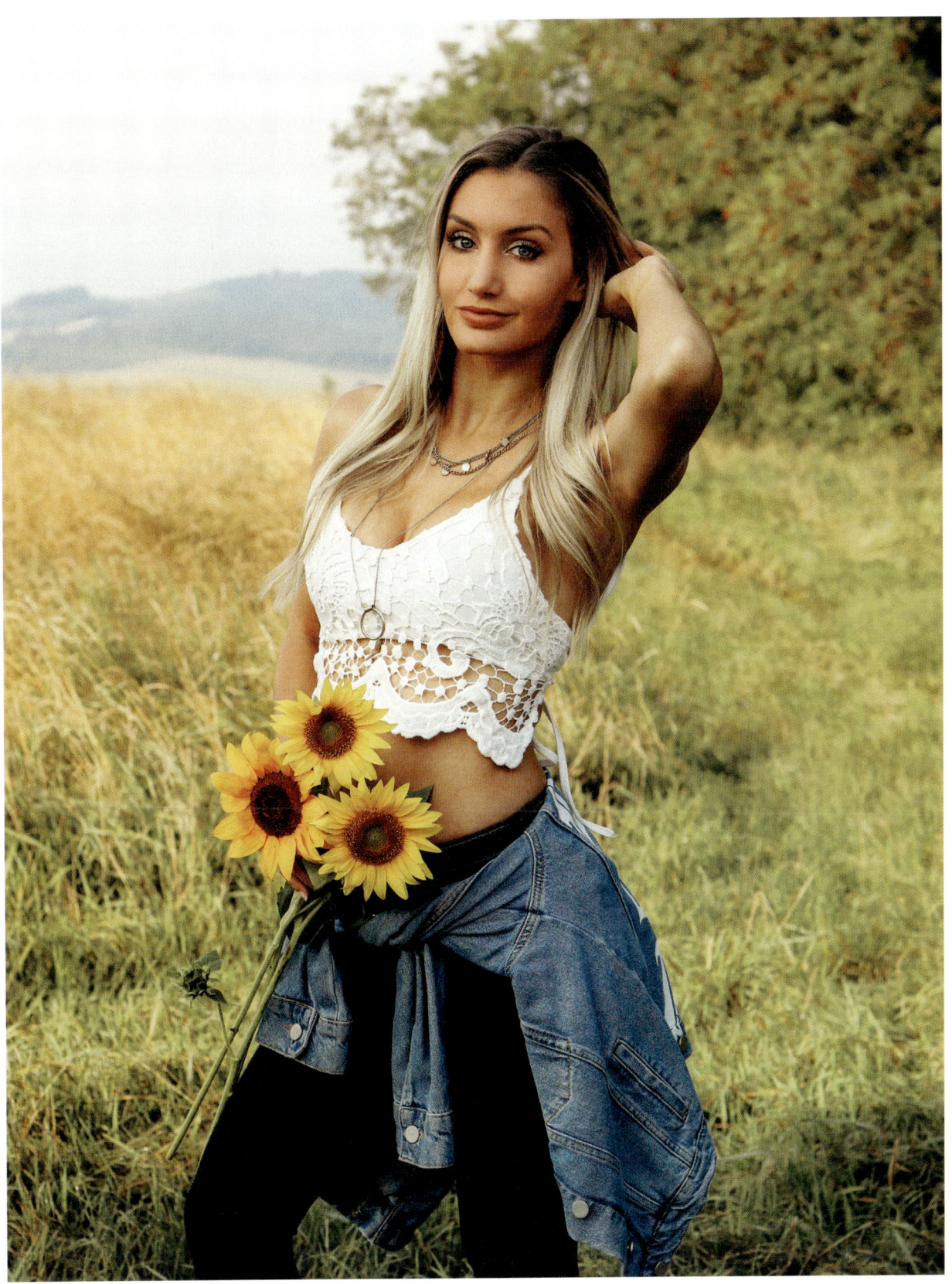

WARUM ES (NICHT) SINNVOLL IST, VORBILDER ZU HABEN

Sei es Arnold Schwarzenegger für Bodybuilder, Elon Musk für Unternehmer oder auch die eigene Mutter – in jedem Bereich gibt es Menschen, die es bis ganz nach oben geschafft haben und aufgrund ihrer besonderen Fähig- oder Fertigkeiten als Idole und Vorbilder für uns fungieren. Unter einem Vorbild versteht man jemanden, der von anderen als mustergültiges Beispiel angesehen wird – jemand, der bewundert wird.

Vorbilder sind in allen Lebensbereichen zu finden. Wir können andere zum Beispiel aufgrund bestimmter Charakterzüge bewundern: den Vorgesetzten wegen seiner Stärke und Führungsqualität, unseren Vater wegen seiner Fähigkeit, sich in andere Menschen hineinzuversetzen, die beste Freundin wegen ihres Optimismus oder unseren Partner wegen seiner inneren Ruhe. Doch auch Handlungen können auf uns eine vorbildliche Wirkung haben. Zum Beispiel kann uns ein Sportlehrer, der jeden Tag 10 Kilometer mit dem Rad zurücklegt, als Vorbild dienen. Aber auch die gute Tat unseres Nachbarn, der übrig gebliebenes Essen nicht wegwirft, sondern an Obdachlose verteilt, hat Vorbildfunktion.

Um uns stetig zu verbessern und weiterzuentwickeln ist es sinnvoll, sich Vorbilder zu suchen. Sie motivieren uns an uns selbst zu arbeiten und zeigen, was man mit Fleiß und Ehrgeiz erreichen kann. Durch den Erfolg unserer Vorbilder fühlen wir uns ermutigt, ähnliches erreichen zu können. Eines sollten wir nur wie gesagt beachten: jeder von uns ist ein Unikat und niemand kann exakt so sein, wie jemand anderes. Jemanden als Vorbild zu nehmen bedeutet nicht, ihn zu imitieren. Denn das Investieren unserer Energie in das Nacheifern anderer steht unserer Selbstentwicklung nur im Wege. Wichtiger ist herauszufinden, welche Charaktereigenschaften oder Leistungen es sind, die wir an ihnen so bewundern. Infolgedessen können wir uns gezielt auf die Stärkung und Weiterentwicklung dieser Fähigkeiten bei uns selbst konzentrieren. *»Das beste Vorbild ist die zukünftige Version unseres Selbst!«*

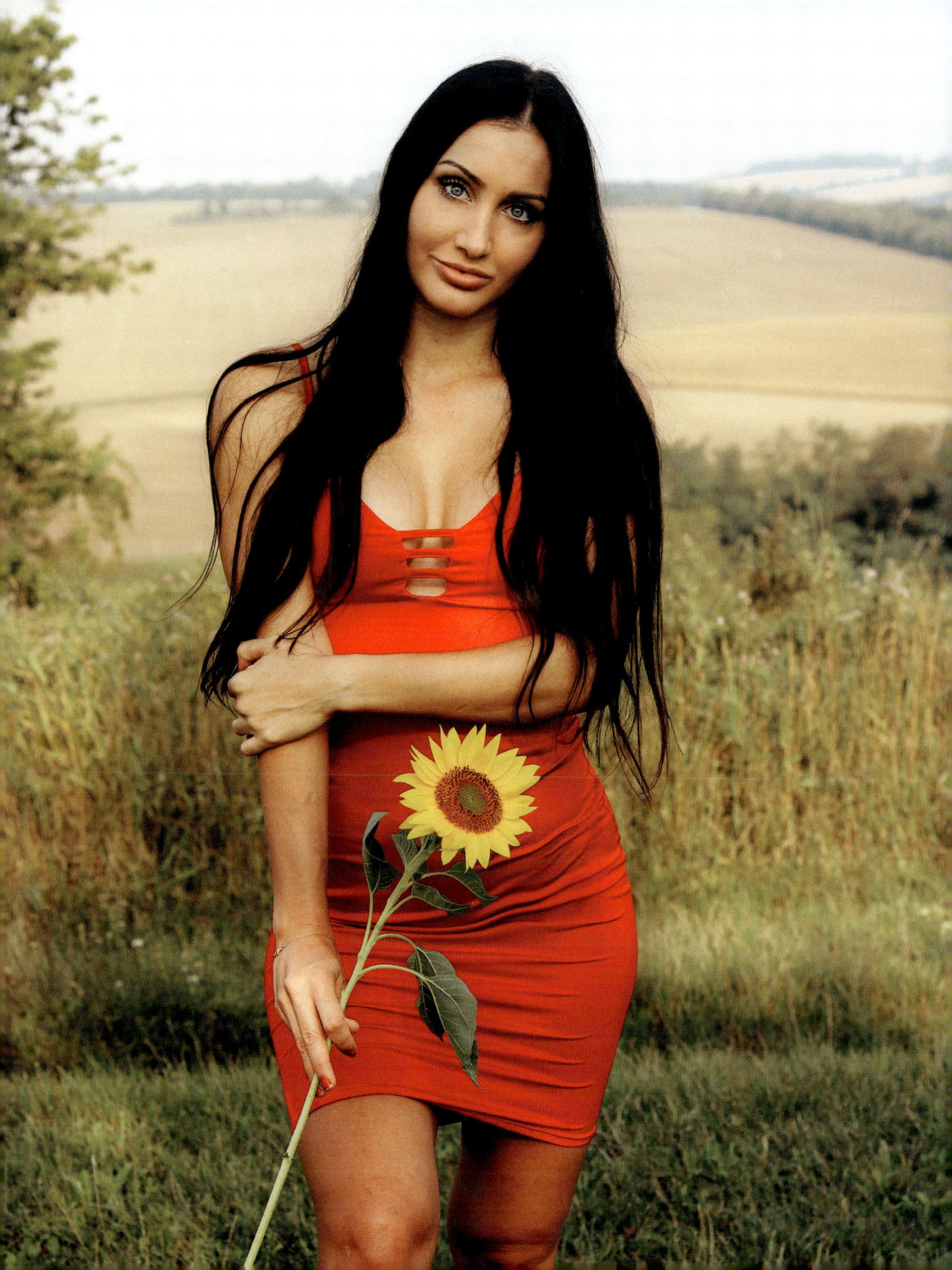

ICH WÄRE SO GERN WIE SIE

Vorbilder im Fitnessbereich

Gerade in der Fitnessszene liegt es nahe, sich miteinander zu messen. Wir finden schnell jemanden, zu dem wir aufsehen, dessen Leistungen uns imponieren und dessen Aussehen »einfach perfekt« ist. Sätze wie »Ich möchte aussehen wie sie oder er« stehen für viele an der Tagesordnung. Es ist durchaus förderlich, sich mal vom Aussehen anderer motivieren zu lassen, jedoch ist es wichtig, die Realität nicht aus den Augen zu verlieren. Denn selbst mit dem größten Fleiß auf Erden können wir unsere Körper nicht wie Wachsfiguren formen. Grund dafür sind unsere Gene, die Einfluss auf den Körperbau haben. Die Anordnung der Bauchmuskeln, die Breite von Becken und Taille oder unsere Körpergröße können wir durch keine Fitnessübung jemals beeinflussen.

Es ist frustrierend, Fleiß und harte Arbeit zu investieren und schlussendlich doch nicht an die Traumfigur heranzukommen. Sich enttäuscht im Spiegel zu betrachten und festzustellen, dass man seinem Vorbild immer noch nicht entspricht, kann stark am Selbstbewusstsein und an der Motivation kratzen.

»Jeder ist ein Unikat – warum andere kopieren?«

Zu verstehen, dass kein Körper so ist wie der andere, ist der ausschlaggebende Punkt. Selbst bei eineiigen Zwillingen finden sich immer wieder Unterschiede im Körperbau. Das Ziel sollte es demnach nie sein, so auszusehen wie jemand anderes, sondern seine persönliche Bestform zu erreichen.

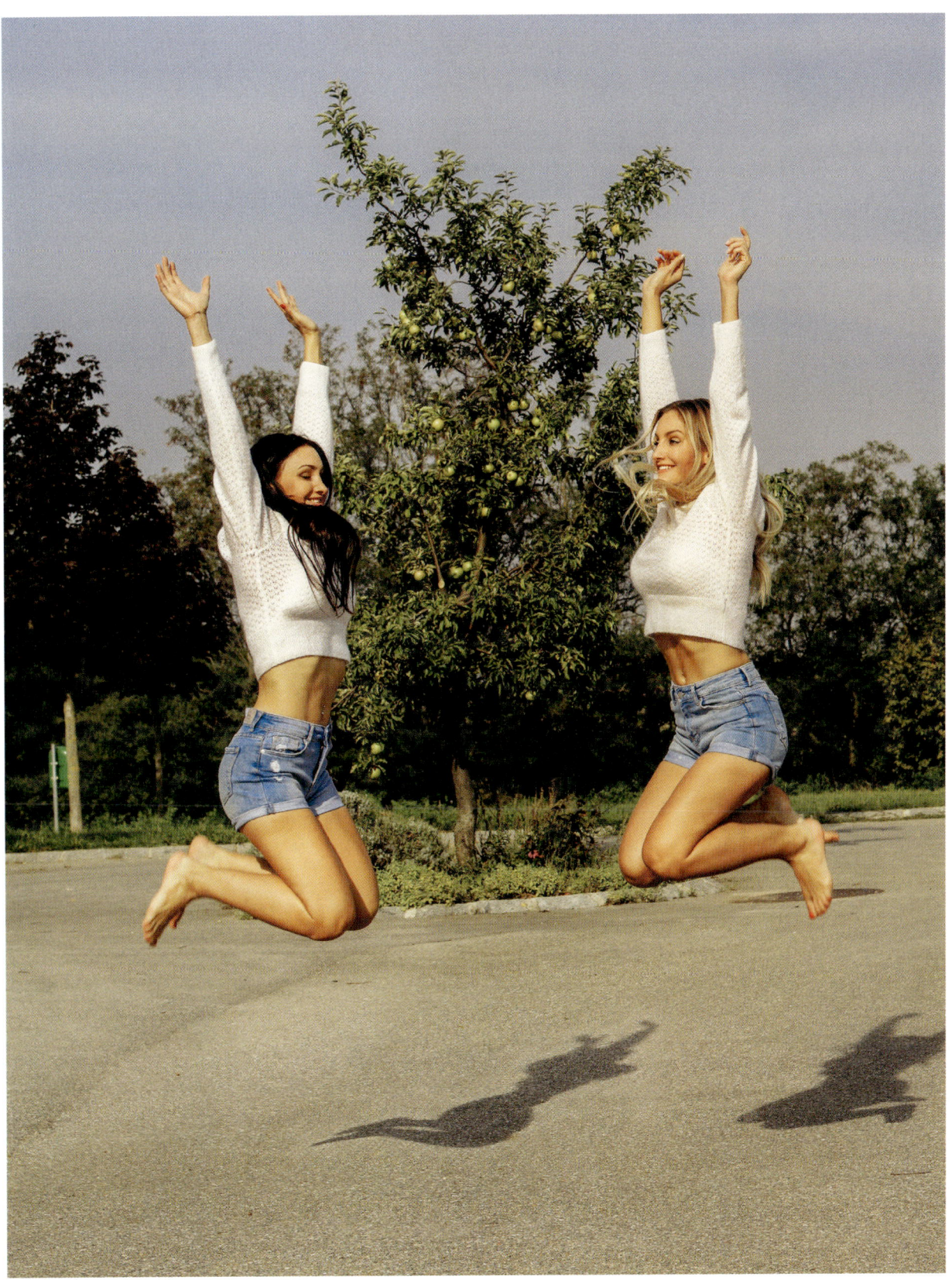

DINGE NICHT PERSÖNLICH NEHMEN

»Du siehst aus wie Miss Piggy, rosa solltest du mit deiner Figur nicht tragen...«

Kritische Äußerungen unserer Mitmenschen sind Rückmeldungen zu unserem Auftreten, die immer unterschiedlich auf uns wirken. Der Begriff »Kritik« ist in unserem Sprachgebrauch eher negativ besetzt, bedeutet grundsätzlich jedoch nichts Schlechtes. Destruktive Kritik hat meist Kränkungen und Frustration zur Folge, da wir nicht recht mit ihr umzugehen wissen. Konstruktive Kritik hingegen bringt uns Ansporn und Motivation, sie hilft uns persönlich weiterzuentwickeln und Situationen mit anderen Augen zu sehen. Sie zielt darauf ab, sein Gegenüber auf respektvolle Art darauf hinzuweisen, bestimmte Verhaltensweisen nicht gut zu finden. Das Ziel dahinter ist eine Verbesserung zu bewirken, wobei auf eine höfliche Wortwahl geachtet und versucht wird, das Gegenüber nicht zu verletzen oder anzugreifen.

Auch wenn uns Worte anderer im ersten Moment verletzen, so sollten wir uns überlegen, ob an diesen Äußerungen etwas Wahres dran sein könnte. Es fällt uns nicht einfach der Kritik an uns zuzustimmen, selbst wenn sie uns dabei helfen kann uns zu verbessern. Das wichtigste ist die Ehrlichkeit zu uns selbst! Kommen wir zum Entschluss, dass besagte Kritik völlig aus der Luft gegriffen ist, sollten wir sie nicht an uns heranlassen. Derart Kritik bringt uns nicht weiter und darf auch nicht von unserer Energie zehren.

Das Äußern von destruktiver Kritik wird in den meisten Fällen leider dazu benutzt, um sein Gegenüber gezielt zu verletzen und ihm zu schaden. Der Angreifer zielt dabei auf eine Kränkung und das Senken des Selbstwertgefühls ab. Seine Intention besteht darin uns weh zu tun. Im Gegensatz zu konstruktiver

Kritik wird etwas an unserer Person ausgesetzt und nicht eine bestimmte Verhaltensweise kritisiert. Destruktive Kritik ist nicht darauf ausgerichtet, dem anderen Fehler aufzuzeigen, um diese in Zukunft zu vermeiden, sondern zielt lediglich darauf ab, den anderen schlecht darzustellen. Der beste Weg damit umzugehen, ist das Gesagte zu ignorieren und nicht an sich heranzulassen. Da diese Art von Kritik keinen Mehrwert mit sich bringt, ist es Energieverschwendung, sich damit ernsthaft zu befassen.

Beleidigungen anderer sagen meist wenig über uns selbst aus, sondern geben vielmehr einen Einblick in das Gefühlsleben des Angreifers. Wie andere uns sehen, hat nur etwas mit ihnen selbst zu tun und nicht mit uns persönlich. Wenn wir unglücklich und nicht im Reinen mit uns sind, lassen wir diesen Frust an unseren Mitmenschen aus und versuchen sie ebenfalls herunterzuziehen. Menschen, die andere als minderwertig behandeln, fühlen sich selbst oft ähnlich. Durch das Runtermachen anderer versuchen sie ihre Minderwertigkeitskomplexe zu überspielen. Sie möchten stark und überlegen wirken, sind es in Wahrheit aber ganz und gar nicht. Auch Neid gegenüber anderen Menschen kann dazu führen, diese zu tyrannisieren und schlecht zu machen. Der Frust des einen, nicht so zu sein, wie die beneidete Person, führt im schlimmsten Fall gar zu Hass und Missgunst.

ÜBUNG
Ruhig bleiben!

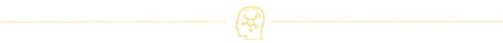

Nach dem Erhalt von destruktiver Kritik auszurasten, sich zu wehren und zu rechtfertigen verschlimmert die Situation meist nur. Genau darauf zielt der Kritiker nämlich ab. Tiefes Durchatmen und ein paar Sekunden innezuhalten, kann das aufgebrachte Gemüt beruhigen. Wir sollten stets darauf bedacht sein, Stärke zu zeigen und uns nicht auf das Niveau des Angreifers herab zu begeben.

Eine Geschichte des brasilianischen Autors Paulo Coelho soll uns das verdeutlichen:

Vor langer Zeit lebte ein alter Samurai-Meister. Eines Tages bekam er Besuch von einem jungen Kämpfer, welcher ihn herausfordern und besiegen wollte. Als sich die beiden Männer gegenüberstanden, begann der Junge den Alten zu beschimpfen. Er spuckte und beleidigte ihn und seine Vorfahren. Doch der alte Mann blieb ruhig und lies sich davon nicht provozieren. Als der junge Kämpfer merkte, dass er gegen die Gelassenheit des Alten nicht anzukommen schien, ging er wieder. Erstaunt und verwundert fragten die Schüler des Meisters, warum er sich denn nicht gewehrt hätte und empfanden gar Scham für ihn:

»Wie konntest Du diese Würdelosigkeit ertragen? Warum hast Du nicht Dein Schwert benutzt, selbst auf die Gefahr hin, den Kampf zu verlieren, anstatt vor uns allen hier Deine Feigheit zu zeigen?«

»Wenn jemand mit einem Geschenk zu Dir kommt und Du nimmst es nicht an, wem gehört dann das Geschenk?«, entgegnete der Samurai.

Ein Schüler antwortete: »Natürlich dem, der versucht, das Geschenk zu übergeben.«

Der Meister fuhr fort: »Das gleiche gilt für Neid, Hass und Beleidigungen. Wenn wir sie nicht annehmen, bleiben sie im Besitz desjenigen, der sie in sich trägt.«

In vielen Fällen besteht die Möglichkeit, die Worte anderer unbewusst zu verdrehen. Was als Angriff aufgefasst wird, war womöglich gar nicht als solcher gedacht. Wir hören dann nur das, was wir hören wollen oder was unseren Erwartungen entspricht.

ÜBUNG

Nachfragen, wie etwas gemeint ist

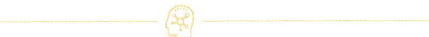

Eine Situation in Ruhe zu klären und dem Anderen Gelegenheit zur präziseren Erklärung zu geben, ist wichtig. So können wir Missverständnisse aus dem Weg räumen und das Miteinander stärken. Über unsere Gefühle zu sprechen wirkt zudem erleichternd und erlösend. Sollten wir uns noch nicht bereit fühlen, ein Gespräch mit unserem Kritiker zu führen, so ist es hilfreich, zuerst einmal jemand anderem von der Situation zu erzählen.

Wie erwähnt, sind Kritikfähigkeit sowie das Eingestehen von Fehlern Zeichen für ein gesundes Selbstwertgefühl. Ist dies nicht gegeben, fühlen wir uns von kritischen Äußerungen schnell persönlich gekränkt und in unserem Selbstwertgefühl verletzt. Verhalten und Persönlichkeit sind immer getrennt zu betrachten! Kritisiert jemand unsere Verhaltensweise, dürfen wir dies nicht gleich als Abschätzung unserer Person werten. Wie Kritik auf uns wirkt, hängt stark davon ab, von wem sie kommt und wie sie geäußert wird. Kritisieren uns Menschen, die wir schätzen und von deren Meinung wir viel halten, trifft uns dies härter als die Kritik eines Fremden.

AUS DER KOMFORTZONE AUSBRECHEN

»Life begins at the end of your comfort zone – das Leben beginnt außerhalb deiner Komfortzone!« Dieser Spruch findet sich in zahlreichen Lebensratgebern und Fitnessmagazinen. Die »Komfortzone« wird oft auch als »Wohlfühlzone« bezeichnet. Sie stellt jenen Bereich dar, in dem wir uns sicher, zufrieden und geborgen fühlen. Duschen, Kochen, Radfahren oder Einkaufen sind beispielsweise Tätigkeiten, die wir innerhalb davon ausüben. Sie endet dort, wo das sichere Gefühl in Überwindung und Angst umschlägt. Tätigkeiten wie Bungee-Jumping oder Paragliding, aber auch scheinbar gewöhnliche Handlungen, wie das Ansprechen einer attraktiven Person, das Erlernen einer neuen Sprache oder Karaoke singen können außerhalb unserer Komfortzone liegen. Alles, was uns ein mulmiges Gefühl bereitet, fällt hier hinein.

Die Grenzen der Komfortzone bestimmt jeder für sich selbst und sind je nach Persönlichkeit unterschiedlich ausgestaltet. Sie endet dort, wo wir uns überwinden müssen, neue Erfahrungen machen, Situationen erleben und Gewohnheiten verändern. Außerhalb der Komfortzone herrscht das Unbekannte! Stress und Angst vor Risiko und Veränderung warten beim Verlassen auf uns. Dies ist auch der Grund, warum es die meisten Menschen meiden auszubrechen. Bequemlichkeit und der Wunsch nach Sicherheit überwiegen. Das Verbleiben in der Komfortzone verhindert das Einschlagen neuer Wege sowie die Annahme von Herausforderungen, was unsere Lebensqualität deutlich einschränkt. Wer nur das tut, was er schon immer getan hat, nimmt sich selbst die Möglichkeit zur Weiterentwicklung. Um persönlich zu wachsen, müssen wir aus unserer Komfortzone ausbrechen! Außerhalb stoßen wir schließlich auf die »Wachstumszone«. Auch wenn es mit großem Aufwand und einer Menge Überwindung verbunden ist, sollten wir versuchen unsere Komfortzone regelmäßig zu verlassen, um sie stetig erweitern zu können. Situationen, welche wir früher aus Angst vor Neuem gemieden haben, scheinen nach mehrmaligem Erleben nicht mehr so unangenehm und werden irgendwann womöglich zum Alltag.

>>As long as you're uncomfortable, it means you're growing.<<
– Ashton Kutcher

Entscheiden wir uns regelmäßig gegen das Verlassen unserer Komfortzone, so wird sich dieser Schritt auch in Zukunft stets als schwierig gestalten. Wenn wir uns ständig auf der gleichen Stelle bewegen, schlägt unsere Zufriedenheit in Unzufriedenheit um, denn ein Leben ohne Herausforderungen ist auf Dauer unbefriedigend. Wenn wir uns Situationen in Erinnerung rufen, die wir bereits gemeistert haben, obwohl wir voller Angst und Zweifel waren, so haben diese eines gemeinsam – wir haben unsere Komfortzone verlassen und dadurch unser Selbstbewusstsein gestärkt. Außerhalb der Komfortzone lernen wir, wachsen über uns hinaus und entfachen Fähigkeiten, von denen wir nie geahnt hätten, sie zu besitzen.

Innerhalb der Komfortzone ist ein Weiterkommen jedoch kaum möglich. Alltag, Gewohnheit und Routine fördern uns nicht und wir schöpfen unsere Fähigkeiten nicht aus. Viel öfter sollten wir uns Situationen aussetzen, die wir schon immer erleben wollten. Die Belohnung besteht aus Wachstum, Stolz, Befriedigung, Selbstbewusstsein und dem Wissen, neue Herausforderungen ohne Angst annehmen zu können. Je öfter wir dies schaffen, desto einfacher wird es!

STRONG BODY I

ANATOMIE & WORKOUT ÜBUNGEN

Benutzt du Instagram?

Mit unseren Übungen wirst du bestimmt tolle Ergebnisse erzielen und danach umwerfend aussehen!

Benutze doch die Hashtags #baesslertwins und #doublepower, wenn du deine Resultate online postest – wir würden uns freuen, auf deinem Account vorbeischauen zu können!

ANATOMISCHE GRUNDLAGEN & WORKOUTS

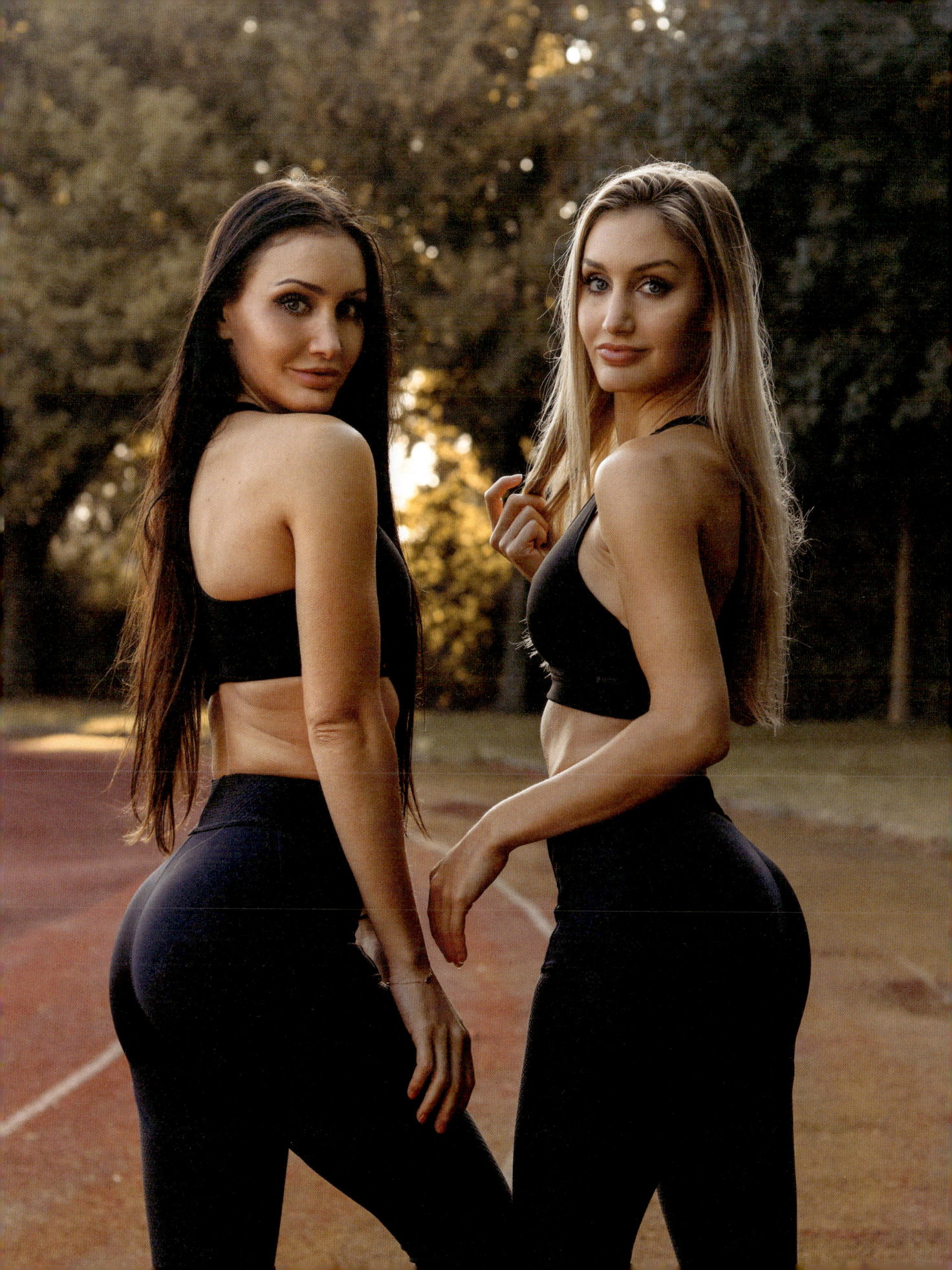

DIE
MUSKULATUR

———————— ❮❙❘❙❯ ————————

Welche Bilder schießen uns durch den Kopf, wenn wir den Begriff »Muskeln« hören? Viele denken vermutlich an Männer mit breitem Rücken, großem Bizeps und Sixpack. Muskeln dienen jedoch nicht nur dem Zweck, optisch fit zu wirken, ihnen kommt eine viel wichtigere Aufgabe zu – sie sind notwendig für unser Überleben! Ohne sie würde unser Herz nicht schlagen, wären wir nicht in der Lage aufrecht zu sitzen, zu gehen oder Gegenstände zu bewegen. Für einen Schritt etwa werden mehr als 40 unterschiedliche Muskeln benötigt, um ein Wort zu schreiben über 50 und für einen Kuss ungefähr 30. Oft hören wir gar Sätze wie »Der hat aber viele Muskeln«, was allerdings nicht ganz korrekt ist. Anatomisch betrachtet hat jeder Mensch die gleiche Anzahl an Muskeln, nämlich 656 – lediglich Ausprägung, Form und Größe können unterschiedlich sein und durch gezieltes Krafttraining verändert werden.

Die Grundbausteine der Muskeln nennt man Muskelfasern. Genauer betrachtet besteht ein Muskel aus mehreren Muskelfasern, die sich zu Muskelfaserbündeln zusammenschließen. Diese Muskelfaserbündel werden von Bindegewebe, der Faszie, umhüllt.

Man unterscheidet folgende zwei Muskelarten: glatte Muskulatur und quergestreifte Muskulatur, wobei der Herzmuskel eine Sonderstellung einnimmt. Der Unterschied zwischen glatten und quergestreiften Muskeln ist einerseits die Optik. Unter dem Mikroskop weisen letztere Streifen auf, die glatten jedoch nicht – daher auch die Namensgebung. Ein weiterer Unterschied besteht darin, dass wir die quergestreiften Muskeln willkürlich bewegen können. Bei den glatten Muskeln ist dies nicht möglich, sie arbeiten von alleine. Zu ihnen zählen beispielsweise der Darm und die Atemwege. Die quergestreiften Muskeln werden auch Skelettmuskeln genannt, da sie das gesamte System der Skelettmuskulatur bilden. Um nur einige Beispiele zu nennen: Bauchmuskeln, Brustmuskeln sowie Bein- und Rückenmuskulatur.

Egal, ob wir eine Trinkflasche heben oder zehn Stockwerke zu Fuß erklimmen – all unsere Aktivitäten basieren auf einem Zusammenspiel von Nervensystem (also Gehirn und Rückenmark) und Muskulatur. Gesteuert von unserem Nervensystem, lassen sich die quergestreiften Muskeln bewusst an- und entspannen. Der Herzmuskel zählt anatomisch gesehen ebenfalls zu den quergestreiften Muskeln, jedoch sind wir nicht in der Lage ihn bewusst zu steuern.

MUSKELFASERTYPEN

Skelettmuskeln bestehen wie erwähnt aus einzelnen Muskelfasern, die sich grundsätzlich in drei Typen unterteilen lassen. Aus welchen Muskelfasertypen sich ein Muskel zusammensetzt, ist von Muskel zu Muskel und Mensch zu Mensch verschieden. Zum einen Teil ist dies genetisch bedingt und zum anderen Teil durch Training beeinflussbar. Man unterscheidet prinzipiell zwischen schnell und langsam zuckenden Muskelfasern, die sich in puncto Sauerstoffgehalt sowie der Schnelligkeit der Kontraktion unterscheiden.

Die langsam zuckenden Typ-I-Muskelfasern, auch »Slow Twitch« oder rote Muskelfasern genannt, weisen einen hohen Sauerstoffgehalt auf. Sie sind ermüdungsresistent und darauf ausgerichtet, über einen längeren Zeitraum geringe Kraft aufrecht zu erhalten. Zum Erbringen von Dauerleistungen sind sie bestens ausgelegt – zu hohem Kraftaufwand oder für Höchstleistungen hingegen weniger, da sie nicht in der Lage sind, schnell zu kontrahieren. Typ-I-Muskelfasern kommen etwa beim Joggen oder Radfahren zum Einsatz.

Ihr Pendant, die Typ-II-Muskelfasern, werden auch als weiße Muskelfasern oder »Fast Twitch« bezeichnet. Hier differenziert man zwischen Typ-IIa-

und Typ-IIx-Fasern, wobei beide schnell zuckende Muskelfasern sind. Sie sind in der Lage in kurzer Zeit ein hohes Maß an Kraft aufzubringen. Durch ihren Einsatz sind wir fähig Höchstleistungen zu erzielen. Typ-II-Muskelfasern weisen jedoch einen relativ niedrigen Sauerstoffgehalt auf. Die schnelle Kontraktion erfordert viel Energie und lässt sie rasch ermüden.

Körperliches Training kann eine Faserveränderung bewirken. So führt Ausdauertraining zu einer Vermehrung der »Slow Twitch« Fasern, was bei Sportarten wie dem Langstreckenlauf oder Radfahren von Vorteil ist. Im Gegenzug weist das Faserprofil von Sprintern dominierend »Fast Twitch« Muskelfasern auf. Eine Vermehrung dieser Muskelfasern ist zwar nicht möglich, dennoch wachsen sie durchs Training und vergrößern sich auf diese Weise.

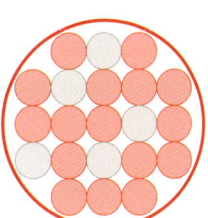 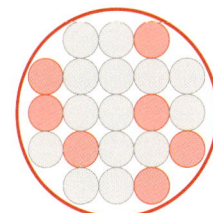

Typ-I-Muskelfasern
„Slow Twitch"   Typ-II-Muskelfasern
„Fast Twitch"

WIE ARBEITEN UNSERE MUSKELN?

—— ⟨⊞⟩ ——

Muskeln arbeiten alle auf die gleiche Weise: für jede unserer Bewegungen sind zwei oder auch mehrere Muskeln notwendig, die zusammenarbeiten. Wir unterscheiden dabei zwischen Agonist und Antagonist. Der Agonist ist der Hauptbewegungsmuskel, welcher die eigentliche Bewegung ausführt. Der Antagonist wird als Gegenspieler bezeichnet, da er die jeweils entgegengesetzte Bewegung durchführt. Dieses Zusammenspiel nennt man deshalb auch Gegenspielerprinzip. Zieht sich der Hauptbewegungsmuskel zusammen, wird der Gegenspieler gedehnt.

Dieses Prinzip lässt sich zum Beispiel bei Bizeps Curls beobachten. Die Gegenspieler sind hier der Armbeuger, der Bizeps sowie der Armstrecker, der Trizeps. Durch das Beugen des Ellenbogengelenks wird der Unterarm angehoben und der Bizeps angespannt und verkürzt. Beim Zurückführen des Unterarmes wird der Gegenspieler aktiv. Dabei wird der Trizeps verkürzt und der Bizeps gedehnt und wieder in die Ausgangsposition gebracht. Der Arm wird somit wieder gestreckt. Um Dysbalancen zu vermeiden, spielt das Gegenspielerprinzip eine wichtige Rolle – beide Muskelgruppen sollten durch Krafttraining gleich intensiv beansprucht werden.

Beim Rückentraining sollte darauf geachtet werden, auch die Brustmuskulatur und den Bauch angemessen zu trainieren. Der obere Rücken stellt den Gegenspieler zur Brust-, der untere Rücken den zur Bauchmuskulatur dar. Durch richtiges Training können Rückenschmerzen und Haltungsschäden gezielt gelindert oder gar vermieden werden. Zu starkes Brustmuskeltraining und gleichzeitige Vernachlässigung der Schultermuskulatur kann hingegen zur Entstehung eines Rundrückens führen: durch den ausgeprägten Brustmuskel werden die Schultern nach vorne gezogen und Haltungsschäden entstehen. Ungleichheiten werden vermieden, indem beide Muskeln ungefähr gleich stark ausgebildet werden. Das Gegenspielpaar bei der Beinmuskulatur sind übrigens der Beinbizeps und der Quadrizeps.

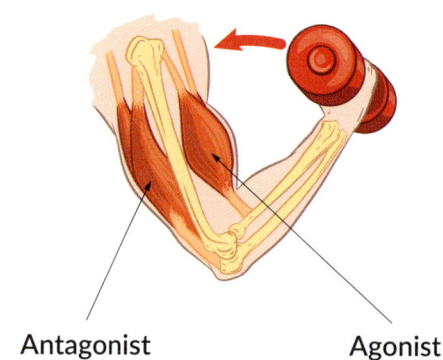

Antagonist   Agonist

MUSKELGRUPPEN

Welche Muskelgruppen gibt es und wie trainiere ich sie am besten?

Insgesamt weist unser Körper über 400 verschiedene Skelettmuskeln auf, welche sich in sechs verschiedene Muskelgruppen unterteilen lassen:

ARMMUSKULATUR (ANATOMIE)

Eine trainierte Armmuskulatur spielt für viele Männer und Frauen vor allem der Optik wegen eine große Rolle. Sie vermittelt Kraft, Fitness und Stärke. Doch nicht nur äußerlich geben trainierte Arme etwas her, sie sind entscheidend für eine Vielzahl unserer Bewegungen.

Zur Armmuskulatur zählen alle Skelettmuskeln von der Schulter abwärts. Man unterteilt sie in Oberarm-, Unterarm – sowie Handmuskulatur und sie besteht insgesamt aus über 20 verschiedenen Muskeln. Die Muskeln der Armmuskulatur zählen zur Gruppe der quergestreiften Muskeln, was bedeutet, dass wir sie bewusst steuern können. Die wichtigsten davon stellen Trizeps (triceps brachii), Bizeps (biceps brachii), Armbeuger (brachialis), Oberarmspeichenmuskel (brachioradialis), Handstrecker (extensor carpi radialis) und Fingerstrecker (extensor digitorum) dar.

Grundsätzlich unterscheidet man bei Muskeln wie erwähnt zwischen Beuger- und Streckergruppen: während Extensoren zu einer Streckung der Muskeln führen, bewirken Flexoren eine Beugung. Extenso-

ren und Flexoren fungieren somit als Gegenspieler. Die wohl bekanntesten Muskeln unserer Oberarme stellen der Bizeps, der Trizeps und der Brachialis dar. Bizeps und Brachialis zählen zu den Armbeugern und sind, wie der Name schon sagt, für die Armbeugung zuständig. Im Gegensatz dazu gehört der Trizeps zu den Armstreckern. Er liegt an der Rückseite des Oberarms und bildet den Gegenspieler.

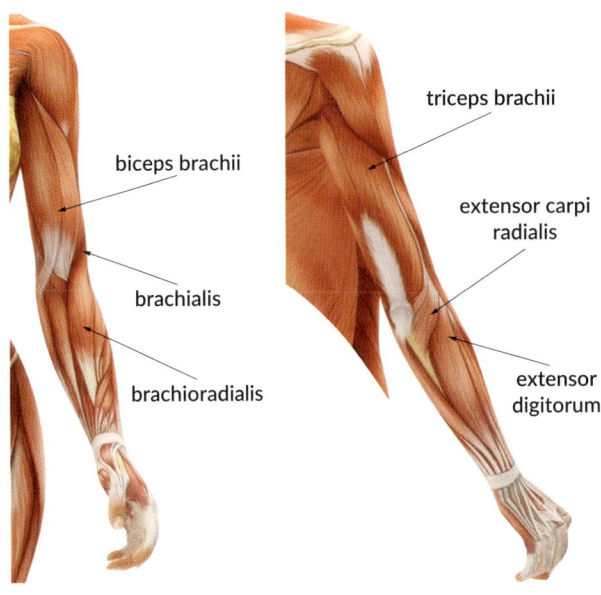

biceps brachii

brachialis

brachioradialis

triceps brachii

extensor carpi radialis

extensor digitorum

Die Mehrzahl unserer Armmuskeln befindet sich im Unterarm. Auch hier wird zwischen Beugern und Streckern differenziert. Strecker ist der Brachioradialis sowie die Muskeln an der Armoberseite. Die Beuger befinden an der Unterseite des Arms. Die

Muskulatur der Unterarme besteht zu einem Groß-teil aus Typ-I-Muskelfasern, also langsam zuckenden Muskelfasern. Sie sind ermüdungsresistent, weisen dafür aber weniger Kraft auf.

ARMMUSKULATUR (WORKOUT ÜBUNGEN)

TRIZEPS DIPS AUF TISCH

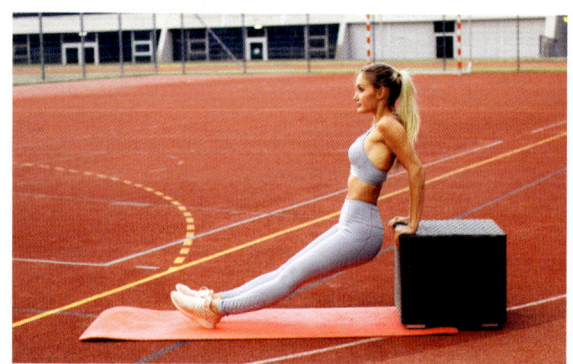 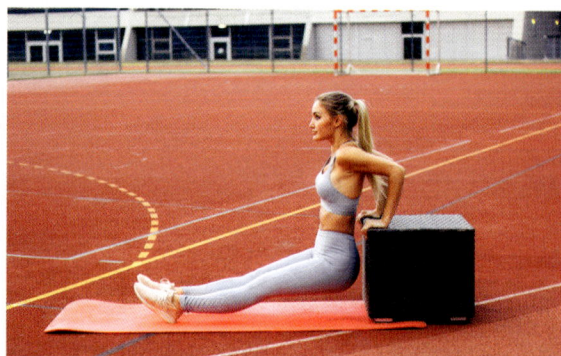

Stütze dich an der Kante einer Bank ab ◑ Fingerspitzen zeigen nach vorne und die Ellenbogen nicht ganz durchstrecken ◑ Blick nach vorne richten und Rücken gerade halten ◑ Beine nach vorne aus-strecken oder leicht anwinkeln ◑ Arme langsam beugen, bis sich die Oberarme parallel zum Boden be-finden ◑ Ober- und Unterarme bilden einen Winkel von etwa 90 Grad ◑ Langsam wieder nach oben drücken und in die Ausgangsposition zurückkehren ◑ Arme nie ganz durchstrecken ◑ Die Übung mehrmals wiederholen

TRIZEPSSTRECKEN

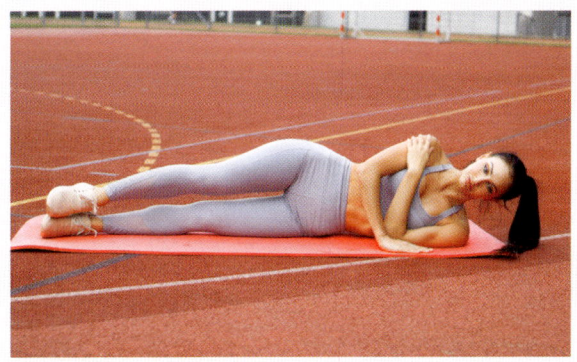 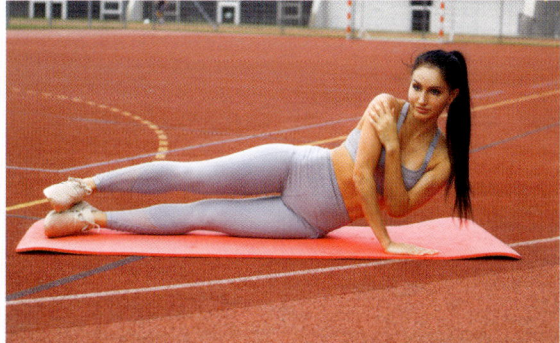

Lege dich seitlich auf den Boden ⊕ Kopf und Oberkörper bilden eine gerade Linie ⊕ Arme vor dem Oberkörper platzieren und den rechten Arm um den Oberkörper wickeln ⊕ Beine liegen leicht überkreuzt auf dem Boden ⊕ Oberkörper mit dem linken Arm in die Höhe drücken und die Stellung für ein paar Sekunden halten, dabei den Ellenbogen nicht ganz durchstrecken ⊕ Oberkörper wieder senken und in die Ausgangsposition zurückkehren ⊕ Die Übung mehrmals wiederholen

TRIZEPS DIPS AUF BODEN

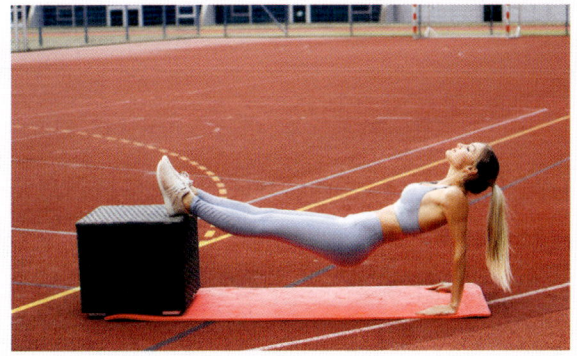 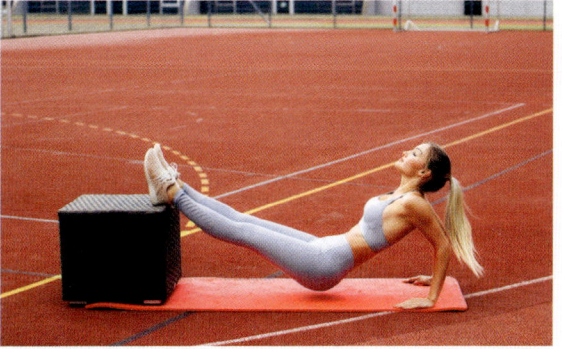

Ausgangsposition: sitzend ⊕ Füße auf eine Bank oder Erhöhung legen ⊕ Oberkörper nach hinten lehnen und mit den Händen abstützen ⊕ Blick nach vorne richten und Rücken gerade halten ⊕ Ellenbogen zeigen nach hinten, Fingerspitzen nach vorne ⊕ Arme langsam beugen und Körper senken, bis der Po nahezu den Boden berührt ⊕ Arme langsam wieder strecken und in die Ausgangsposition zurückkehren ⊕ Arme nie ganz durchstrecken ⊕ Die Übung mehrmals wiederholen

BAUCHMUSKULATUR (ANATOMIE)

Diese Muskelgruppe erstreckt sich von der Brust bis zum Becken und dient zur Stabilisierung der Rücken- und Rumpfmuskulatur. Die Bauchmuskeln entlasten die Wirbelsäule und sind maßgeblich für eine gesunde Körperhaltung. Zudem unterstützen sie uns bei der Atmung und ermöglichen es, unseren Rumpf und unser Becken überhaupt erst zu bewegen. Bauchmuskeln werden in den geraden Bauchmuskel (rectus abdominis), den äußeren schrägen Bauchmuskel (obliquus externus abdominis), den inneren schrägen Bauchmuskel (obliquus internus abdominis) sowie den queren Bauchmuskel (transversus abdominis) unterteilt.

Der Grund, warum viele Menschen keine sichtbaren Bauchmuskeln haben, liegt nicht etwa daran, dass sie keine hätten, sondern schlicht am zu hohen Körperfettanteil. Bauchmuskeln werden bei Frauen erst ab einem Körperfettanteil von etwa 17 % und bei Männern von 12 % sichtbar. Diese Werte sind jedoch lediglich Durchschnittswerte und lassen sich nicht auf jeden Körper übertragen. Ab welchem Prozentsatz sich Muskeln abzeichnen hängt auch sehr stark mit der Verteilung des Körperfettes zusammen. Also ganz gleich, wie hart und oft man seine Bauchmuskeln trainiert – ist der Körperfettanteil zu hoch, bleiben sie unter der Fettschicht verborgen.

In der Bauchregion unterscheidet man zwischen subkutanem und viszeralem Fettgewebe. Das subkutane Fett ist auch als Unterhautfettgewebe bekannt und befindet sich direkt unter der Haut. Es bedeckt die meisten Regionen unseres Körpers und ist verantwortlich dafür, ob unsere Muskeln sichtbar sind oder nicht. Das viszerale Fettgewebe, auch intraabdominales Fett genannt, findet sich nur in unserer Bauchhöhle und stellte in der Evolution der Menschheit einen wichtigen Fettspeicher dar. Einerseits umgibt es unsere Organe und schützt sie vor Einwirkungen von außen. Andererseits kann zu viel Viszeralfett zu gesundheitlichen Problemen führen. Durch das angelagerte Fett kann es entweder zur Vergrößerung des Herzens kommen, einer Einengung der Organe, Bluthochdruck, Thrombosen, Diabetes oder einer Arteriosklerose, wodurch Herz-Kreislauferkrankungen entstehen. Versucht man durch Sport und gesunde Ernährung Fettgewebe abzubauen, um seine Bauchmuskeln sichtbar werden zu lassen, dauert dies bei Menschen mit einem hohen Anteil an Viszeralfett länger. Um die Organe zu entlasten, verbrennt der Körper nämlich zuerst das Fett an dieser Stelle und greift erst danach das subkutane Fett an.

Ein Grund dafür, dass Bauchmuskeln trotz geringem Körperfettanteil nicht deutlich sichtbar sind, können Wassereinlagerungen darstellen, mit denen vor allem Frauen zeitweise zu kämpfen haben.

FOURPACK, SIXPACK ODER EIGHTPACK?

Ein gut sichtbarer Sixpack stellt für viele Sportler das optische Ziel dar. Dass das Erreichen dieses Ziels nicht nur von regelmäßigem Training und entsprechender Ernährung abhängt, ist den wenigsten klar. Denn eine Sache darf nicht vergessen werden:

die Genetik. Beim Betrachten von trainierten Bäuchen fällt schnell auf, dass einer dem anderen nicht zu 100 % gleicht. Bei manchen Menschen kann man trotz geringem Körperfettanteil nur vier Wölbungen erkennen, bei anderen hingegen sechs, acht oder gar zehn. In seltenen Fällen kommt es auch vor, dass gar keine Wölbung sichtbar ist. Dies liegt nicht etwa daran, dass einige Menschen härter trainieren oder gar mehr Bauchmuskeln haben als andere. Die Unterteilungen, die unsere »Packs« bilden, sind Abschnitte von ein und demselben Muskel – dem geraden Bauchmuskel. Jeder körperlich gesunde Mensch verfügt über diesen Muskel, weshalb die Anzahl an Bauchmuskeln auch bei jedem Menschen gleich ist. Vier, sechs oder acht Unterteilungen stellen keine einzelnen Muskelpartien dar, sondern sind lediglich Teile des geraden Bauchmuskels. Die angesprochenen Unterteilungen entstehen durch Zwischensehnen, die den geraden Bauchmuskel horizontal durchziehen. Und je nachdem wie viele Sehnen wir besitzen, entstehen mehr oder weniger Wölbungen. Anatomisch gesehen verfügt jeder Mensch über null bis vier Sehnen und somit über ein Four-, Six-, Eight- oder Tenpack.

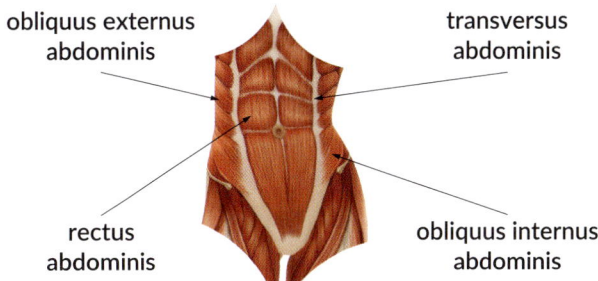

obliquus externus abdominis

transversus abdominis

rectus abdominis

obliquus internus abdominis

BAUCHMUSKULATUR (WORKOUT ÜBUNGEN)

SIT UPS

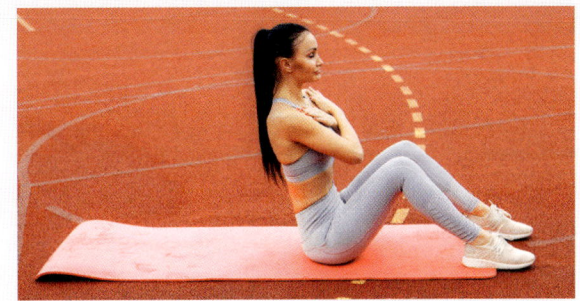 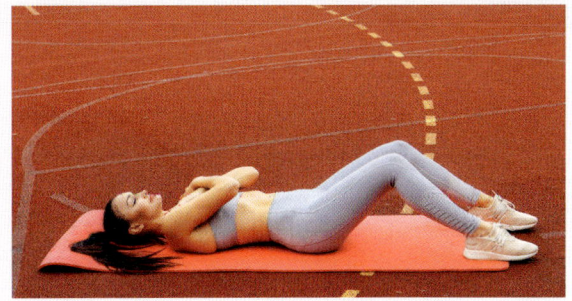

Lege dich mit dem Rücken flach auf den Boden ⬌ Beine leicht anwinkeln, Fußsohlen liegen flach am Boden auf ⬌ Arme vor der Brust verschränken ⬌ Blick nach oben richten und Nacken gerade halten ⬌ Gesamten Rumpf aufrichten und Bauch fest anspannen, dabei ausatmen ⬌ Einatmen und kontrolliert wieder in die Ausgangsposition zurückkehren ⬌ Kopf nicht ablegen und die Übung mehrmals wiederholen

PLANKS

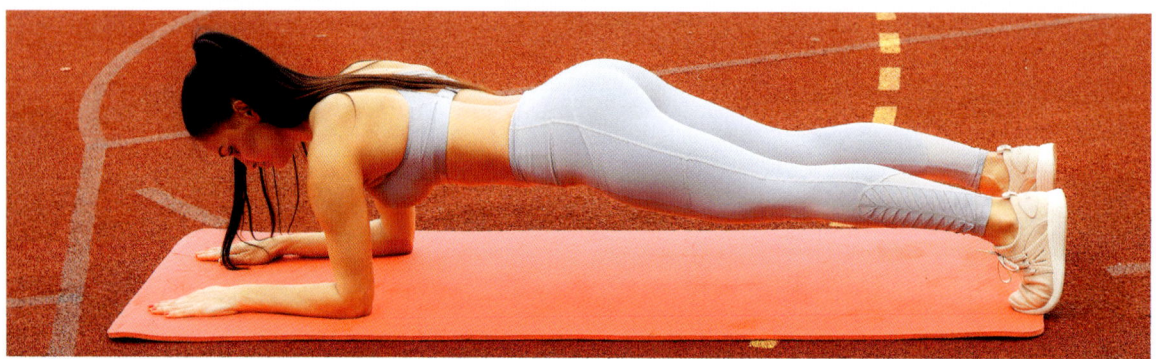

Stütze dich mit den Unterarmen ab, sodass sich die Ellenbogen unter der Schulter befinden ◄I► Beine nach hinten austrecken und hüftbreit auf den Zehenspitzen abstellen ◄I► Blick nach unten richten und Nacken gerade halten ◄I► Der Körper bildet eine gerade Linie ◄I► Rücken gerade halten und kein Hohlkreuz bilden ◄I► Bauch fest anspannen und für 30 Sekunden in dieser Position verweilen ◄I► Die Übung mehrmals wiederholen

HIP RAISES

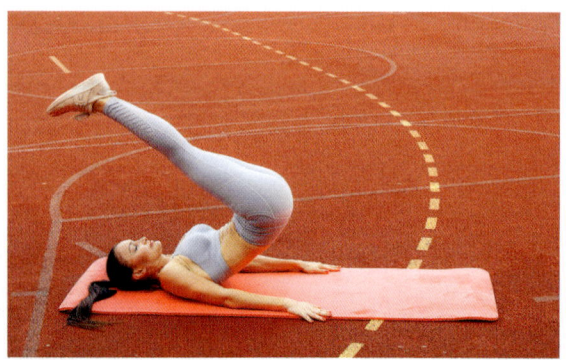 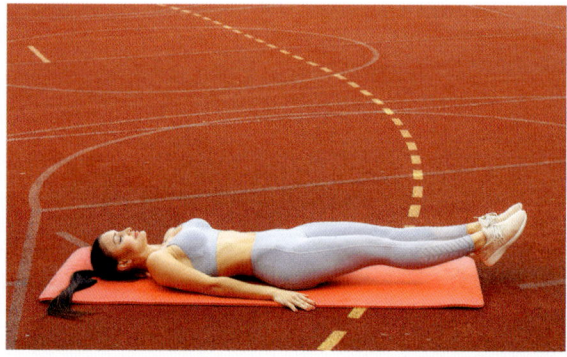

Lege dich mit dem Rücken flach auf den Boden ◄I► Arme ausgestreckt neben dem Körper positionieren oder Hände unter den Po legen ◄I► Blick nach oben richten ◄I► Beine senkrecht in die Höhe strecken und Becken anheben, dabei ausatmen ◄I► Bauch fest anspannen und in dieser Position kurz verweilen ◄I► In die Ausgangslage zurückkehren und dabei die Spannung bewahren ◄I► Füße berühren dabei nicht den Boden ◄I► Die Übung mehrmals wiederholen

LEG RAISES

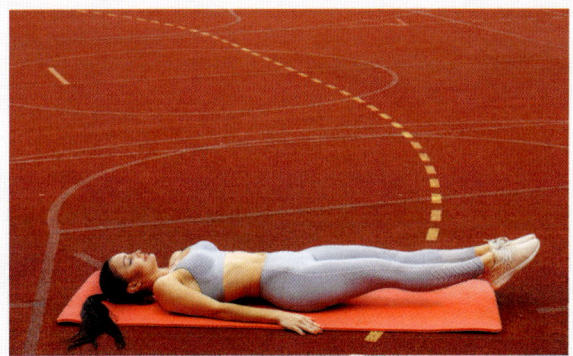 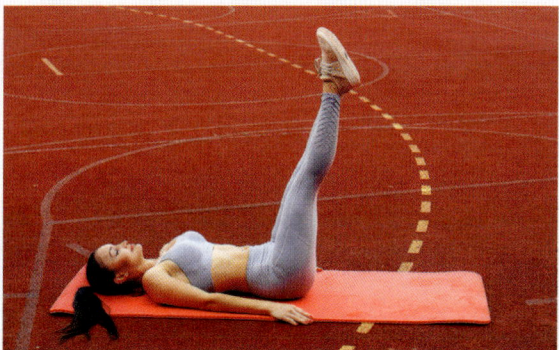

Lege dich mit dem Rücken flach auf den Boden ◁▷ Arme ausgestreckt neben dem Körper positionieren oder Hände unter den Po legen ◁▷ Blick nach oben richten ◁▷ Beine langsam anheben, bis ein 90 Grad Winkel entsteht, dabei ausatmen ◁▷ Bauch fest anspannen und in dieser Position kurz verweilen ◁▷ Beine langsam wieder senken und dabei einatmen ◁▷ In die Ausgangslage zurückkehren und dabei die Spannung bewahren ◁▷ Füße berühren dabei nicht den Boden ◁▷ Die Übung mehrmals wiederholen

CRUNCHES

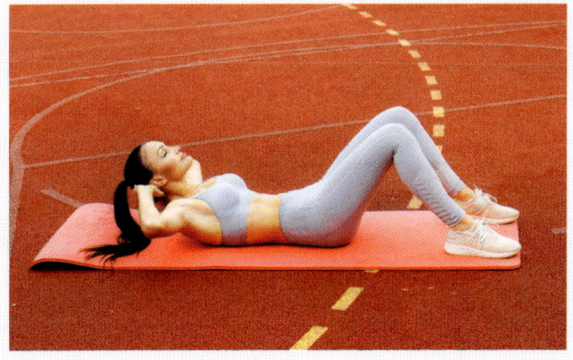 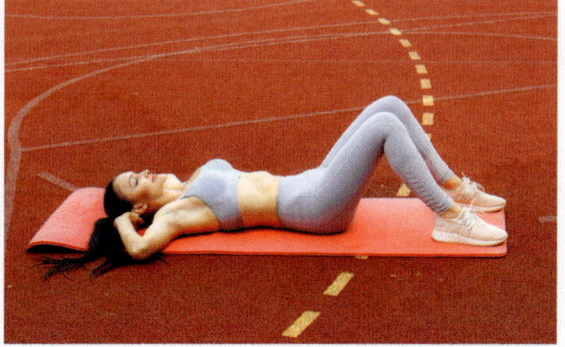

Lege dich mit dem Rücken flach auf den Boden ◁▷ Beine leicht anwinkeln, Fußsohlen liegen flach am Boden auf ◁▷ Mit den Fingerspitzen an den Kopf fassen, jedoch keinen Druck auf den Nacken ausüben ◁▷ Blick nach oben richten und Nacken gerade halten ◁▷ Oberen Rücken und Schulterpartie anheben, Bauch fest anspannen und dabei ausatmen ◁▷ Einatmen und kontrolliert wieder in die Ausgangsposition zurückkehren ◁▷ Kopf nicht ablegen und die Übung mehrmals wiederholen

CRISS CROSS

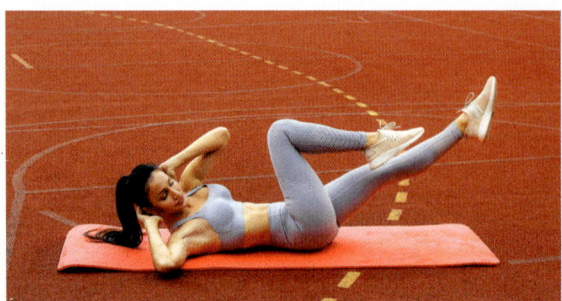 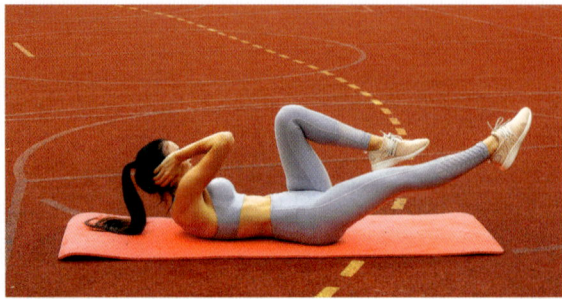

Lege dich mit dem Rücken flach auf den Boden ◁▷ Beine gerade austrecken ◁▷ Mit den Fingerspitzen an den Kopf fassen, jedoch keinen Druck auf den Nacken ausüben ◁▷ Blick nach vorne richten und Nacken gerade halten ◁▷ Gestreckte Beine leicht vom Boden abheben ◁▷ Rechtes Bein anwinkeln und zur Brustpartie führen ◁▷ Zeitgleich Rumpf leicht anheben und den linken Ellenbogen zum rechten Knie führen ◁▷ Rumpf wieder absenken und rechtes Bein ausstrecken ◁▷ Abwechselnd mit dem jeweils anderen Arm bzw. Bein mehrmals wiederholen

RUSSIAN TWIST

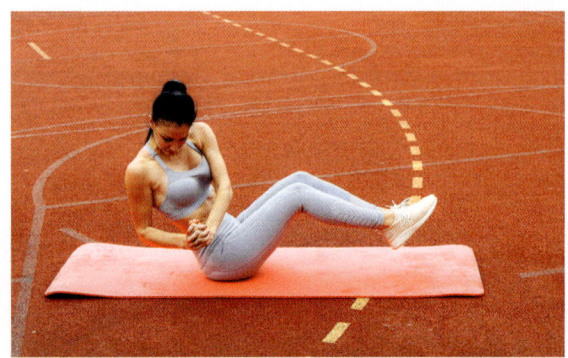 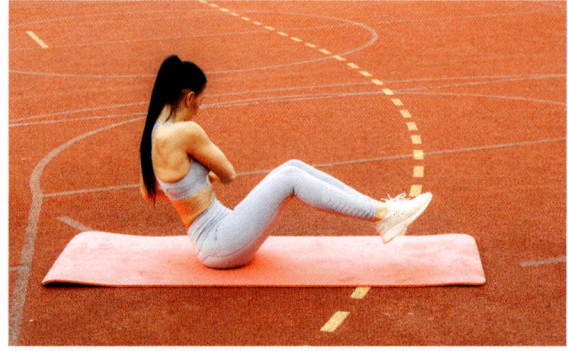

Ausgangsposition: sitzend ◁▷ Beine anwinkeln, wobei die Fersen den Boden berühren ◁▷ Rücken gerade halten und Oberkörper nach hinten beugen ◁▷ Arme anwinkeln, Finger verschränken und die Fersen vom Boden abheben, sodass ein Winkel von etwa 45 Grad zwischen Oberkörper und Oberschenkel entsteht ◁▷ Gleichgewicht halten und Bauch fest anspannen ◁▷ Abwechselnd Oberkörper nach links und nach rechts drehen, dabei die Arme mitführen ◁▷ Die Übung mehrmals wiederholen

SCISSOR KICKS

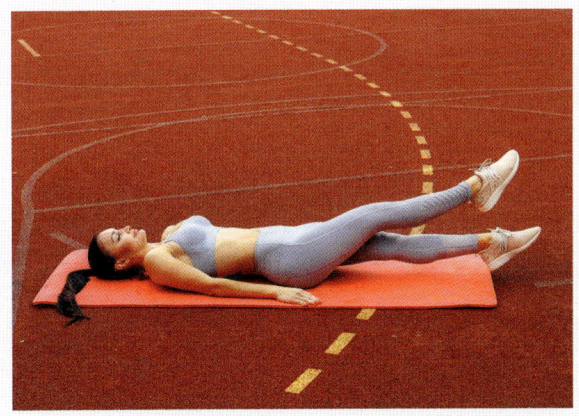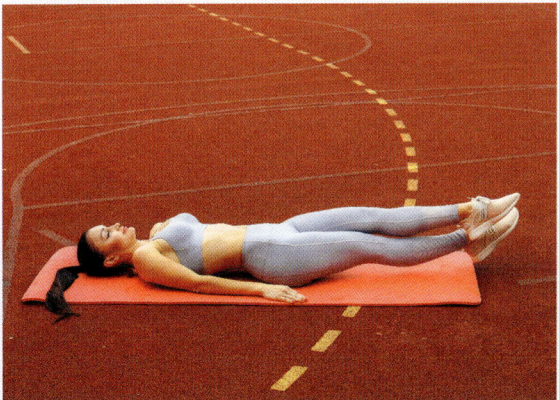

Lege dich mit dem Rücken flach auf den Boden ◁▷ Beine gerade austrecken und leicht vom Boden anheben ◁▷ Arme ausgestreckt neben dem Körper positionieren oder Hände unter den Po legen ◁▷ Blick nach oben richten ◁▷ Bauch fest anspannen und Beine abwechselnd überkreuzen ◁▷ Die Übung mehrmals wiederholen

FLUTTER KICKS

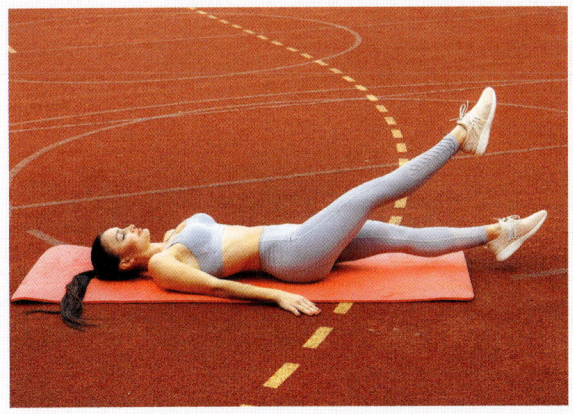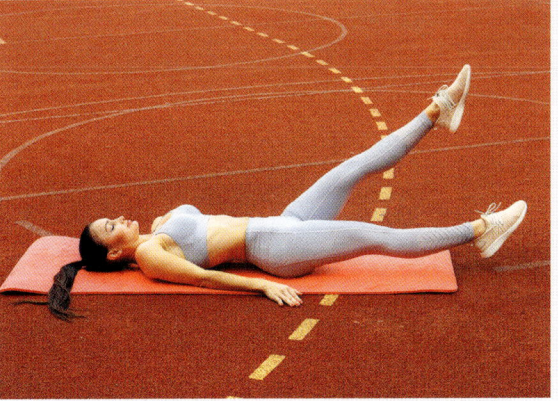

Lege dich mit dem Rücken flach auf den Boden ◁▷ Beine gerade austrecken und leicht vom Boden anheben ◁▷ Arme ausgestreckt neben dem Körper positionieren oder Hände unter den Po legen ◁▷ Blick nach oben richten ◁▷ Bauch fest anspannen und rechtes Bein nach oben heben ◁▷ Rechtes Bein wieder senken und linkes Bein hochheben ◁▷ Die Übung mehrmals wiederholen

TOE TOUCHES

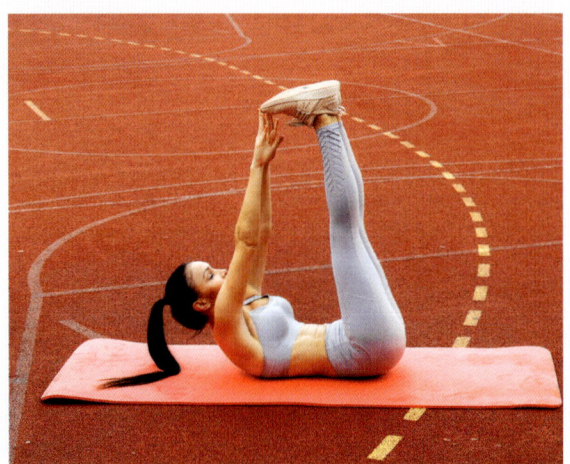 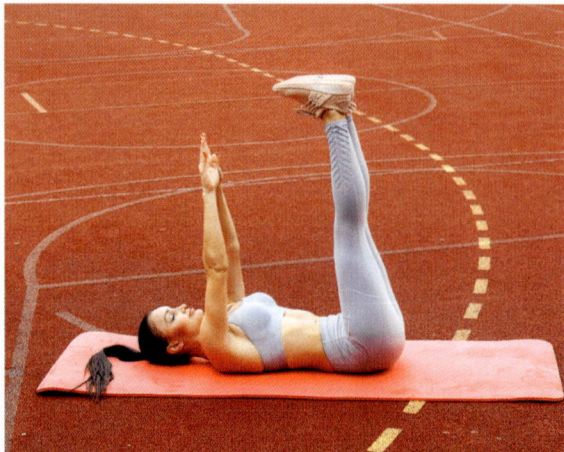

Lege dich mit dem Rücken flach auf den Boden ◁▷ Beine gerade nach oben strecken ◁▷ Arme parallel zu den Beinen nach oben strecken ◁▷ Bauch fest anspannen und mit den Händen zu den Zehenspitzen langen ◁▷ Langsam in die Ausgangsposition zurückkehren ◁▷ Die Übung mehrmals wiederholen

MOUNTAIN CLIMBERS

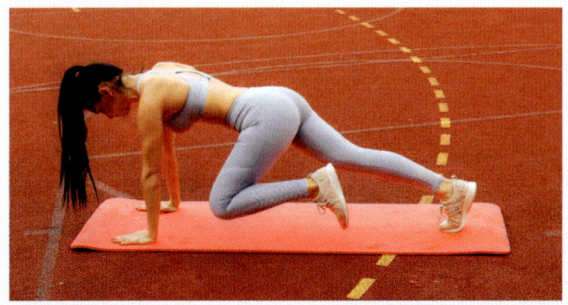 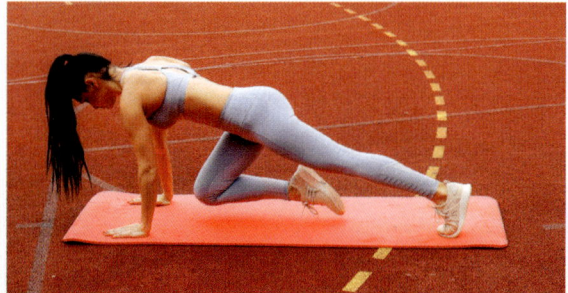

Knie dich auf den Boden und stütze die Hände etwa schulterbreit vor dem Körper ab, dabei nicht durchstrecken ◁▷ Beine nach hinten ausstrecken und auf den Zehenspitzen abstellen ◁▷ Blick nach unten richten, dabei bildet der gesamte Körper eine gerade Linie ◁▷ Rundrücken oder Hohlkreuz vermeiden ◁▷ Fingerspitzen zeigen nach vorne ◁▷ Rechtes Knie zum rechten Ellenbogen ziehen ◁▷ Bauch fest anspannen und in die Ausgangsposition zurückkehren ◁▷ Gleichzeitig das linke Knie zum linken Ellenbogen ziehen ◁▷ Die Übung mehrmals wiederholen

BEIN- UND GESÄSSMUSKULATUR (ANATOMIE)

Da auf den Beinen unser gesamtes Körpergewicht lastet, zählt diese Region zu den wichtigsten Muskelgruppen. Sie umfasst etliche kräftige Muskeln unseres Körpers und unterteilt sich in Gesäß-, Oberschenkel-, Unterschenkel- sowie Fußmuskulatur.

OBERSCHENKEL

Einen der größten und stärksten Muskeln unseres Körpers stellt der Quadrizeps (quadriceps femoris) dar. Er befindet sich an der Vorderseite unseres Oberschenkels und besteht aus vier Muskelköpfen: dem geraden, inneren, mittleren und äußeren Schenkelmuskel. Er dient der Streckung des Kniegelenks und wird deswegen auch Beinstrecker Muskel genannt. Zudem beugt er das Hüftgelenk. Ohne ihn wären wir also nicht in der Lage zu gehen oder Stiegen zu steigen.

An der Rückseite liegen die ischiocruralen Muskeln, welche sich aus dem Beinbizeps (biceps femoris), dem Halbsehnenmuskel (semitendinosus) und dem Plattsehnenmuskel (semimembranosus) zusammensetzen. Diese Muskelgruppe ist für die Kniebeugung und Hüftstreckung verantwortlich. Beim Beintraining sollte immer darauf geachtet werden, die Vorder- und Rückseite des Oberschenkels gleichmäßig zu trainieren, da es sonst zu Knieproblemen kommen kann.

Weitere wichtige Muskelgruppen des Oberschenkels sind die Adduktoren und die Abduktoren.

Der Name Adduktor stammt vom Wort »adducere«, was »heranführen« bedeutet. Diese Gruppe von fünf Muskeln befindet sich an der Innenseite des Oberschenkels und ist für das Zusammenführen der Beine verantwortlich. Gegenspieler dieser Muskeln sind der mittlere sowie der kleine Gesäßmuskel. Sie sind dafür verantwortlich, das Bein zur Seite zu spreizen. Der Name Abduktor leitet sich vom Wort »abducere« (»wegführen«) ab. Die Abduktor Gruppe unserer Beine setzt sich aus den drei Gesäßmuskeln, dem geraden Schenkelmuskel (rectus femoris), dem Schenkelbindenspanner (tensor fasciae latae), dem Schneidermuskel (sartorius) sowie dem birnenförmigen Muskel (piriformis) zusammen.

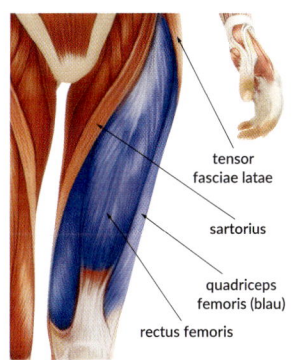 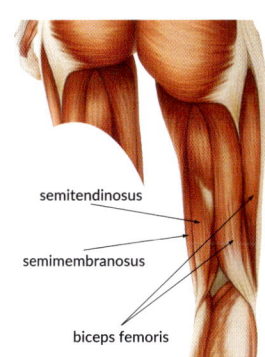

tensor fasciae latae

sartorius

quadriceps femoris (blau)

rectus femoris

semitendinosus

semimembranosus

biceps femoris

GESÄSSMUSKEL

Der Gesäßmuskel besteht aus drei Muskeln, dem großen (gluteus maximus), dem mittleren (gluteus medius) und dem kleinen Gesäßmuskel (gluteus minimus). Der große Gesäßmuskel umfasst nahezu unser ganzes Gesäß und stellt somit den größten und gleichzeitig einen der stärksten Muskeln in unserem Körper dar. Der große Gesäßmuskel liegt über dem mittleren

Gesäßmuskel. Dieser liegt wiederum über dem kleinen Gesäßmuskel. Diese Muskeln sind Teil unserer Hüftmuskulatur, zählen zu den Skelettmuskeln und sind somit willkürlich steuerbar. Obwohl jeder dieser drei Muskeln grundsätzlich eine eigene Aufgabe verfolgt, ist ihr Zusammenspiel dennoch notwendig. Arbeitet einer von ihnen nicht reibungslos, so kann dies negative Auswirkungen auf die anderen beiden Muskeln haben.

Die Gesäßmuskulatur stabilisiert unser Becken, ohne sie wären wir nicht in der Lage zu sitzen oder aufrecht zu gehen. Vor allem für Frauen spielt das Training des Gesäßmuskels aus ästhetischer Sicht eine große Rolle, denn durch gezieltes Trainieren ist es möglich, unseren Po zu straffen.

UNTERSCHENKEL

Auch die Unterschenkelmuskulatur setzt sich aus Extensoren und Flexoren zusammen. Die Extensoren, also die Strecker, bilden die vordere Unterschenkelmuskulatur, während die Flexoren, die Beuger, die Muskulatur an der Unterschenkelrückseite ausmachen. Diese Beugemuskeln lassen sich wiederum in zwei Gruppen unterteilen: die oberflächlichen und die tiefen Beuger. Die oberflächlichen Beuger bestehen aus zwei Muskeln, von denen einer, der triceps surae, umgangssprachlich als Wadenmuskel bezeichnet wird.

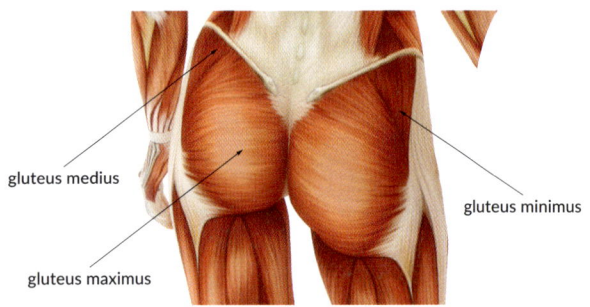

gluteus medius

gluteus minimus

gluteus maximus

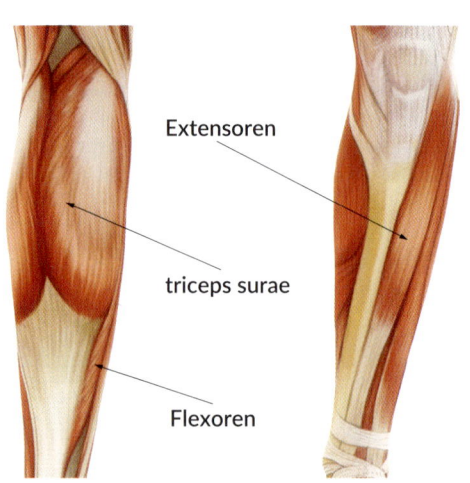

Extensoren

triceps surae

Flexoren

SQUATS/KNIEBEUGEN

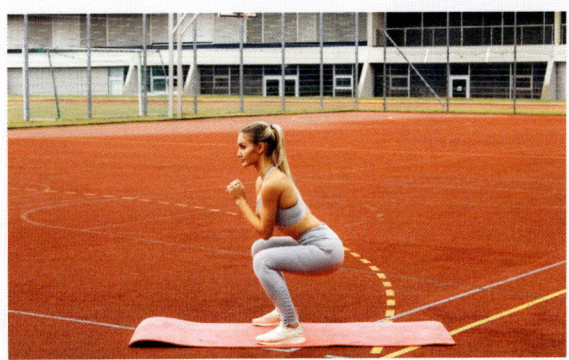 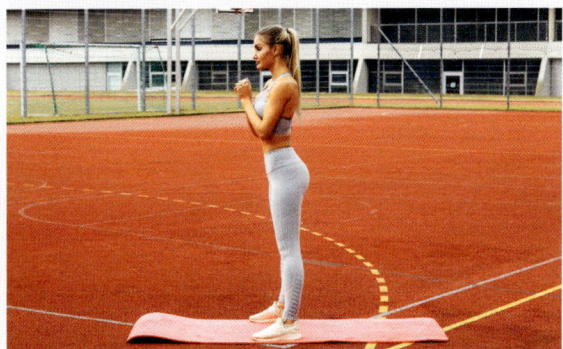

Stelle dich gerade und etwa schulterbreit auf den Boden und bilde dabei ein leichtes Hohlkreuz ◖◗ Arme waagrecht nach vorne ausstrecken oder mit den Händen eine Kugel bilden ◖◗ Einatmen und kontrolliert in die Hocke gehen, bis ein Winkel von mindestens 90 Grad entsteht ◖◗ Knie und Zehen zeigen in dieselbe Richtung ◖◗ Das Gewicht lagert auf den Fersen ◖◗ Körperspannung bewahren und ein paar Sekunden in dieser Stellung verweilen ◖◗ Ausatmen und in die Ausgangsposition zurückkehren ◖◗ Po dabei fest anspannen ◖◗ Die Übung mehrmals wiederholen

Variation: erschwert werden Kniebeugen, indem sie mit nur einem Bein durchgeführt werden, während das andere Bein nach vorne gestreckt ist. Diese Variation nennt sich »Pistol Squat«.

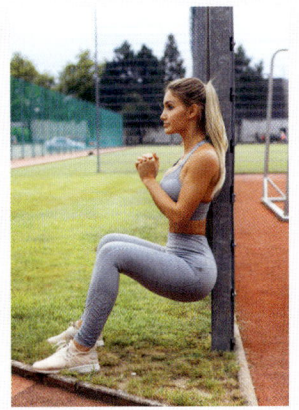

WANDSITZEN

Stelle dich schulterbreit mit dem Rücken zur Wand (etwa einen Schritt entfernt) ◖◗ In die Hocke gehen, sodass ein Winkel von 90 Grad entsteht und der Rücken an der Wand lehnt ◖◗ Blick nach vorne richten ◖◗ Die Knie dabei nicht nach innen drehen und Rücken gerade halten ◖◗ In dieser Stellung so lange verweilen wie möglich

SUMO SQUATS

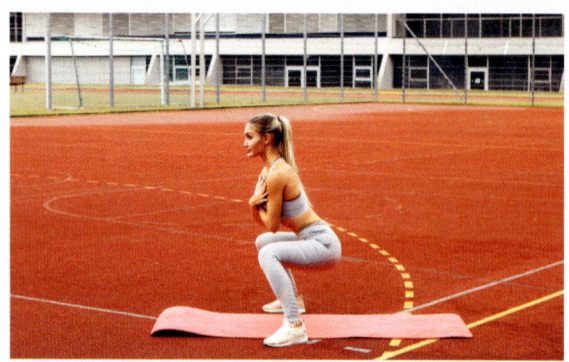 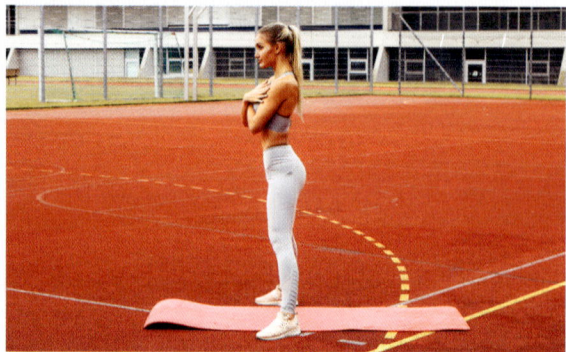

Stelle dich gerade und deutlich weiter als schulterbreit auf den Boden und bilde dabei ein leichtes Hohlkreuz ⊕ Knie und Fußspitzen leicht nach außen drehen ⊕ Arme vor der Brust verschränken ⊕ Körperspannung bewahren ⊕ Einatmen und kontrolliert in die Hocke gehen, bis ein 90 Grad Winkel entsteht ⊕ Knie und Zehen zeigen in dieselbe Richtung ⊕ Das Gewicht lagert auf den Fersen ⊕ Körperspannung bewahren und ein paar Sekunden in dieser Stellung verweilen ⊕ Ausatmen und in die Ausgangsposition zurückkehren ⊕ Po dabei fest anspannen ⊕ Die Übung mehrmals wiederholen

LUNGES/AUSFALLSCHRITTE

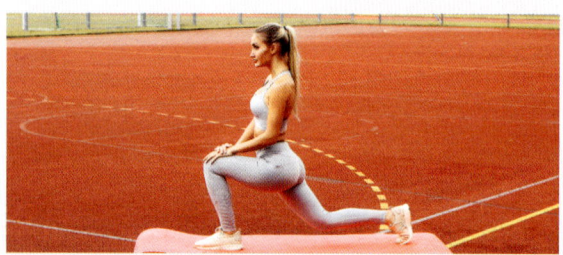 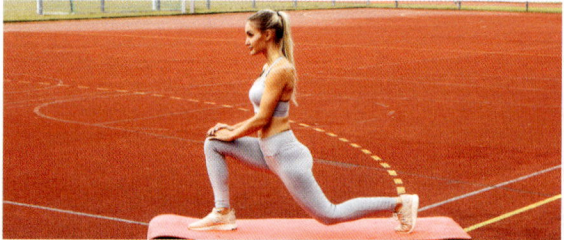

Stelle dich gerade und etwa schulterbreit auf den Boden und bilde dabei ein leichtes Hohlkreuz ⊕ Einatmen und mit dem rechten Bein einen weiten Schritt nach vorne machen ⊕ Knie und Zehen zeigen in dieselbe Richtung ⊕ Das Gewicht aufs rechte Bein verlagern und mit der Hüfte tief absenken ⊕ Mit dem Knie dabei den Boden nicht berühren ⊕ Ober- und Unterschenkel bilden einen Winkel von etwa 90 Grad ⊕ Ausatmen, mit der rechten Ferse nach hinten drücken und in die Ausgangsposition zurückkehren ⊕ Übung abwechselnd mit beiden Beinen mehrmals wiederholen

SEITLICHE AUSFALLSCHRITTE

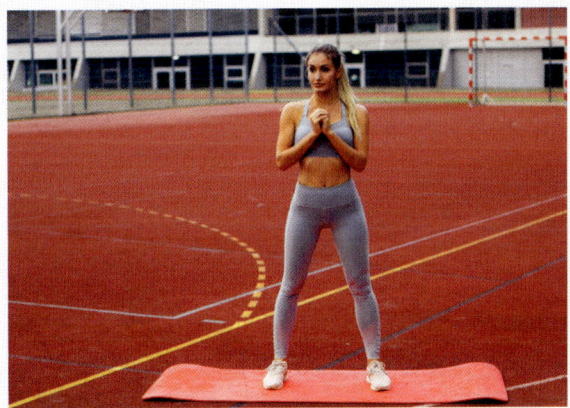 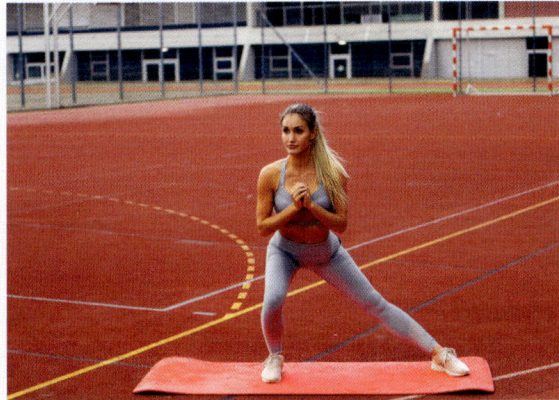

Stelle dich gerade und etwa schulterbreit auf den Boden und bilde dabei ein leichtes Hohlkreuz ◑ Mit dem rechten Bein einen weiten Schritt seitwärts machen, während die Zehenspitzen nach vorne zeigen ◑ Rechtes Bein beugen, sodass Ober- und Unterschenkel einen Winkel von etwa 90 Grad bilden ◑ Linkes Bein bleibt gestreckt ◑ Mit dem rechten Bein nach oben drücken und in die Ausgangsposition zurückkehren ◑ Die Übung abwechselnd mit beiden Beinen mehrmals wiederholen

AUSFALLSCHRITTVARIATION

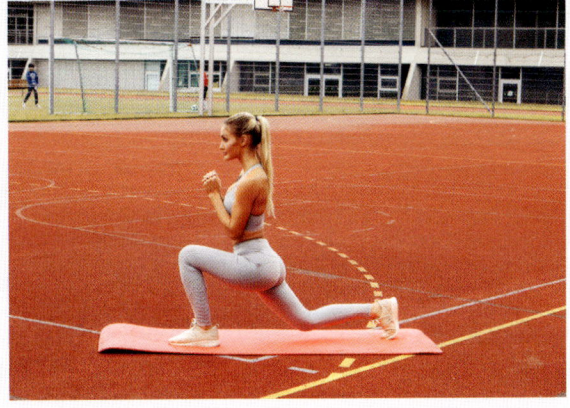 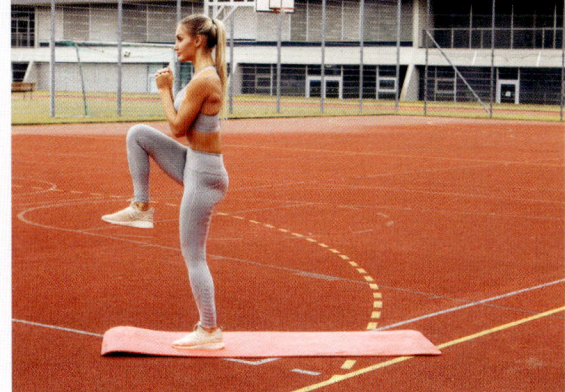

Ausgangsposition: Ausfallschritt ◑ Ziehe das Knie nach oben und spanne den Bauch fest an ◑ Hände zu Fäusten ballen und Rücken gerade halten ◑ Die Übung abwechselnd mit beiden Beinen mehrmals wiederholen

HIP THRUSTS

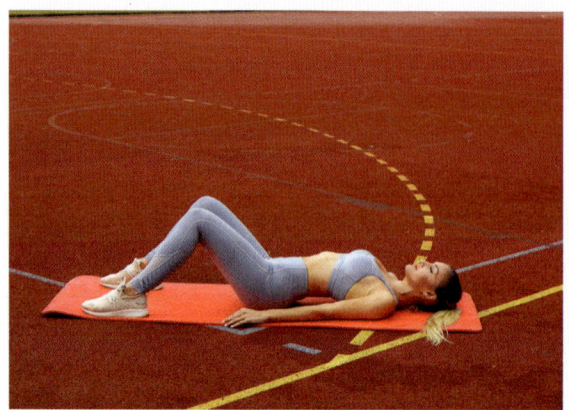 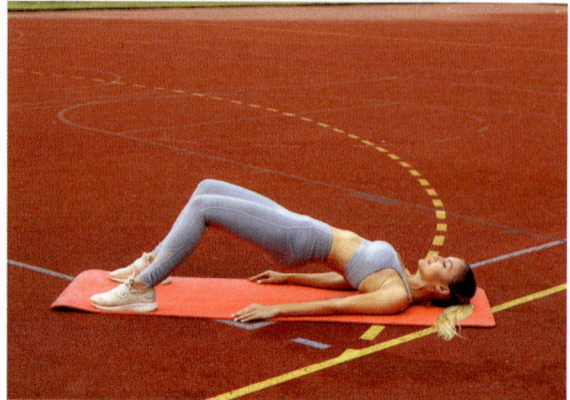

Lege dich mit dem Rücken flach auf den Boden ⊕ Beine anwinkeln, Fußsohlen liegen flach am Boden auf ⊕ Arme ausgestreckt neben dem Körper positionieren und Blick nach oben richten ⊕ Becken nach oben drücken bis Rücken, Po und Oberschenkel eine gerade Linie bilden ⊕ Po fest anspannen ⊕ Becken langsam wieder senken und in die Ausgangsposition zurückkehren ⊕ Die Übung mehrmals wiederholen

HIP THRUSTS ERHÖHT

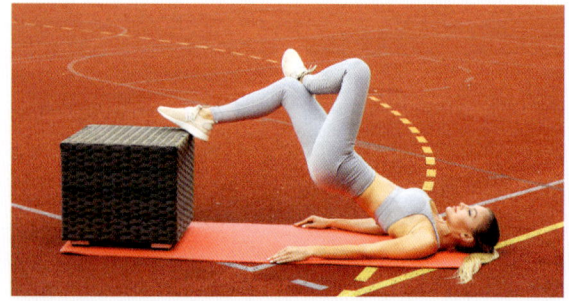 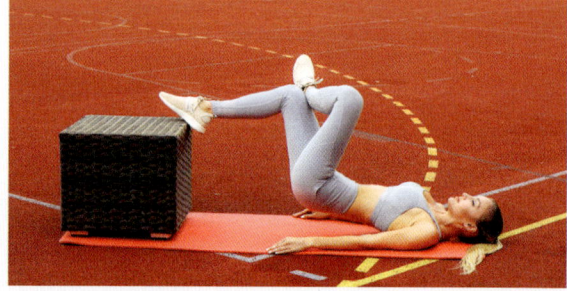

Lege dich mit dem Rücken flach auf den Boden ⊕ Ein Bein anwinkeln und Fußsohle auf der Erhöhung abstützen ⊕ Das zweite Bein überkreuzen ⊕ Arme ausgestreckt neben dem Körper positionieren und Blick nach oben richten ⊕ Becken nach oben drücken bis Rücken, Po und Oberschenkel eine gerade Linie bilden ⊕ Po fest anspannen ⊕ Becken langsam wieder senken und in die Ausgangsposition zurückkehren ⊕ Die Übung mehrmals wiederholen

DONKEY KICKS/BEINLIFT ZUR DECKE

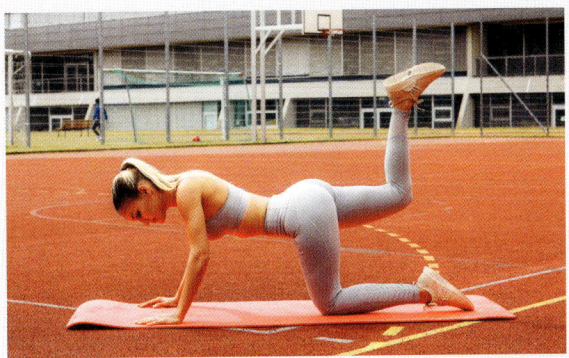 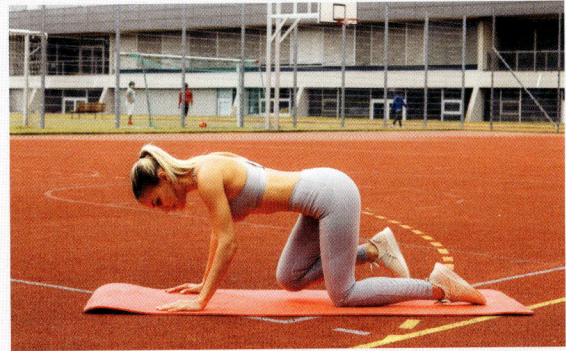

Ausgangsposition: Vierfüßlerstand ⬧ Hände unter den Schultern positionieren und Knie unter den Hüftgelenken ⬧ Blick nach unten richten und Rücken gerade halten ⬧ Rechtes Bein anheben und abwinkeln, sodass ein 90 Grad Winkel zwischen Ober- und Unterschenkel entsteht ⬧ Fußsohle zeigt nach oben, Oberschenkel und Rücken bilden eine gerade Linie ⬧ Mit dem rechten Bein einige Male nach oben kicken und in die Ausgangsposition zurückkehren ⬧ Dabei das Knie nach vorne ziehen und die Bauchmuskeln anspannen ⬧ Die Übung abwechselnd mit beiden Beinen mehrmals wiederholen

DONKEY WHIPS

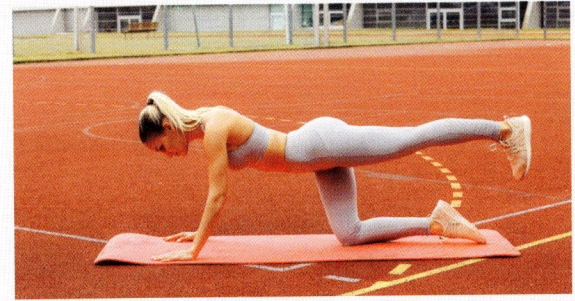 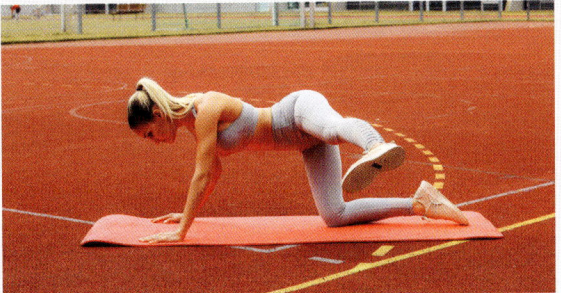

Ausgangsposition: Vierfüßlerstand ⬧ Die Hände befinden sich unter den Schultern und die Knie unter den Hüftgelenken ⬧ Blick nach unten richten und Rücken gerade halten ⬧ Rechtes Bein ausstrecken und zur Seite bewegen, bis es sich parallel zum Boden befindet ⬧ Diese Stellung ein paar Sekunden halten und in die Ausgangsposition zurückkehren ⬧ Die Übung abwechselnd mit beiden Beinen mehr- mals wiederholen

WADENHEBEN

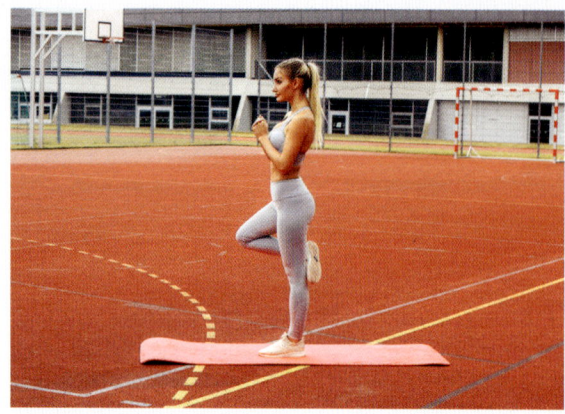 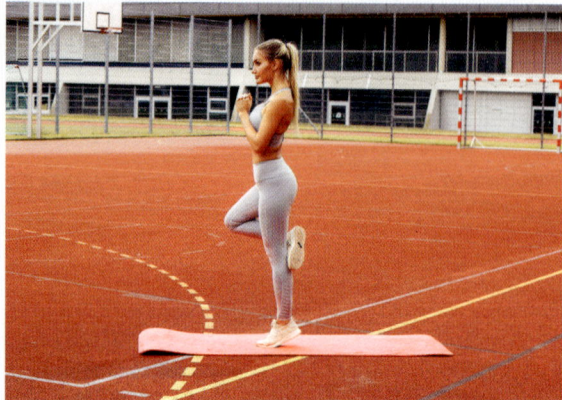

Ausgangsposition: auf dem linken Bein stehend ◐ Verschränke das rechte Bein dahinter ◐ Ferse anheben und auf die Zehenspitzen stellen ◐ Kurz in dieser Position verweilen ◐ Das Knie durchstrecken, aber nicht nach innen drehen ◐ Durchgestrecktes Knie zeigt nach vorne ◐ Die Übung abwechselnd mit beiden Beinen mehrmals wiederholen

BRUSTMUSKULATUR (ANATOMIE)

Die Brustmuskulatur gehört zu den größten Muskelgruppen überhaupt. Unser Brustmuskel liegt über dem Brustkorb und setzt sich aus zwei Skelettmuskeln zusammen: dem großen Brustmuskel (pectoralis major) und dem kleinen Brustmuskel (pectoralis minor). Die Hauptaufgabe des kleinen Brustmuskels besteht darin, das Schulterblatt zu senken und nach vorne zu kippen. Er dient außerdem als Atemhilfsmuskel. Der große Brustmuskel liegt über dem kleinen und bedeckt ihn. Er besteht aus drei Anteilen: dem Schlüsselbein-Anteil, dem Brustbein-Rippen-Bereich sowie dem Bauchbereich. Seine Aufgabe ist es, die Arme zur Körpermitte zu führen und zu drehen. Da diese Bewegung einer Umarmung gleicht, wird er auch »Umarmungsmuskel« genannt. Die Gegenspieler der Brustmuskeln befinden sich im oberen Rücken.

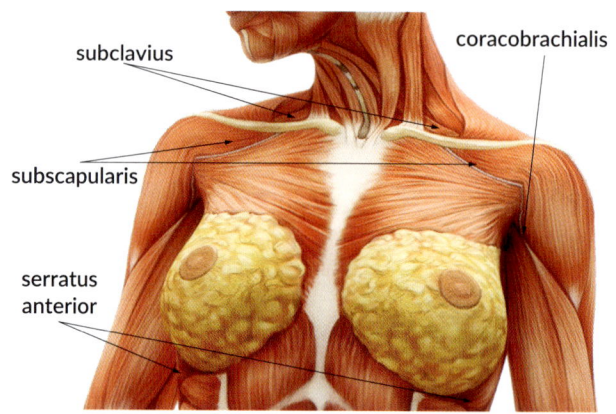

BRUSTPRESSE

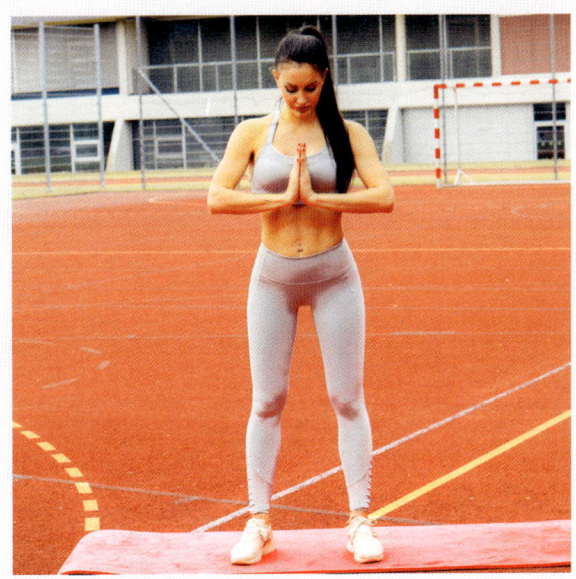

Stelle dich schulterbreit und gerade hin 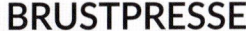 Hand-flächen vor der Brust gegeneinander pressen 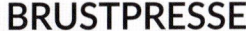 Brustmuskeln fest anspannen und in dieser Position für einige Sekunden verweilen 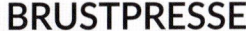 Den Druck wieder lockern und die Übung mehrmals wiederholen

FRAUENLIEGESTÜTZ

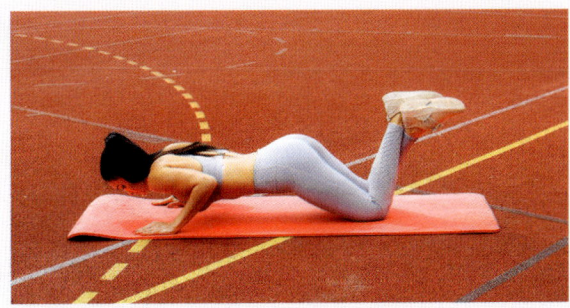 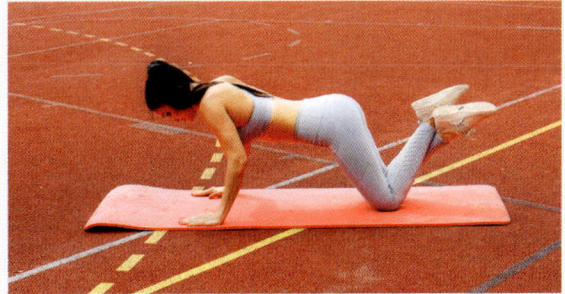

Knie dich auf den Boden und stütze die Hände etwa schulterbreit vor dem Körper ab 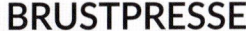 Beine beugen und auf den Knien abstützen 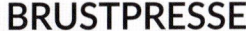 Füße sind angehoben und überkreuzt 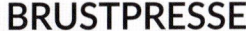 Rundrücken oder Hohlkreuz vermeiden 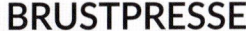 Handflächen zeigen nach vorne 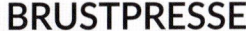 Ellenbogen abwinkeln, einatmen und den Körper so weit senken, bis die Nasenspitze beinahe den Boden berührt 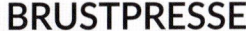 Ausatmen und langsam nach oben drücken, bis die Ausgangsposition wieder erreicht ist, dabei die Arme nicht ganz durchstrecken 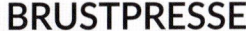 Die Übung mehrmals wiederholen

KLASSISCHER LIEGESTÜTZ/PUSH UP

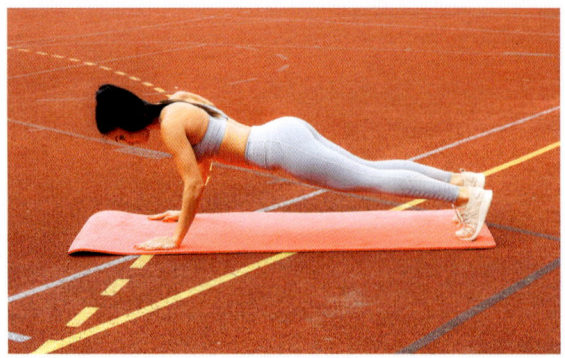 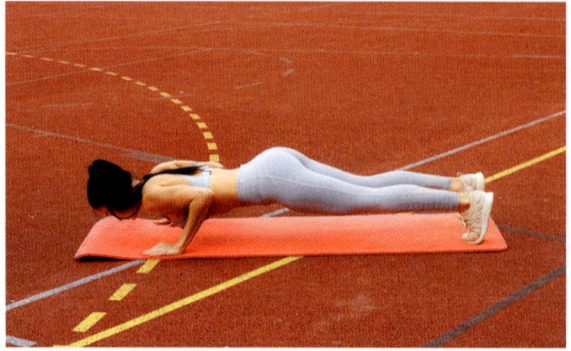

Knie dich auf den Boden und stütze die Hände etwa schulterbreit vor dem Körper ab ◁▷ Beine nach hinten ausstrecken und auf den Zehenspitzen abstellen ◁▷ Blick nach unten richten, wobei der ganze Körper eine gerade Linie bildet ◁▷ Rundrücken oder Hohlkreuz vermeiden ◁▷ Fingerspitzen zeigen nach vorne ◁▷ Ellenbogen abwinkeln, einatmen und den Körper so weit senken, bis die Nasenspitze beinahe den Boden berührt ◁▷ Ausatmen und langsam nach oben drücken, bis die Ausgangsposition wieder erreicht ist, dabei die Arme nicht ganz durchstrecken ◁▷ Die Übung mehrmals wiederholen

Variation: erschwert werden Liegestütze, indem sie mit nur einer Hand durchgeführt werden, während die andere Hand auf dem Rücken liegt. Wer noch einen Gang höher schalten will, versucht Liegestütze mit nur drei Fingern oder gar mit der Faust.

Eine weitere Variation sind »Clap Push Ups«, wo bei jeder Wiederholung rasch in die Hände geklatscht wird, sobald man die Ausgangslage wieder erreicht hat.

Auch der Abstand zwischen den Händen beeinflusst die Intensität des Trainings. Wer Abwechslung in sein Training bringen möchte, versucht seine Hände einmal mehr als schulterbreit und einmal enger zu platzieren.

ERHÖHTER LIEGESTÜTZ (ARME)

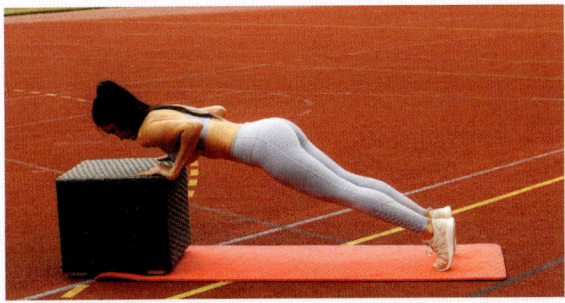 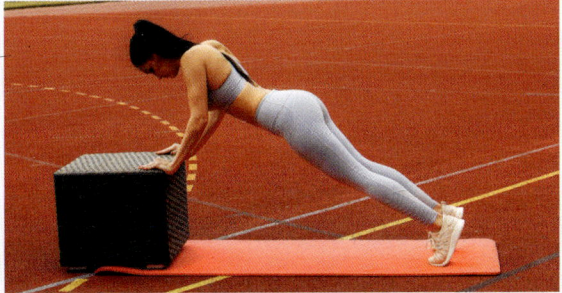

Knie dich auf den Boden, während die Brust zur Erhöhung zeigt und stütze die Hände etwa schulterbreit auf der Erhöhung ab ⬌ Beine nach hinten ausstrecken und auf den Zehenspitzen abstellen ⬌ Blick nach unten richten, wobei der ganze Körper eine gerade Linie bildet ⬌ Rundrücken oder Hohlkreuz vermeiden ⬌ Handflächen zeigen nach vorne ⬌ Ellenbogen abwinkeln, einatmen und den Körper so weit senken, bis die Nasenspitze beinahe die Erhöhung berührt ⬌ Ausatmen und langsam nach oben drücken, bis die Ausgangsposition wieder erreicht ist, dabei die Arme nicht ganz durchstrecken ⬌ Die Übung mehrmals wiederholen

ERHÖHTER LIEGESTÜTZ (BEINE)

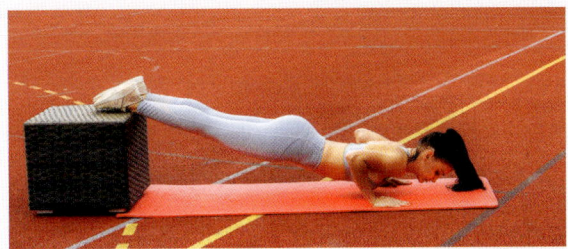 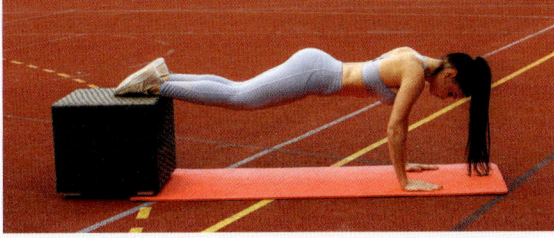

Knie dich auf den Boden ⬌ Der Rücken zeigt zur Erhöhung ⬌ Stütze die Hände etwa schulterbreit vor dem Körper ab ⬌ Beine nach hinten ausstrecken und auf der Erhöhung abstellen ⬌ Blick nach unten richten, wobei der ganze Körper eine gerade Linie bildet ⬌ Rundrücken oder Hohlkreuz vermeiden ⬌ Handflächen zeigen nach vorne ⬌ Ellenbogen abwinkeln, einatmen und den Körper so weit senken, bis die Nasenspitze beinahe den Boden berührt ⬌ Ausatmen und nach oben drücken, bis die Ausgangsposition wieder erreicht ist ⬌ Arme nicht ganz durchstrecken ⬌ Die Übung mehrmals wiederholen

STAGGER PLYO LIEGESTÜTZ

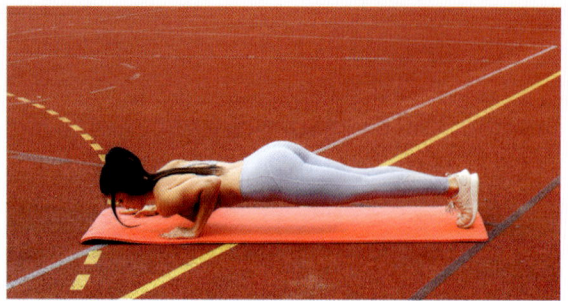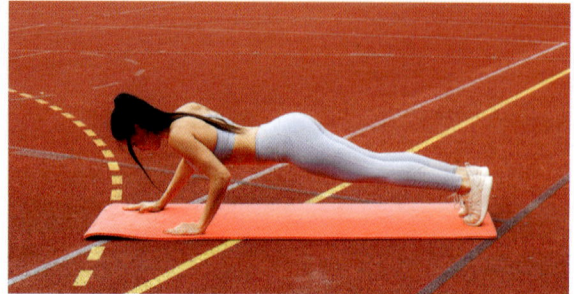

Die Hände befinden sich nicht in einer waagrechten Linie, sondern sind versetzt und wechseln durch einen kurzen Sprung nach jeder Wiederholung

RÜCKENMUSKULATUR (ANATOMIE)

Bauch rein, Brust raus – ein aufrechter, selbstbewusster Gang sorgt nicht nur optisch für ein tolles Erscheinungsbild. Auch gesundheitlich beugt er Schäden vor! Und mit dem richtigen Rückentraining lassen sich etliche Haltungsprobleme korrigieren.

Ein besonderes Augenmerk sollte beim Rückentraining immer auf die anatomischen Gegenspieler gelegt werden. Diese stellen für den oberen Rücken die Brust und für den unteren Rücken der Bauch dar. Die Rückenmuskulatur umfasst auch Teile der Nackenmuskulatur und erstreckt sich bis zum Steißbein. Sie besteht aus Skelettmuskeln und wird in die autochthone (»ursprüngliche«) und die sekundäre Rückenmuskulatur unterteilt.

Die autochthone Rückenmuskulatur ist für die Streckung und Aufrechterhaltung der Wirbelsäule und somit für unseren aufrechten Gang zuständig. Sie umfasst eine Vielzahl einzelner Muskeln, von

denen drei gemeinsam als »Rückenstrecker« (erector spinae) bezeichnet werden. Die autochthone Rückenmuskulatur liegt unmittelbar auf der Wirbelsäule und erstreckt sich vom Becken bis zum Kopf. Auch sie wird noch genauer unterteilt und zwar in einen lateralen, einen medialen Trakt und in die kurzen Nackenmuskeln. Die sekundäre, auch als eingewanderte Rückenmuskulatur bezeichnet, liegt im Gegensatz zur autochthonen Muskulatur oberflächlich und somit nicht direkt an der Wirbelsäule. Auch sie setzt sich aus mehreren Muskeln zusammen und teilt sich in drei Schichten: die oberflächliche, die mittlere und die tiefe Schicht.

Der breite Rückenmuskel (latissimus dorsi) ist wohl der bekannteste Muskel der Rückenmuskulatur und befindet sich in der oberen Schicht. Er bildet den flächenmäßig größten Muskel unseres Körpers und seine Funktionen bestehen in der Seitwärtsneigung des Rumpfes sowie dem Herabziehen der erhobenen

Arme.

Ein weiterer Muskel der oberen Schicht ist der Trapezmuskel (trapezius). Er liegt im Bereich des Nackens und oberen Rückens und sieht, wie der Name schon sagt, aus wie ein Trapez. Dieser relativ große Muskel weist verschiedene Funktionen auf. Er hebt beispielsweise die Schultern an und ist mitverantwortlich dafür, dass wir unseren Kopf drehen können. Beim Rückentraining wird vor allem der absteigende Teil dieses Muskels trainiert. Ist er stark ausgebildet, fällt es uns leichter schwere Gewichte zu tragen. Dieser Teil des Trapezmuskels wird durch den Schulterblattheber (levator scapulae) unterstützt, welchen man zur mittleren Schicht der Rückenmuskulatur zählt.

Weitere Teile der Rückenmuskulatur stellen der kleine (teres minor) und der große Rundmuskel (teres major), der Deltamuskel (deltoideus), der vordere Sägemuskel, der kleine, der große Rautenmuskel und der Obergräten- (supraspinatus) sowie der Untergrätenmuskel (infraspinatus) dar.

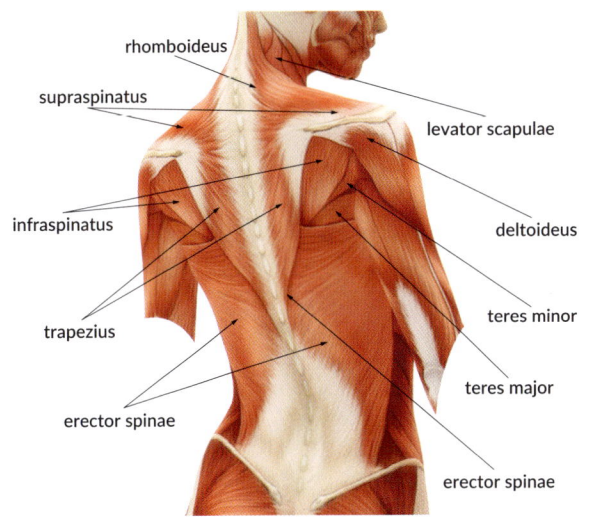

SCHULTERMUSKULATUR (ANATOMIE)

Die Schultermuskulatur ist nicht nur für die Bewegung der Schulterblätter zuständig, sondern auch an vielen Bewegungen von Armen, Rücken, Brust und Kopf beteiligt. Heben wir unseren gestreckten Arm nach vorne, so werden beispielsweise der Deltamuskel (Schultermuskulatur), der Obergrätenmuskel (Rückenmuskulatur), der große Brustmuskel (Brustmuskulatur) sowie der Bizeps (Armmuskulatur) beansprucht.

Die Schultermuskulatur wird in folgende zwei Gruppen unterteilt: die dorsalen und die ventralen Schultermuskeln. Der Begriff »dorsal« leitet sich vom lateinischen Wort »dorsum« ab, was auf Deutsch »Rücken« bedeutet. Die dorsalen Muskeln bezeichnen folglich jene Schultermuskeln, die sich an der Körperrückseite befinden. Zu ihnen zählen der kleine und der große Rundmuskel, der Deltamuskel sowie der Obergräten- und Untergrätenmuskel. Allesamt sind selbstverständlich Skelettmuskeln.

Als prominentester Schultermuskel gilt vermutlich der Deltamuskel, welcher unsere Schulter formt und für Stabilität sorgt. Er ist der eigentliche Schultermuskel und ummantelt das Schultergelenk. Seinen Namen verdankt er der dreieckigen Form, die dem griechischen Buchstaben Delta ähnelt. Aufgrund verschiedener Ursprunge lässt sich dieser Muskel in drei Teile gliedern: den vorderen, den mittleren und den hinteren Deltamuskel. Ersterer, der Pars clavicularis, hat seinen Ursprung am Schlüsselbein. Zweiterer, der Pars acromialis, entspringt dem höchsten Punkt des

Schulterblatts und der dritte Teil, der Pars spinalis, dem Schulterblatt generell. Der Deltamuskel erfüllt viele unterschiedliche Funktionen, je nachdem welcher Teil von ihm beansprucht wird. Dank ihm sind wir in der Lage unsere Arme in verschiedene Richtungen zu drehen.

Die zweite Gruppe der Schultermuskulatur stellen die ventralen Muskeln dar. Der Begriff »ventral« leitet sich vom lateinischen Wort »venter« ab, was auf Deutsch »Bauch« bedeutet. Die ventralen Muskeln bezeichnen jene Schultermuskeln, welche sich an der Körpervorderseite befinden. Zu ihnen zählen der Unterschulterblattmuskel (subscapularis) und der Hakenarmmuskel (coracobrachialis).

SCHULTERGÜRTELMUSKULATUR

Der Schultergürtel verbindet den Kopf mit dem Rumpf. Die dazugehörige Muskulatur, bestehend aus Skelettmuskeln, stellt die Schultergürtelmuskulatur dar. Sie setzt sich aus einem vorderen und einem hinteren Teil zusammen. Der vordere Teil besteht aus einem einzigen Muskel, nämlich dem Schlüsselbeinmuskel (subclavius). Zum hinteren Teil zählen der Trapezmuskel, der Schulterblattheber, der Rautenmuskel (rhomboideus) sowie der vordere Sägemuskel (serratus anterior). Diese Muskeln werden ebenfalls zur Rückenmuskulatur gezählt.

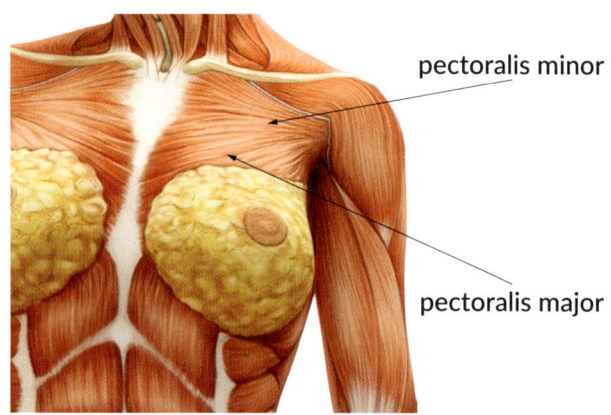

pectoralis minor

pectoralis major

SUPERMAN/SIMULTANLIFT

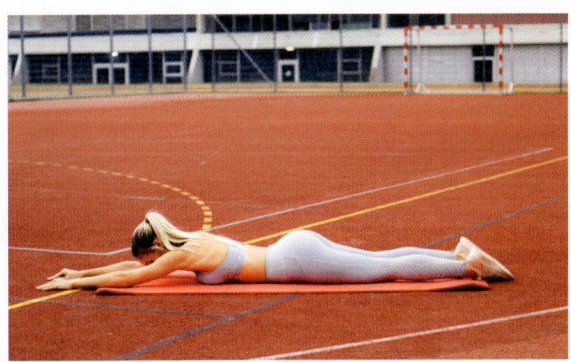 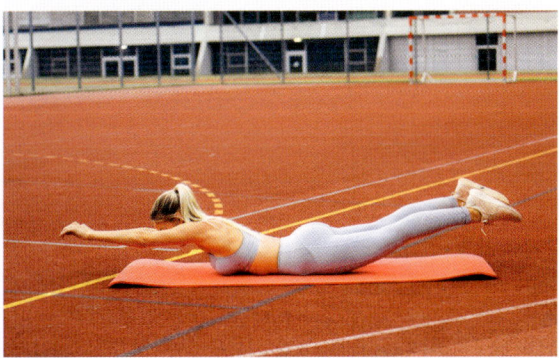

Ausgangsposition: Bauchlage ◐ Arme nach vorne und Beine nach hinten strecken ◐ Beide Arme und beide Beine gleichzeitig gestreckt nach oben heben ◐ Blick nach unten richten ◐ Diese Position für einige Sekunden halten und Po anspannen ◐ Arme und Beine langsam wieder zu Boden senken ◐ Spannung kurz halten, den Boden jedoch nicht berühren ◐ Die Übung mehrmals wiederholen

DIAGONAL LIFT

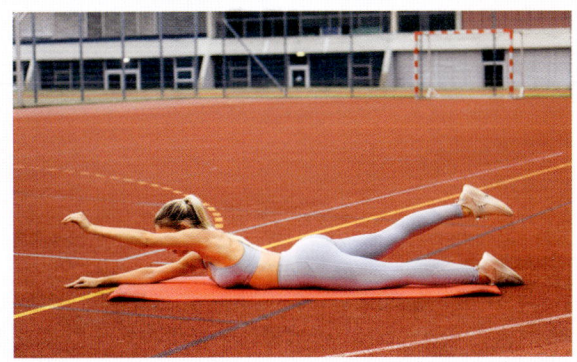 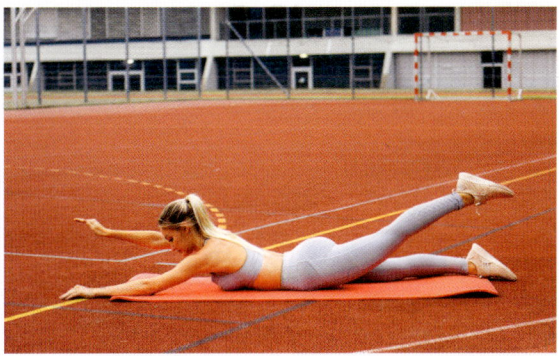

Ausgangsposition: Bauchlage ◐ Arme nach vorne und Beine nach hinten strecken ◐ Den rechten Arm und das linke Bein gleichzeitig gestreckt nach oben heben ◐ Blick nach unten richten ◐ Diese Position für einige Sekunden halten und den Po anspannen ◐ Arm und Bein langsam wieder zu Boden senken ◐ Spannung kurz halten, den Boden jedoch nicht berühren ◐ Die Übung abwechselnd mit dem jeweils anderen Arm bzw. Bein mehrmals wiederholen

RUMPFHEBEN

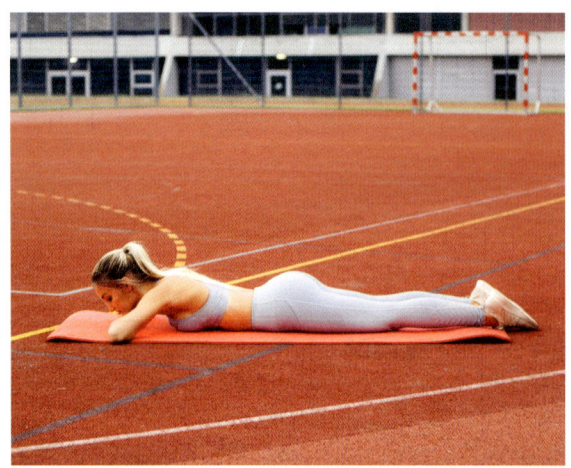 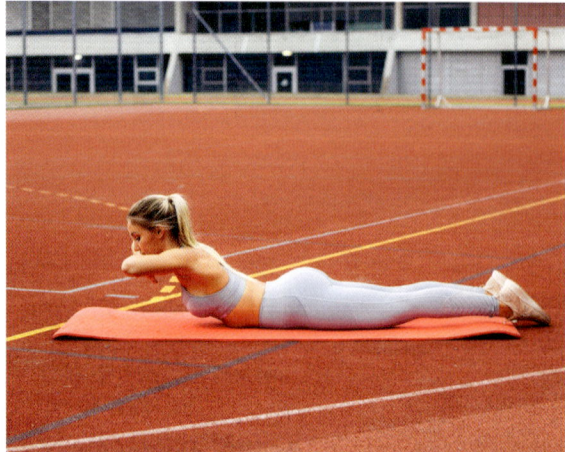

Ausgangsposition: Bauchlage ◄❙► Hände unter dem Kinn platzieren ◄❙► Rumpf, Arme und Kopf langsam nach oben heben ◄❙► Blick nach unten richten ◄❙► Diese Position für 10 bis 15 Sekunden halten ◄❙► Rumpf, Arme und Kopf wieder zu Boden senken ◄❙► Die Übung mehrmals wiederholen

HANDTUCHZIEHEN IM LIEGEN

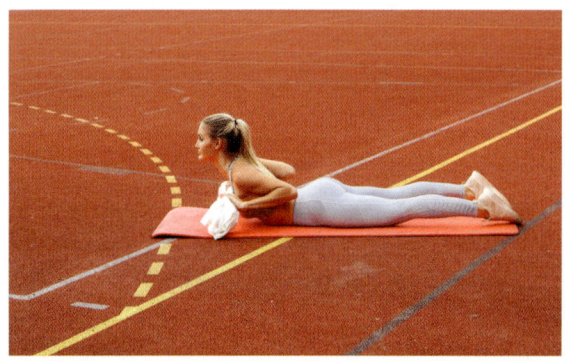 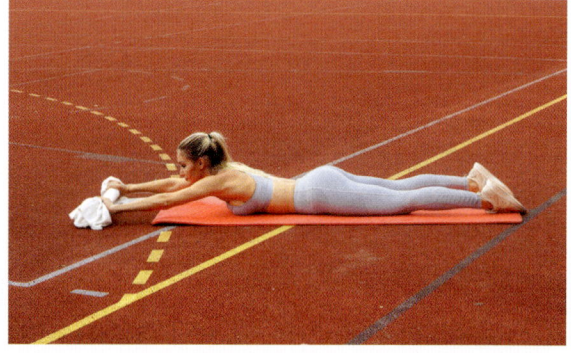

Ausgangsposition: Bauchlage ◄❙► Arme nach vorne und Beine nach hinten strecken ◄❙► Die Arme fassen das Handtuch und spannen es ◄❙► Rumpf, Arme und Kopf knapp über den Boden heben ◄❙► Hände anziehen und Rumpf nach oben heben ◄❙► Das Handtuch berührt die Brust ◄❙► Rumpf wieder senken und Arme nach vorne strecken ◄❙► Arme berühren den Boden nicht ◄❙► Die Übung mehrmals wiederholen

HANDTUCHZIEHEN IM SITZEN

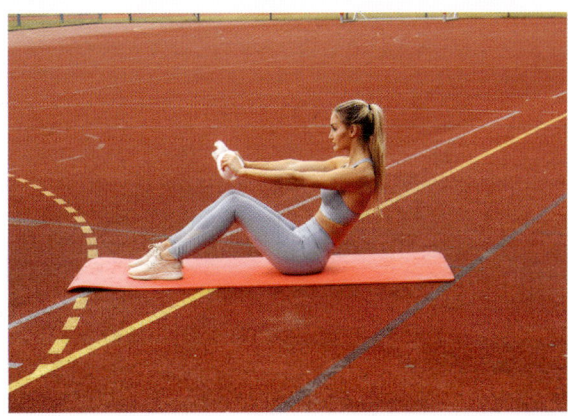 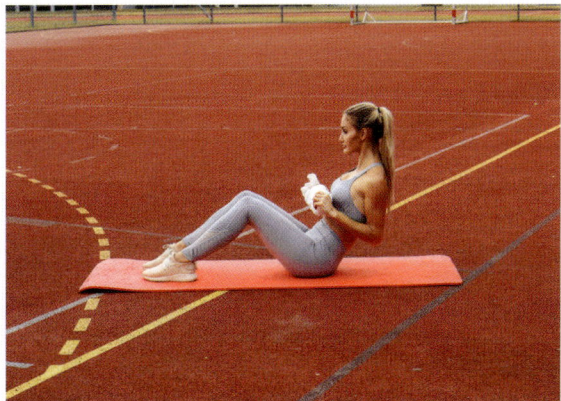

Ausgangsposition: sitzend, den Oberkörper zurückgelehnt ◁▷ Beine sind leicht angewinkelt, Fersen berühren den Boden ◁▷ Arme nach vorne strecken ◁▷ Die Arme fassen das Handtuch und spannen es ◁▷ Rücken gerade halten, Schultern zurückziehen und Brust rausdrücken ◁▷ Arme zurückziehen und Schulterblätter zusammenziehen ◁▷ Die Übung mehrmals wiederholen

HANDTUCHZIEHEN RÜCKWÄRTS

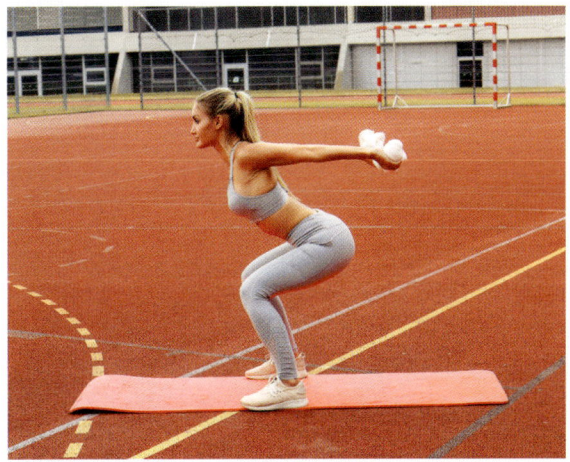 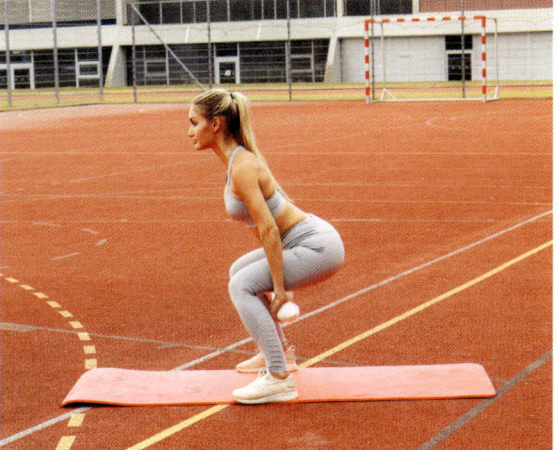

Ausgangsposition: leichte Hocke ◁▷ Arme sind nach hinten gestreckt und spannen das Handtuch hinter dem Rücken ◁▷ Arme nach unten senken und Schultern zurückziehen ◁▷ Das Handtuch dabei fest gespannt lassen ◁▷ Die Übung mehrmals wiederholen

TRAININGSGRUNDLAGEN

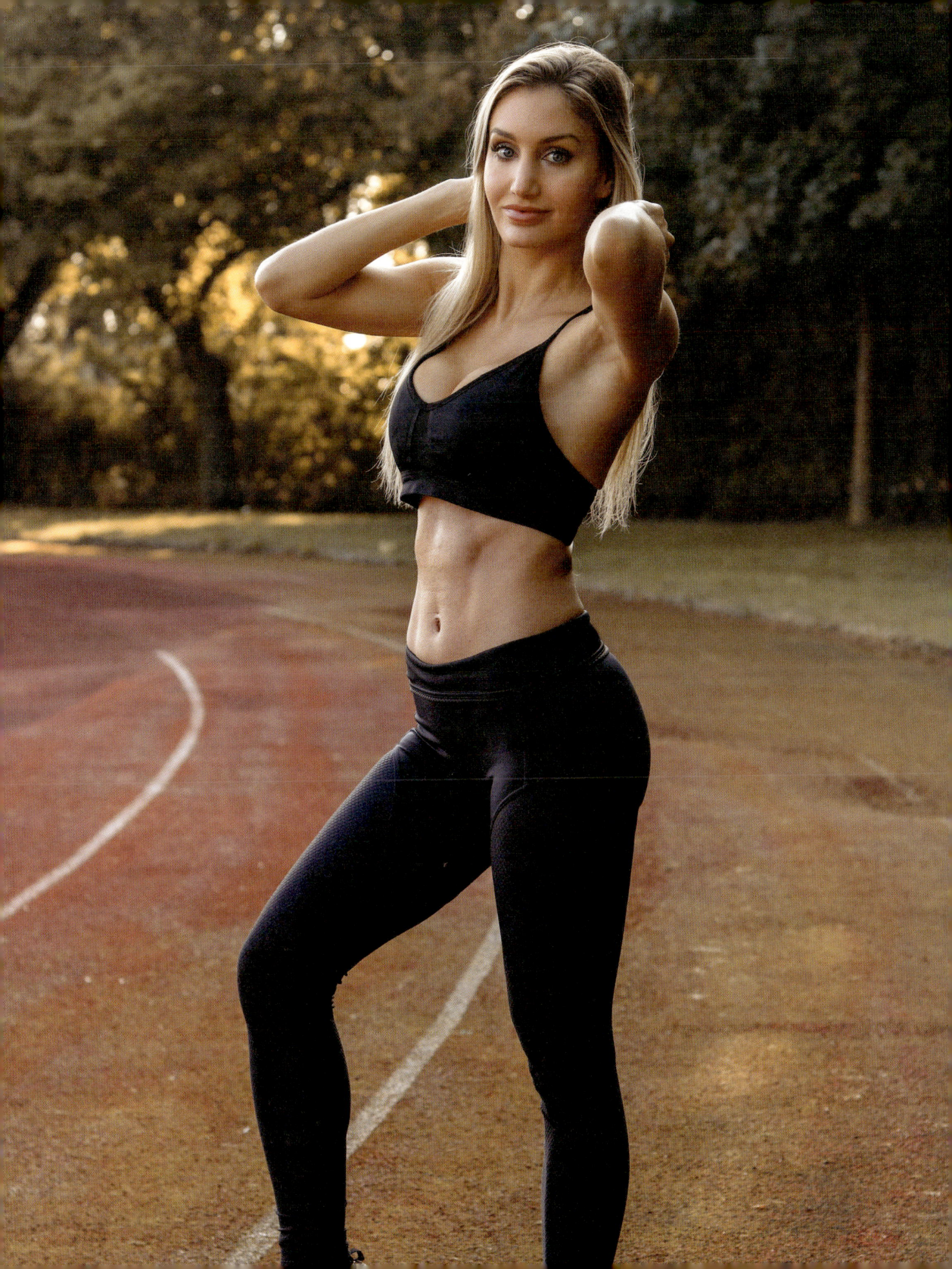

WARUM IST KRAFTTRAINING WICHTIG?

Um Verletzungen an Muskeln und Gelenken vorzubeugen, ist es empfehlenswert, die Muskulatur vor jedem Training aufzuwärmen. Das kann beispielsweise auf dem Stepper oder Laufband geschehen. Dieses »Warm up« sollte aus Zeitgründen keinesfalls übersprungen werden, denn warme Muskeln sind stärker und belastbarer als kalte und das Training gestaltet sich nach ausgiebigem Aufwärmen effektiver als ohne. Erst wenn wir richtig aufgewärmt sind, können wir an unser Limit gehen, ohne Muskelfaserrisse zu riskieren.

Man unterscheidet generell zwischen allgemeinem und spezifischem Aufwärmen. Das allgemeine Aufwärmen dient dazu den ganzen Körper auf das Training vorzubereiten, während man mit dem spezifischen Aufwärmen bestimmte Muskelgruppen aufwärmt. Begonnen wird mit dem allgemeinen Aufwärmen – 5 bis 10 Minuten leichte Bewegungen am Stepper, Laufband oder Fahrrad bringen uns gut ins Schwitzen und unseren Körper auf »Betriebstemperatur«. Fortgesetzt wird mit dem spezifischen Aufwärmen, indem man gezielt auf die zu trainierende Muskelgruppe eingeht.

GRUNDÜBUNGEN UND ISOLATIONSÜBUNGEN

Zu Beginn des Krafttrainings ist es sinnvoll, große Muskelgruppen zu beanspruchen und sich später auf die kleineren, einzelnen Muskeln zu konzentrieren. Demnach werden Grundübungen am Anfang ausgeführt, während Isolationsübungen den Abschluss des Trainings bilden.

Das Prinzip hinter den Grundübungen beruht auf der optimalen Nutzung von Energie. Wir fokussieren uns konkret auf eine Muskelgruppe, beanspruchen bei der Ausführung aber auch andere Muskeln und Gelenke mit. Diese Übungen nennt man deshalb auch Mehrgelenksübungen. Ein Beispiel: Mithilfe von Kniebeugen trainiert man nicht bloß die Beine, sondern auch etliche andere Muskelpartien. Hüfte, Rücken sowie Bauch- und Armmuskulatur etwa werden hier neben der Bein- und Gesäßmuskulatur mit beansprucht.

Kniebeugen, Kreuzheben, Bankdrücken, Schulterdrücken, Klimmzüge (bekannt als »Big Five«) sowie Dips und Rudern stellen die sieben Grundübungen dar. Wir führen sie mit freien Gewichten aus und benötigen dafür keine Geräte. Grundübungen stellen das Fundament des Krafttrainings dar, da viele von ihnen nahezu den ganzen Körper trainieren, weshalb ein Verzicht auf sie fatal wäre. Überdies ersparen sie uns eine Menge Zeit, da bei ihrer Ausführung besonders viele Muskelgruppen abgedeckt werden. Durch das Zusammenspiel mehrerer Muskelgruppen sind wir in der Lage schwere Gewichte zu stemmen, wofür wir viel Kraft benötigen. Dies führt zu einer erhöhten Ausschüttung von Wachstumshormonen, die positiven Einfluss auf unseren Muskelaufbau haben. Gerade als Trainingseinsteiger ist es sinnvoll stets das Hauptaugenmerk auf das Erlernen der korrekten Übungsausführung zu legen. Erst wenn diese fehlerfrei beherrscht wird, sollte man sich Gedanken über eine Steigerung des Gewichts machen.

Isolationsübungen beanspruchen im Gegensatz zu Grundübungen lediglich einen beziehungsweise sehr wenige Muskeln – diese trainiert man quasi isoliert. Der Vorteil dabei ist, dass wir uns gezielt Schwachstellen widmen können, um sie zu verbessern. Isolationsübungen ermöglichen es uns, das Maximum aus einem Muskel herauszuholen. Ein Beispiel dafür ist das Wadenheben, bei dem gezielt und isoliert der Wadenmuskel beansprucht wird.

Im Idealfall setzt sich ein Trainingsplan aus einer Mischung von Grund- und Isolationsübungen zusammen, wobei der Fokus auf den Grundübungen liegt und die Isolationsübungen als Ergänzung dienen. Nach längerer Zeit intensiven Trainings kann es vorkommen, dass sich unsere Muskeln an die Reize gewöhnen und weitere Fortschritte ausbleiben. Aus diesem Grund ist es ratsam, seinen Trainingsplan von Zeit zu Zeit zu verändern oder gar zu wechseln. Ändern können wir sowohl Übungen als auch die Trainingsmethode.

Um sein körperliches Ziel bestmöglich zu erreichen, ist es unerlässlich, sich ein grundlegendes Basiswissen anzueignen. Bevor wir gleich näher auf die einzelnen Trainingsarten eingehen, zuerst ein paar wichtige fachliche Begrifflichkeiten, die man kennen und verstehen sollte:

WAS IST EINE WIEDERHOLUNG?

Eine Wiederholung ist die vollständige Ausführung einer Übung. Beinhaltet ein Trainingsplan beispielsweise Situps, so besteht eine Wiederholung darin, einmal den Oberkörper anzuheben und ihn in Folge wieder zu senken. Eine Wiederholung besteht grundsätzlich aus zwei Abfolgen, der positiven konzentrischen und der negativen exzentrischen Bewegung. In der positiven Phase bewegt man das Gewicht entgegen der Schwerkraft. Bei Situps stellt dies das Aufrichten dar, bei Squats das aus der Hocke aufstehen und beim Kreuzheben das Hochheben der Hantelstange. In der negativen Phase hingegen geben wir der Schwerkraft nach. Wir senken unseren Körper, gehen in die Hocke und lassen das Gewicht wieder zu Boden sinken.

WAS IST EIN SATZ? WAS EINE ÜBUNG?

Ein Satz setzt sich aus mehreren Wiederholungen zusammen. Eine Übung setzt sich wiederum aus mehreren Sätzen zusammen, bestehend aus mehreren Wiederholungen. Die meisten Übungen bauen auf diesen zwei Komponenten auf. Auch die Pausen zwischen den Sätzen spielen keine unbedeutende Rolle. Je nach Trainingsziel sind die Anzahl an Wiederholungen, das Gewicht und die Pausen richtig zu dosieren.

Grundsätzlich differenziert man zwischen drei verschiedenen Trainingsarten: Maximalkraft-, Hypertrophie- und Kraftausdauertraining.

Maximalkrafttraining empfiehlt sich für jeden, dessen Priorität auf der Optimierung seiner Kraftwerte liegt. So viel Gewicht wie möglich zu bewegen ist hierbei das Ziel. Um diesem näher zu kommen, trainiert man mit hohem Gewicht und versucht sich stetig zu steigern. Gleichzeitig wird die Anzahl an Wiederholungen eher niedrig gehalten und bewegt sich im Bereich zwischen 1 und 6. Konkret sollte das Gewicht so hoch angesetzt werden, um zumindest eine Wiederholung zu bewältigen, aber auch niedrig genug, um eine saubere Ausführung garantieren zu können. Tritt nach spätestens der sechsten Wiederholung kein Muskelversagen ein, sollte das Gewicht erhöht werden. Je intensiver das Training und umso größer der Kraftaufwand, der für einen Satz aufgebracht wird, desto mehr Zeit benötigt unser Körper zur Erholung. Darum werden die Satzpausen bei dieser Trainingsart länger gehalten. Um genügend Energie zu sammeln, sind 3 bis 7 Minuten optimal.

Unter Hypertrophie versteht man in der Medizin die Größenzunahme eines Organs. Hypertrophietraining dient dazu, möglichst viel an Muskelmasse zu gewinnen und den Muskelquerschnitt zu vergrößern. Deshalb wird dieser Begriff auch häufig als Synonym für »Muskelaufbautraining« verwendet. Um viel Muskelvolumen zuzunehmen, muss mit einer möglichst hohen Intensität trainiert werden. Das Gewicht wird üblicherweise so gewählt, dass 7 bis 12 Wiederholungen bewältigt werden können und spätestens nach der letzten Wiederholung Muskelversagen eintritt. Fällt es leicht 12 Wiederholungen zu vollenden, wird das Gewicht erhöht. Sind keine 7 Wiederholungen möglich, wird es verringert. Idealerweise pausiert man zwischen den Sätzen 1 bis 3 Minuten.

Kraftausdauertraining dient dazu, eine Kraftleistung über einen längeren Zeitraum hinweg aufrecht zu erhalten. Das bestmögliche Ergebnis wird mit einer hohen Wiederholungsanzahl erreicht, die zwischen 15 und 25 schwankt. Die Satzpausen sind dabei stark verkürzt und sollten ungefähr 30 bis 90 Sekunden betragen.

Selbst wenn der Schwerpunkt je nach Ziel auf einer der drei beschriebenen Trainingsarten liegt, sollten auch die beiden anderen Methoden nicht gänzlich aus dem Trainingsplan gestrichen werden. Fitness ist immer ein Zusammenspiel aus Kraft, Muskelmasse und Ausdauer!

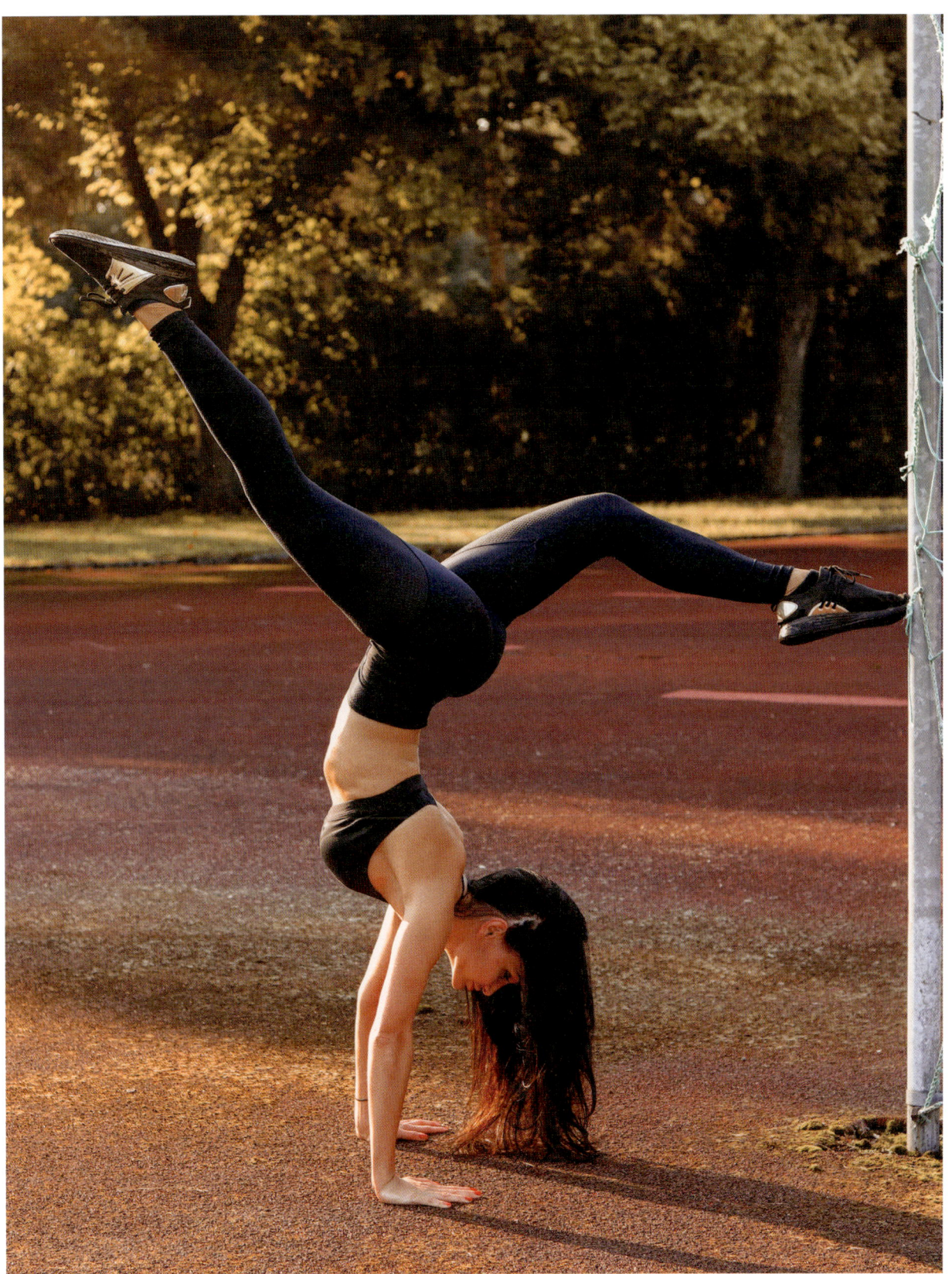

SCHLUSS MIT MYTHEN

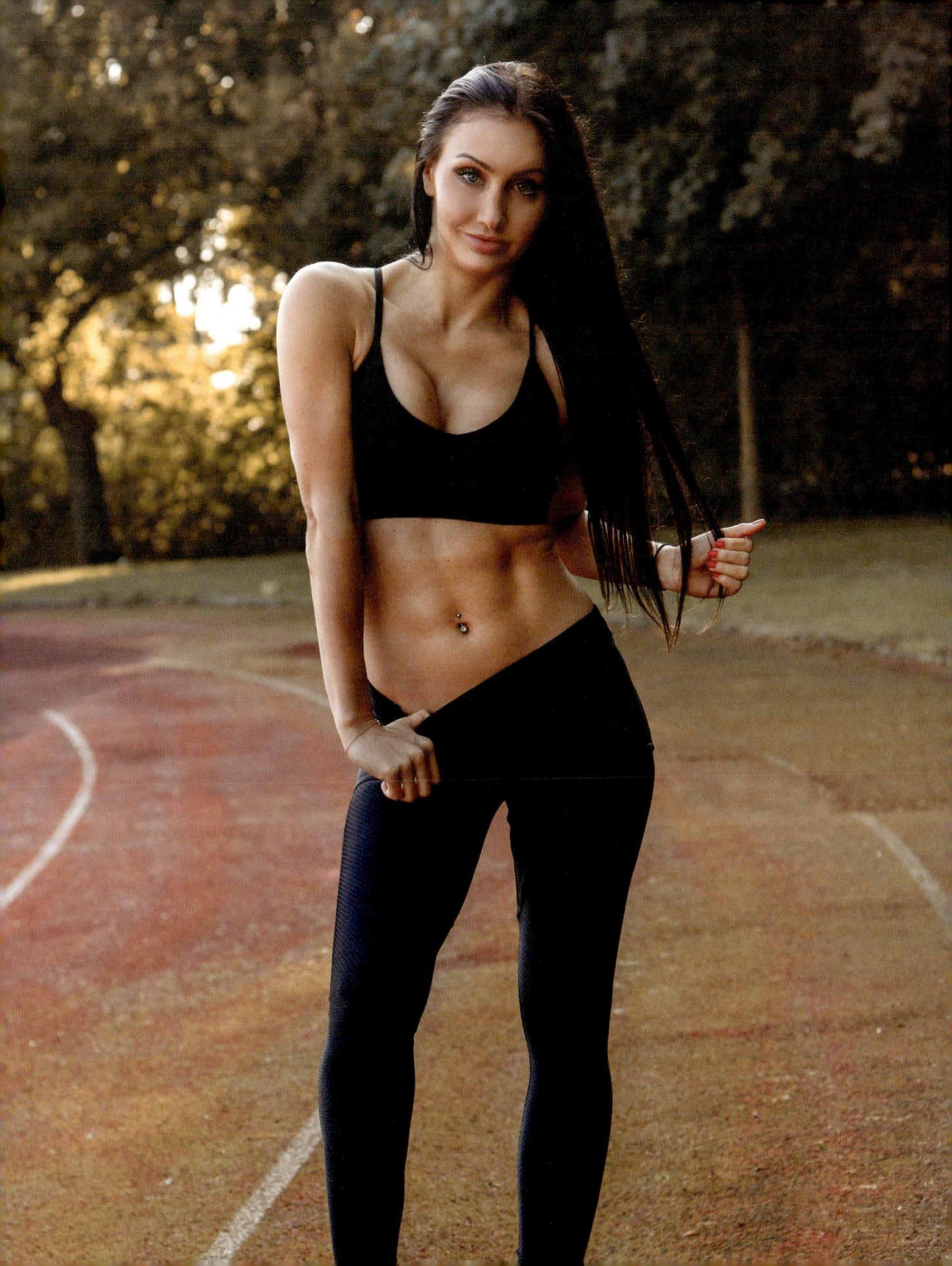

1. MYTHOS

Krafttraining? Nein danke, ich möchte nicht aussehen wie Hulk!

—❮❙❯—

Aussagen wie diese stammen oft von Frauen, die befürchten, sich nach dem Heben von Gewichten innerhalb kürzester Zeit in einen Muskelprotz zu verwandeln. Anstatt gezieltes, intensives Krafttraining zu betreiben, steht bei ihnen stundenlanger Ausdauersport an der Tagesordnung – im Glauben, dadurch einen straffen und knackigen Körper zu formen! Dass dies nicht durch Cardio alleine möglich ist, wissen sie nicht. Der Irrglaube, durch Krafttraining »auszusehen wie ein Mann«, hat sich leider in etlichen Köpfen manifestiert. Dass diese Angst völlig unbegründet ist, wollen wir hier untermauern. Fakt ist: sichtbares Muskelwachstum geschieht nicht von heute auf morgen und nach wenigen Trainingseinheiten sehen wir nicht aus wie ein Bodybuilder. Der Prozess des Muskelwachstums findet nicht unkontrolliert statt, sondern bedarf dem Setzen gezielter Reize und erfordert eine Menge harte Arbeit. Einen muskulösen Körper zu formen beansprucht außerdem enorme Geduld und Disziplin, denn Muskeln brauchen ihre Zeit um zu wachsen.

Beim Vergleich mit Trainingspartnern kann es vorkommen, dass wir die Erfahrung machen, sie hätten in der gleichen Zeit und mit dem gleichen Training mehr Muskeln aufgebaut. Wie ist das möglich? Wie bereits erklärt, wachsen Muskeln nicht während des Trainings, sondern in den anschließenden Ruhephasen. Der Muskelaufbau ist ein stetiger Prozess, der bei manchen Menschen schneller voranläuft als bei anderen und eine genaue Angabe darüber, wie lange man benötigt, um seine Traumfigur zu erreichen, ist nicht möglich. Generell lässt sich jedoch sagen, dass unser Muskelaufbau von verschiedenen Faktoren abhängt, wie:

TRAININGSNIVEAU

Wie lange wir bereits Krafttraining betreiben, wirkt sich darauf aus, wie schnell wir an Muskelmasse zulegen. Bei Trainingseinsteigern wird dieser Prozess beschleunigt und wir sehen schon nach kurzer Zeit erste Erfolge. Das Muskelaufbau-Potenzial ist in dieser Zeit besonders hoch. Zwar kann man im Vorhinein nicht genau sagen wie viel Muskelmasse aufgebaut wird, grobe Richtlinien bietet jedoch das Modell von Lyle McDonald. Dieses besagt, dass ein Einsteiger innerhalb des ersten Trainingsjahres unter optimalen Voraussetzungen mit knapp einem Kilo Muskelzuwachs pro Monat rechnen kann, also 250 Gramm pro Woche. In Summe sind das ungefähr 9 bis 11,5 Kilogramm. Je fortgeschrittener man ist, desto mehr entfernt man sich von diesen anfänglichen Werten. Genauer gesagt kann man von einer Halbierung pro

Jahr ausgehen. Im zweiten Trainingsjahr ist also unter den gleichen Voraussetzungen mit 4,4 bis 5,5 Kilo Muskelzuwachs zu rechnen, im dritten mit 2,25 bis 2,75 Kilo usw.

Diese Richtlinien sind übrigens geschlechtsabhängig und gelten ausschließlich für Männer. Frauen können unter optimalen Voraussetzungen mit etwa der Hälfte dieser Werte rechnen. Optimale Voraussetzungen stellt ein Zusammenspiel der vier Grundbausteine dar: effektives Training, ausreichend Regeneration, ausgewogene Ernährung und eiserne Disziplin.

MEMORY EFFECT

Haben wir bereits viel Kraft und Energie in den Muskelaufbau gesteckt und verlieren Teile dieser Masse in Folge von Krankheit, fehlendem Training oder mangelhafter Ernährung wieder, so fällt es uns nach dem Wiedereinstieg relativ leicht, dieses Niveau erneut zu erreichen. Muskeln besitzen freilich kein Gedächtnis wie wir, dennoch wird beim Phänomen des Muskelgedächtnisses unser alter Wachstumsstand in den Muskelzellen gespeichert. Vergleichbar ist dies mit Eislaufen: als Anfänger erfordert das Erlernen viel Geschick, Kraft und Ausdauer. Beherrschen wir das Gleiten über das Eis einmal, ist es ein Kinderspiel. Da Eislaufen im Regelfall nur im Winter möglich ist, sind wir über die Sommermonate gezwungen zu pausieren. Steht dann die Wintersaison erneut vor der Tür, stellt man erschrocken fest, dass die ersten Minuten mit Kufen am Eis eher wackelig als sicher sind. Es

scheint, als hätte man seine Fähigkeiten verlernt und es bedarf einem Weilchen, um wieder elegant übers Eis zu flitzen. Strukturen, die sich einmal in unser Gehirn eingebrannt haben, können also auch nach längerer Zeit der Nichtausübung wieder rasch abgerufen werden.

Freilich wird man es nach einer längeren Trainingspause nicht schaffen, Arnold Schwarzenegger bereits nach wenigen Wochen wieder Konkurrenz zu machen – die Angst, nach einer Pause wieder ganz von vorne beginnen zu müssen, ist jedoch unbegründet.

GENETIK

Den dritten Faktor beim Aufbau von Muskelmasse stellt unsere Genetik dar. Viele körperliche Merkmale sind von Natur aus vorbestimmt. Menschen, die mit »guten Genen« gesegnet sind, erreichen ihr Ziel leichter als jene, die dieses Privileg nicht besitzen.

Wissenschaftler haben herausgefunden, dass es zwei Gene gibt, die direkten Einfluss auf unsere sportlichen Leistungen nehmen. Eines ist das »ACE«-Gen, welches in zwei verschiedenen Varianten auftritt: I und D. Je nachdem, welche Variante unser Genpool aufweist, liegen unsere Stärken entweder im Krafttraining oder im Ausdauertraining. Genforschungen haben gezeigt, dass nahezu alle erfolgreichen Marathonläufer Variante I in sich tragen, das auch oft als »Ausdauergen« bezeichnet wird. Das zweite Gen heißt »ACTN3«, welches ebenfalls in zwei Varianten vorkommt: R und X. Die Körper von Menschen, deren DNA Version R aufweist, bilden das Protein Acti-nin. Ihm wird nachgesagt, für kraftvollen Kurzeinsatz von Muskelfasern zuständig zu sein. Vor allem Kraft-sportler und Elitesprinter weisen diesen Gentyp auf. Menschen mit der X-Version können dieses Protein nicht bilden. Sie können wiederum Spitzenleistungen im Ausdauersport erbringen.

Selbst wenn die Genetik etliches in unserem Kör-per vorbestimmt, so setzt sie nicht das Endresultat fest. »Gute Gene« sind zwar ein Segen, formen unse-ren Körper allerdings nicht von selbst. Ebenso wenig sollten »schlechte Gene« als Übeltäter für eventuelle Misserfolge herhalten. Eine ungünstige Veranlagung steht dem Erreichen eines fitten und muskulösen Körpers nicht im Wege. Wichtig ist, sich realistische Ziele zu setzen, mit Fleiß und Ehrgeiz an ihnen zu arbeiten und sich auf ausschlaggebende Komponen-ten, wie die richtige Ernährung, Training und Rege-neration zu fokussieren. Wir dürfen nicht vergessen, dass unsere Gene lediglich Tendenzen vorgeben, uns jedoch nicht automatisch zu erfolgreichen oder we-niger erfolgreichen Athleten machen.

Und nun zur Beantwortung der eigentlichen My-the: wie vorhin schon angesprochen, bauen Männer wesentlich schneller Muskeln auf als Frauen. Den Grund dafür stellt unser hormonelles Profil dar, das bei Frauen und Männern unterschiedlich zusammen-gesetzt ist. Hormone haben großen Einfluss auf vie-lerlei Funktionen in unserem Körper, nicht zuletzt auch auf den Muskelaufbau. Das dafür hauptverant-wortliche Hormon ist »Testosteron«. Wie viel Testos-teron wir produzieren ist von Mensch zu Mensch ver-schieden. Fest steht lediglich, dass der Körper einer Frau eine deutlich geringere Menge davon erzeugt, als der eines Mannes. Übrigens ist der Testosteron-spiegel unseres Körpers nicht immer konstant. So steigt sein Wert beispielsweise nach einem intensi-ven Beintraining stark an.

Die Angst, durch das Stemmen schwerer Ge-wichte sowie intensives Krafttraining »zu schnell« Muskeln aufzubauen ist also unsinnig. Allein um op-tisch deutliche Veränderungen der Muskulatur zu erkennen, bedarf es unter anderem wochenlangem Training. Eine »versehentliche Transformation« in einen Bodybuilder oder gar Hulk wird nie stattfinden. Beim Anblick von Bodybuildern und Bodybuilderin-nen sollten wir zudem immer eines im Hinterkopf be-halten: die Einnahme zusätzlicher Substanzen! In der Bodybuilding-Szene ist es weit verbreitet, mit zusätz-lichen Hormonpräparaten in den Körper einzugrei-fen, bei Profis wie auch bei Amateuren. Diese kön-nen die Leistungsfähigkeit und das Muskelwachstum sowie den Fettabbau erhöhen und sind keineswegs immer legal.

2. MYTHOS

Um muskulöse Arme zu bekommen, trainiere ich sie so oft als möglich

———————— ⬤ ————————

Viele von uns denken, der Grundsatz »Je mehr, desto besser« ließe sich problemlos auf den Fitnessbereich übertragen, was jedoch mit Vorsicht zu genießen ist.

REGENERATION

Wie bereits angeschnitten, ist ausreichende Regeneration einer der vier Grundbausteine für optimalen Muskelaufbau. Als Regeneration werden Erholungsphasen bezeichnet, die unser Körper nach einem Training benötigt. Häufig werden sie von Sportbegeisterten unterschätzt. Sie befinden sich leider im Glauben, den Muskel primär durch tägliches Training zu fordern und somit zum Wachsen zu bringen. Tatsache ist jedoch, dass Regenerationsphasen nahezu gleichbedeutend wie die Trainingseinheiten selbst sind und einen erheblichen Teil zu unserem Erfolg beisteuern. Für effektives Muskelwachstum ist es daher unerlässlich, großes Augenmerk auf diese Phasen zu richten. Der scheinbar logische Gedankengang, Muskeln würden schneller wachsen, indem man sie so oft als möglich trainiert, erweist sich als falsch.

Wie schon erwähnt, sollte auch jeder den Irrglauben, Muskeln würden während des Trainings wachsen, aus seinem Gedächtnis streichen. Muskeln wachsen nicht während des Trainings, sondern während der anschließenden Erholungsphasen! Als Reak-

tion auf den Trainingsreiz wird der Muskel in diesen Phasen gestärkt und er vergrößert sich. Es ist daher wenig sinnvoll, die gleiche Muskelgruppe in zu kurzen Abständen hintereinander zu trainieren, da man so die Einhaltung der Erholungsphasen nicht gewährleisten kann. Auf dem Weg zum Ziel stellt man sich auf diese Weise nur selbst ein Bein und nimmt seinen Muskeln die Möglichkeit zu wachsen.

SUPERKOMPENSATION

Durch intensives Krafttraining werden unsere Muskeln Trainingsreizen ausgesetzt, wodurch sie beansprucht werden und daraufhin ermüden. Um sie schnellstmöglich wieder leistungsfähig zu machen, versucht unser Körper die Belastung des Trainings zu kompensieren. Dies geschieht durch das Auffüllen unserer Energiespeicher sowie das Reparieren kleiner Muskelverletzungen.

Unser Trainingsziel ist es freilich, uns stetig zu verbessern und somit unser Leistungsniveau immer weiter nach oben zu schrauben. Hierbei kommt uns das Prinzip der Superkompensation zu Gute: zunächst befinden wir uns auf unserem Ausgangsniveau, welches von Mensch zu Mensch unterschiedlich ist. Diesen Zustand nennt man auch »Homöostase«. Nach intensivem Training liegt unsere Leistungsfähigkeit unter diesem Ausgangsniveau und unser Körper verlangt nach Regeneration.

Die Phase der Erholung dient unserem Körper dazu, sich auf die nächste Belastung vorzubereiten. Dabei ist es wichtig, die Phase der Erholung und den Zeitpunkt der erneuten Belastung optimal zu bestimmen. Nur so ist es möglich, unsere Werte zu steigern und unsere Leistungsfähigkeit kontinuierlich zu verbessern.

In der Phase der Superkompensation ist unser Körper zu höheren Leistungen fähig und mobilisiert mehr Kraft als beim Ausgangsniveau. Dies ist der beste Zeitpunkt, um unsere Muskeln erneut und noch stärker zu belasten.

OPTIMALE DAUER DER REGENERATIONSPHASE

Genauso wie man sein Leistungsniveau durch das Einhalten von Regenerationsphasen steigern kann, ist es auch möglich, es durch verkürzte Regenerationszeiten zu senken. Wird der nächste Reiz in einer Phase gesetzt, in der der Körper noch mit Reparaturarbeiten und dem Auffüllen seiner Speicher beschäftigt ist, kommt es zu einem Sinken des Leistungsniveaus. Unsere Leistungsfähigkeit befindet sich nach der Erholungsphase somit unter dem anfänglichen Leistungsniveau. Der gute Wille, so viel und oft wie möglich zu trainieren, bewirkt also leider das Gegenteil! Setzen wir diesen Prozess stetig fort, ohne dem Körper entsprechende Pausen zu gönnen, kann es anhand von Dauerbelastung zu Übertraining

kommen, was uns schließlich dazu zwingt, eine längere Trainingspause einzulegen. Schwäche, dauerhafte Müdigkeit, konstanter Leistungsabfall, häufige Verletzungen sowie Lustlosigkeit können Anzeichen dafür sein.

Nun stellt sich die Frage, wann der optimale Zeitpunkt für das Setzen eines erneuten Reizes gegeben ist. Eine einheitliche Antwort darauf gibt es zwar nicht, jedoch spielen unter anderem folgende fünf Faktoren eine Rolle: Trainingsdauer, Trainingsintensität, Trainingsniveau, Muskelgruppe, Alter. Grundsätzlich lässt sich sagen, dass die Erholungsphasen nach hochintensiven und langen Trainingseinheiten länger angesetzt werden sollten als bei kurzen, lockeren Workouts. Dies liegt daran, dass durch die stärkeren Reize die Belastungskurve weiter absinkt und unser Körper länger braucht, um wieder Kraft und Energie freizusetzen. Auch das Trainingsniveau spielt hierbei keine unbedeutende Rolle: Anfänger sollten zu Beginn des Krafttrainings generell mit längeren Erholungsphasen rechnen als Profis, bei denen das Krafttraining schon in Leib und Blut übergegangen ist. Kleine Muskelgruppen, wie der Bizeps oder die Bauchmuskulatur, erholen sich schneller als große Muskelgruppen, wie Rücken- oder Beinmuskulatur. Auch sollte erwähnt werden, dass die Körper junger Menschen meist schneller wieder leistungsfähig sind als die von Menschen fortgeschrittenen Alters. Es ist somit unmöglich eine pauschale Regenerationsdauer festzulegen. Prinzipiell kann sich die Erholungsphase über 24 Stunden bis hin zu mehreren Tagen ziehen.

Einen wichtigen Indikator beim Einschätzen der Regenerationsdauer stellt, wie so oft im Leben, unser Körpergefühl dar. Erst wenn wir uns fit fühlen, steht dem nächsten Training nichts im Wege.

Selbst wenn eine Muskelgruppe ihre Regenerationszeit benötigt und es kontraproduktiv wäre, sie neuerlich zu belasten, heißt das nicht automatisch, dass wir eine Trainingspause einlegen müssen. Wir müssen uns lediglich auf eine andere Muskelgruppe fokussieren als am Vortag. Haben wir gestern etwa unsere Beine stark belastet, können wir heute Brust, Schultern oder Rücken trainieren.

3. MYTHOS

Muskelkater ist schlecht

Egal, ob Sporteinsteiger oder Profi Bodybuilder – der Muskelkater ist wohl jedem ein Begriff. Dabei handelt es sich um Schmerzen, die zeitverzögert nach Belastung eines Muskels oder ganzer Muskelgruppen eintreten. Wir spüren ein unangenehmes Ziehen und Brennen und fühlen uns in unserer Beweglichkeit eingeschränkt.

WIE MUSKELKATER ENTSTEHT

Früher nahm man an, der Muskelkater resultiere aus der übermäßigen Ausschüttung von Milchsäure, was eine Übersäuerung des Muskels zur Folge habe. Entgegen dieser Annahme gelten heute Mikrotraumata als Auslöser. Dies sind kleine Risse, welche unsere Muskelstruktur schädigen. Wasser lagert sich in diesen feinen Rissen ein, die Muskelfasern weiten sich aus und der Muskel schwillt in Folge dessen an. Da unsere Nerven zeitverzögert gereizt werden, empfinden wir die eigentlichen Schmerzen, also den Mus-kelkater, aber erst 12 bis 24 Stunden danach.

Vor allem Anfänger erleiden nach den ersten Trainingseinheiten häufig starken Muskelkater. Dies liegt daran, dass unsere Muskeln eine derartige Belastung nicht gewohnt sind und sich erst an die gesetzten Reize anpassen müssen. Jedoch werden auch fortgeschrittene Sportler von diesem Phänomen nicht verschont. Setzt man während des Trainings neue Muskelreize, indem man beispielsweise andere Übungen in seinen Trainingsplan aufnimmt, kann es auch hier zu Muskelkater kommen – genauso wie beim Wiedereinstieg nach längeren Trainingspausen.

IST MUSKELKATER NUN SCHLECHT?

Pauschal lässt sich weder sagen, Muskelkater sei schlecht noch gut. Die Stärke des Muskelkaters ist das ausschlaggebende Kriterium. Spüren wir lediglich leichtes Ziehen und Brennen, sobald die betroffene Muskelgruppe belastet wird, ist dies grundsätzlich kein schlechtes Zeichen. Ein leichter Muskelkater klingt üblicherweise nach 2 bis 3 Tagen wieder ab und wir können uns schmerzfrei in eine neue Trainingseinheit stürzen. Kontraproduktiv ist es jedoch, wenn aus einem »Muskelkätzchen« eine »Raubkatze« wird – also Muskelverletzungen, die das Ausmaß kleiner Schädigungen übersteigen. Faserrisse, die unerträgliche Schmerzen hervorrufen, selbst wenn man die betroffene Muskelgruppe gar nicht belastet, sind tunlichst zu vermeiden. Um diese Muskeln erneut und schmerzfrei trainieren zu können, vergehen viele Tage, da hier die Heilung übermäßig lange dauert. Ein solcher Muskelkater verzögert die Regeneration enorm.

Um das Abklingen eines Muskelkaters bestmöglich zu unterstützen, eignen sich Mittel, die unsere Durchblutung fördern. Ein warmes Bad, eine heiße Dusche, ein Saunagang sowie durchblutungsfördernde Salben stellen wirksame Optionen dar.

4. MYTHOS

Bauchfett verliert man durch gezieltes Bauchmuskeltraining

BAUCHFETT IN SIXPACK VERWANDELN

»Mithilfe dieses Bauch-Workouts schaffen Sie es, innerhalb kürzester Zeit Ihr Bauchfett zum Schmelzen zu bringen und ein stahlhartes Sixpack zu bekommen« – Versprechen wie diese klingen zu schön, um wahr zu sein. Und genauso ist es leider auch! Der Mythos, man könne gezielt Fett verbrennen, um einen Speckbauch mit den richtigen Übungen in einen Waschbrettbauch »umzuwandeln«, ist noch immer weit verbreitet und findet sich sogar in so mancher Fachzeitschrift.

IST GEZIELTER FETTABBAU MÖGLICH?

Natürlich ist es möglich und auch empfehlenswert durch Kraftsport Kalorien zu verbrennen, um den Körperfettanteil zu senken – an welchen Stellen unser Körper Fett abbaut, liegt allerdings nicht in unseren Händen. Genauso wenig, wie wir bestimmen können, an welchen Stellen wir Fett einlagern, ist es unmöglich sich auszusuchen, wo es wieder reduziert wird. Es ist unsere Veranlagung, welche die Fettverteilungsmuster festlegt! Ob der Bauchumfang geringer wird, die Oberschenkel schmäler werden oder wir an den Hüften Fett verlieren, bestimmen nicht wir.

EINFLUSS DER GENETIK

Essen wir mehr als wir verbrennen, speichert unser Körper die überschüssige Energie in Form von Fettpölsterchen. An welchen Stellen sich Fett ansammelt, ist von Mensch zu Mensch verschieden. Ebenso verschieden ist es auch, wo dieses Fett als erstes wieder abgebaut wird. Anders verhält es sich beim Muskeltraining. Bauchübungen, wie beispielsweise Sit ups oder Crunches dienen dazu, gezielt Reize zu setzen, um unsere Bauchmuskeln zu trainieren. Unter Berücksichtigung zusätzlicher Faktoren ist es somit möglich, an bestimmten Körperpartien bewusst Muskelmasse aufzubauen. Dies bedeutet jedoch nicht, dass an dieser Stelle auch gleichzeitig Fett abgebaut wird. Wir können uns das schönste Sixpack antrainieren – solange sich zu viel Fett darüber befindet, bleibt es unsichtbar. Im Klartext: wir können Fettpölsterchen niemals gezielt »wegtrainieren«, denn eine lokale Fettverbrennung ist einfach nicht möglich.

5. MYTHOS

Durch Krafttraining kann ich Fett in Muskeln umwandeln

Na, das wäre doch mal was! Zuerst futtern was das Zeug hält, um möglichst viel Fett anzulegen und schwupps, wandeln wir alles in Muskeln um. Derjenige, dem dies schon einmal gelungen ist, der möge sich doch bitte bei uns melden!

WAS IST FETT UND WAS SIND MUSKELN?

Leider ist das Internet voll von solchen Aussagen, doch eines ist sicher – keine davon hält was sie verspricht. Fett und Muskeln sind zwei unterschiedliche Substanzen, Fettabbau und Muskelaufbau somit zwei grundverschiedene Prozesse. Dabei ist die Formel so einfach: möchte man Fett verbrennen, wird ein Kaloriendefizit benötigt, beim Muskelaufbau hingegen empfiehlt sich ein Kalorienüberschuss. Weder Fett- und Muskelaufbau, noch Muskel- und Fettabbau beruhen auf demselben Prinzip. Verschiedene Massen bedürfen unterschiedlicher Prozesse, welche nicht miteinander kombiniert oder vermischt werden können. Wir können somit weder Fettzellen in Muskelzellen umwandeln, noch umgekehrt.

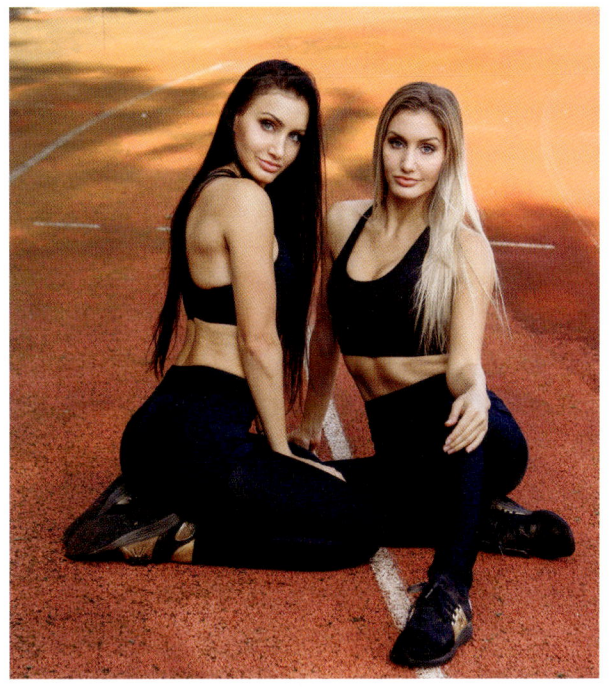

STRONG BODY II

ERNÄHRUNG & KOCHREZEPTE

Benutzt du Instagram?

Wir lieben es, unserer Kreativität beim Kochen und Backen freien Lauf zu lassen. Dabei probieren wir gern Neues und freuen uns immer, wenn wir Tipps und Erfahrungen mit anderen tauschen können.

Lasst uns doch gemeinsam kochen und unsere Gerichte miteinander teilen. Wir lieben es nachgekochte oder von uns inspirierte Gerichte zu sehen, die von euch ein wenig abgeändert wurden. Versieh deine Postings einfach mit den Hashtags *#baesslertwins* und *#doublepower* und wir werden uns deine Beiträge ansehen!

ERNÄHRUNGSGRUNDLAGEN

Jedes Nahrungsmittel besteht, einfach gesagt, aus Nährstoffen. Dabei unterscheidet man grundsätzlich zwischen zwei Arten: Makronährstoffe (vgl. griechisch »macro« für groß oder weit) und Mikronährstoffe (vgl. griechisch »micro« für klein oder schwach).

Die Makro- und die Mikronährstoffe gliedern sich wiederum in Unterkategorien. Bei den Makronährstoffen handelt es sich um: Proteine, Kohlenhydrate und Fette.

Zu den Mikronährstoffen zählen: Vitamine, Mineralstoffe (wie Kalzium oder Magnesium), Spurenelemente (z.B. Eisen, Zink, Selen, Mangan), sekundäre Pflanzenstoffe (Carotinoide, Flavonoide), essentielle Fettsäuren (v.a. Fischöle) und Aminosäuren.

Makronährstoffe dienen unserem Körper primär dazu, Energie zu erzeugen – sie sind also Energielieferanten. Mikronährstoffe liefern uns hingegen nicht unmittelbar Energie. Sie werden zwar in nur sehr geringen Mengen benötigt, ohne sie würde unser Körper allerdings nicht richtig funktionieren. Sie sind wesentliche Nahrungsbestandteile, deren Fehlen zu Mangelerscheinungen und in Extremfällen sogar zum Tode führen kann. Wir brauchen Mikronährstoffe für die reibungslose Funktionsfähigkeit unserer Zellen und sie gewährleisten den Ablauf verschiedenster Körperfunktionen. Ihre Hauptaufgabe besteht darin, bei der Verarbeitung der Makronährstoffe zu helfen. Das klingt anfangs womöglich kompliziert, ist im Prinzip aber ganz einfach. Anhand folgenden Beispiels lässt sich das Zusammenwirken von Makro- und Mikronährstoffen gut erklären:

Stellt euch den Bau eines Hauses vor – das Haus repräsentiert in diesem Fall unseren Körper. Um ein Haus errichten zu können, benötigt man Baumaterial, wie Ziegel, Zement, Eisen usw. Dieses Baumaterial steht für die Makronährstoffe. Allein durch sie kann aber noch kein Haus entstehen. Dafür benötigt man natürlich Bauarbeiter, die ein stabiles Baugerüst erschaffen. Sie stellen für unseren Körper die Mikronährstoffe dar. Es ist demnach sehr wichtig, beiden Nährstoffgruppen gleich viel Beachtung zu schenken.

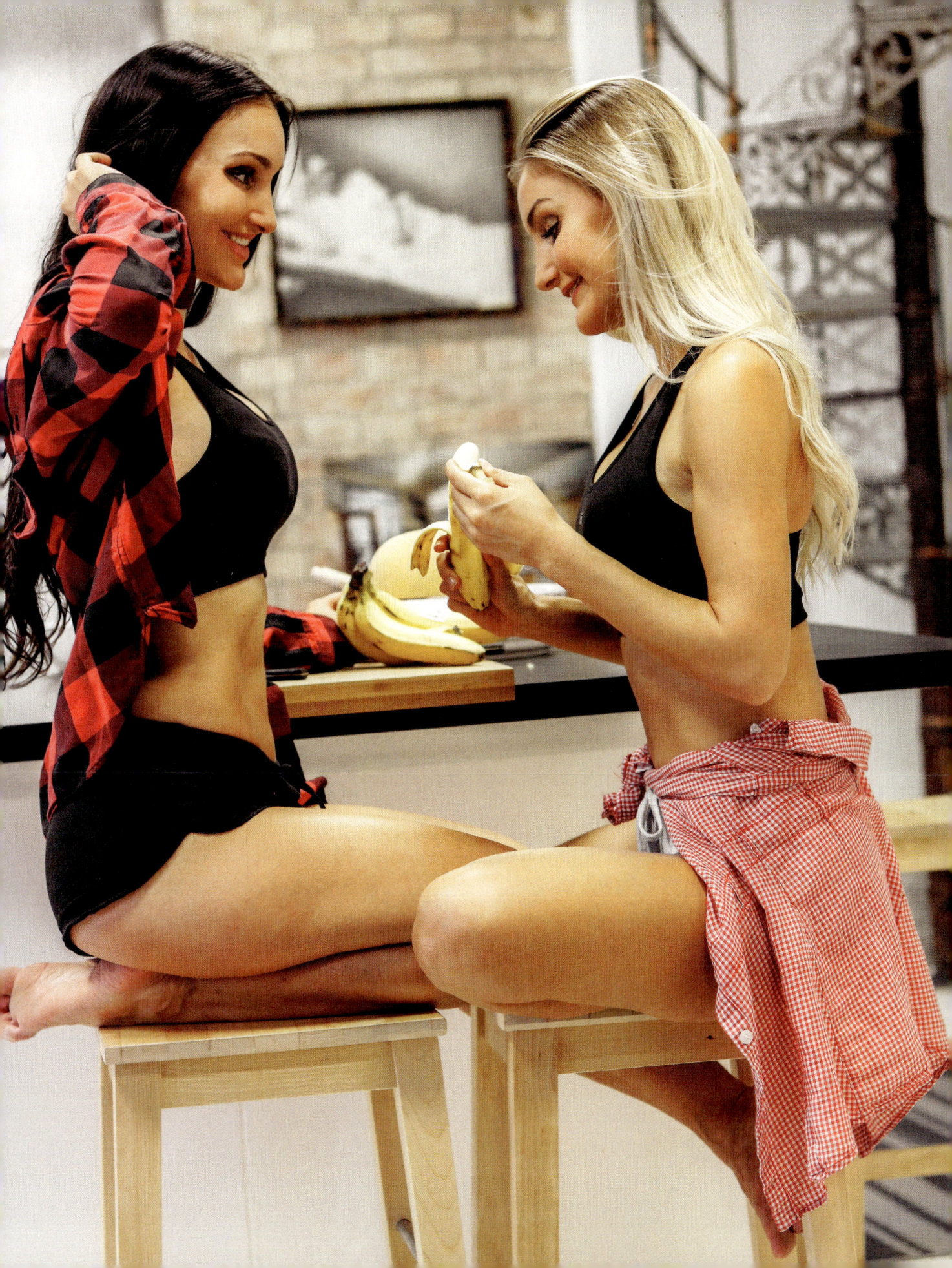

MAKRONÄHRSTOFFE

PROTEINE

Jeder, der beginnt sich mit Diäten oder anderen Ernährungsformen auseinanderzusetzen, wird relativ
früh über den Begriff »Protein« stolpern. Besonders
Sportler schwärmen von diesem Nährstoff, denn »Eiweiße«, wie Proteine noch genannt werden, gelten
als »Muskelbaustoff Nummer 1«. Sie sind essentiell
für uns und haben großen Einfluss auf die Neubildung
sowie die Reparatur von Muskulatur. Unser Körper
ist von sich aus nicht in der Lage, Proteine selbst herzustellen und zu speichern. Da wir sie ausschließlich
über die Nahrung aufnehmen können, ist eine regelmäßige und ausreichende Zufuhr von Eiweiß also unbedingt notwendig. Übrigens: ein Großteil unseres
Körpers setzt sich aus Proteinen zusammen. So machen sie etwa 10 % unseres Gehirns und sogar 20 %
des Herzens sowie der Leber aus. Besonders protein-
haltig sind auch unsere Muskeln, Knochen und Haut.
Protein dient außerdem als Baustoff für Enzyme und
Hormone und wirkt sich positiv auf Haare, Haut und
Nägel aus. Wachsen diese schlecht, ist das ein ty-
pisches Anzeichen von Proteinmangel, ebenso wie
schlechte Wundheilung.

Der Grundbaustein von Protein ist die Aminosäure. Aminosäuren sind organische Molekülstrukturen
in langen Ketten. Insgesamt gibt es 22 verschiedene Arten, die man in »essentielle Aminosäuren« und
»nicht-essentielle Aminosäuren« gliedert. Nicht-essentielle Aminosäuren kann unser Körper selbst herstellen, indem er Eiweiße aufspaltet und neu aufbaut.
Bei essentiellen Aminosäuren ist dies nicht der Fall.
Der Begriff »essentiell« bedeutet hier, dass diese
Aminosäuren zwar lebensnotwendig sind, der Körper
aber wie erwähnt nicht in der Lage ist, sie selbst zu
bilden. Die Aufnahme muss somit über die Nahrung
erfolgen. Je nach Zusammensetzung der verschiedenen Aminosäuren kommen Proteinen andere Funktionen und Wirkungsweisen unseren Körper betref-
fend zu.

Grundsätzlich unterscheidet man Eiweißquellen
in:

- Tierische Quellen, wie Fleisch, Fisch, Meeres-
  früchte, Eier, Milchprodukte (Milch, Quark, Joghurt,
  Hüttenkäse)
- Pflanzliche Quellen, wie Bohnen, Kichererbsen, Lin-
  sen, Buchweizen, Quinoa, Hanf, Chiasamen, Tofu,
  Sojaprodukte (Sojabohnen, Sojamilch)

Protein ist nicht gleich Protein! Ein Lebensmittel kann
noch so eiweißreich sein – wenn die Qualität der Proteine nicht stimmt, kann unser Körper womöglich nur

die Hälfte davon verwerten. Es ist also wichtig darauf zu achten, dass man hochwertige Proteinquellen konsumiert. Wie erkennt man, ob ein Protein hochwertig ist? Das Maß hierfür ist die »biologische Wertigkeit«. Sie gibt an, wie viel Gramm eines aufgenommenen Nahrungsproteins in körpereigenes Protein umgewandelt werden kann. Wie viel das ist, hängt im Wesentlichen von der Menge beziehungsweise dem Verhältnis der essentiellen Aminosäuren in einem Lebensmittel ab. Je nachdem, ob alle essentiellen Aminosäuren enthalten sind, unterscheidet man »vollständige« und »unvollständige« Proteinquellen.

Vollständige Proteine finden wir in tierischen Lebensmitteln, wie fettarmem Fleisch, Fisch, Milchprodukten und Eiern. Es gibt jedoch auch viele pflanzliche Eiweißquellen, die vollständige Eiweiße enthalten, wie Quinoa, Reis, Buchweizen, Hanf- und Chiasamen oder Sojaprodukte.

Die Tatsache, dass manche Lebensmittel unvollständige Proteine enthalten, sollte deren Konsum nicht entgegenstehen. Diese Lebensmittel sind weder minderwertig, noch schlecht, denn man kann sie ja sehr gut mit vollständigen Eiweißquellen kombinieren. Dies muss nicht während einer einzigen Mahlzeit passieren, sondern kann sich über den Tag verteilen. Durch die Kombination verschiedener Lebensmittel kann sogar eine biologische Wertigkeit von über 100 erreicht werden. Eine perfekte Kombination stellen etwa Eier mit Kartoffeln dar.

Wie viel Eiweiß brauche ich? Unser Eiweißbedarf ist von Mensch zu Mensch unterschiedlich und hängt von verschiedenen Faktoren ab. Laut der Deutschen Gesellschaft für Ernährung (DGE) benötigt der Mensch grundsätzlich pro Kilogramm Körpergewicht 0,8 Gramm Eiweiß am Tag. Nach aktuellem Stand der Wissenschaft gilt dieser Wert als absolutes Minimum. Viele Studien weisen darauf hin, dass man die Eiweißzufuhr stets individuell anpassen sollte. Besonders Sportler und Menschen, die Muskelmasse aufbauen möchten, aber auch Schwangere und Frauen in der Stillzeit haben einen deutlich erhöhten Eiweißbedarf.

Vor allem durch körperliche Betätigung steigt der persönliche Eiweißbedarf. Wer sich also Muskelaufbau zum Ziel gemacht hat und seinen Körper einer großen Belastung durch Krafttraining aussetzt, hat einen höheren Bedarf an Proteinen als Menschen, die sportlich inaktiv sind. Für sie liegt der Richtwert eher im Bereich von 1,5 bis 2 Gramm pro Körpergewicht. Bei Muskelwachstum ist es wichtig, seine Muskeln konstant mit Eiweiß zu versorgen. Es ist empfehlenswert, über den ganzen Tag verteilt kleinere proteinreiche Mahlzeiten zu sich zu nehmen. Doch auch wer keine Masse aufbauen möchte, sollte diesem Makronährstoff besondere Beachtung schenken. Während einer Diät etwa ist es ratsam, seine Eiweißzufuhr hoch zu halten, da so das unerwünschte Abbauen von Muskulatur verhindert wird.

Besonders wichtig für den Körper ist die Proteinzufuhr nach dem Training. Eiweiß unterstützt die Muskeln bei der Regeneration und fördert ihr Wachstum. Eine mangelhafte Eiweißzufuhr über längere

Zeit hinweg führt zu Ödemen (Wasseransammlung im Gewebe), zum Abbau von Muskelmasse und somit zu Muskelschwäche sowie zu einer Schwächung des Immunsystems.

KOHLENHYDRATE

Chemisch gesehen sind Kohlenhydrate eine Verbindung aus Kohlenstoff, Sauerstoff und Wasser. Für unseren Körper sind sie mit 4 Kalorien pro Gramm wichtige Energielieferanten. Sie bestehen aus Zuckermolekülen und werden je nach Anzahl ihrer Zuckerbausteine in drei Gruppen unterteilt:

Einfachzucker (Monosaccharide): Wie der Name schon sagt, besteht Einfachzucker aus einem einzigen Zuckermolekül. Die wichtigsten Vertreter hiervon sind Traubenzucker (Glukose), Schleimzucker (Galaktose) und Fruchtzucker (Fructose).

Zweifachzucker (Disaccharide): Diese Zuckerart besteht aus zwei Einfachzuckermolekülen. Dazu gehört in erster Linie Rohr- und Rübenzucker, also unser gewöhnlicher Haushaltszucker (Saccharose) sowie Malz- und Milchzucker (Maltose und Laktose). Einfach- und Zweifachzucker kommen vor allem in Süßigkeiten, wie Schokolade vor. Sie schmecken süß, sind aber, mit Ausnahme von Obst, meist bloße Energieträger, die keine Vitamine oder Mineralstoffe enthalten und den Blutzuckerspiegel schnell in die Höhe schießen lassen.

Mehrfachzucker (Polysaccharide): Er besteht aus mindestens 10 Einfachzuckermolekülen. Das wichtigste Polysaccharid ist Stärke. Unser Organismus kann Stärke besonders gut verwerten, sie kommt vor allem in pflanzlichen Nahrungsmitteln, wie Kartoffeln, Gemüse und Getreide vor. Zu den Polysacchariden zählen überdies Glykogen und auch Ballaststoffe. Letztere fördern beispielsweise die Verdauung und helfen gegen Verstopfung. Man findet sie meist in den Schalen pflanzlicher Lebensmittel.

Damit unser Körper aus Kohlenhydraten Energie gewinnen kann, muss er diese erst zu Glukose umwandeln. Denn Glukose ist jene Zuckerform, die zur Energiegewinnung benötigt wird. Dieser Prozess beginnt bereits im Mund und dauert je nach Kohlenhydrat unterschiedlich lange. Ein- und Zweifachzucker sind für den Körper gut verwertbar. Sie gelangen rasch ins Blut und stehen dem Körper als Energiequelle innerhalb kurzer Zeit zur Verfügung. Sie haben allerdings keinen langen Sättigungseffekt, obwohl gerade Süßes viele Kalorien hat. Den starken Anstieg des Blutzuckerspiegels versucht die Bauchspeicheldrüse auszugleichen, indem sie Insulin bildet und ausschüttet. Insulin ist ein lebenswichtiges Hormon, das unseren Blutzucker schon nach kurzer Zeit wieder absinken lässt. Es kommt also zu einem raschen Leistungsanstieg und zu einem ebenso raschen Abfall. Obwohl dem Insulin eine bedeutsame Rolle zukommt, sind die Folgen der Insulinausschüttung nicht immer vorteilhaft für uns. Insulin blockiert nämlich die Fettverbrennung und sorgt dafür, dass Fett eingelagert wird. Bei Mehrfachzucker ist dies anders: Mehrfachzucker kann vom Körper nicht so schnell in Glukose umgewandelt werden, was den Blutzuckerspiegel nur langsam ansteigen lässt.

Grundsätzlich sollte darauf geachtet werden Lebensmittel zu konsumieren, die den Blutzuckerspiegel nur langsam anheben (da ein starkes Ansteigen eine hohe Insulinausschüttung hervorruft), wodurch unsere Bauchspeicheldrüse nicht ständig Insulin produzieren muss. Und wie weiß man, welche Lebensmittel hierfür in Frage kommen? Durch den sogenannten »Glykämischen Index« (GI). Er gibt an, wie stark ein Lebensmittel den Anstieg des Blutzuckerspiegels beeinflusst. Der Bezugswert des Index ist Glukose, die einen GI von 100 hat. Im Allgemeinen wird folgende Einteilung verwendet:

- Hoher GI-Wert: größer als 70
- Mittlerer GI-Werte: zwischen 50 und 70
- Niedriger GI-Wert: kleiner als 50

Der überwiegende Anteil der aufgenommenen Kohlenhydrate sollte aus Mehrfachzuckern bestehen. Sie erzeugen ein länger anhaltendes Sättigungsgefühl, weil der Körper sie langsamer aufnimmt.

FETTE

Fette sind mit 9 Kalorien pro Gramm die energiereichsten Nahrungsträger. Kohlenhydrate und Proteine liefern im Gegensatz zu ihnen nur knapp die Hälfte an Energie. Fettsäuren dienen unserem Körper in vielerlei Hinsicht, wie etwa zum Schutz der Organe und oder generell als Wärmeschutz. Fette sind zudem Geschmacksträger und zuständig für die Aufnahme von Vitaminen. Sie verlängern das Sättigungsgefühl und dienen uns als Energiespeicher.

»Fettsäuren« ist der Überbegriff für aliphatische Monocarbonsäuren. Sie bestehen aus einer Kette von »Kohlenstoffatomen«. Besteht die Kohlenstoffkette einer Fettsäure ausschließlich aus »Einfachbindungen« zwischen Atomen, bezeichnet man die betreffende Fettsäure als »gesättigt«. Tauchen in der Kohlenstoffkette »Doppelbindungen« auf, so spricht man von »ungesättigten Fettsäuren«. Diese gibt es sowohl in einfacher als auch mehrfacher Ausführung. Man unterscheidet bei Fetten also zwischen gesättigten und einfach/mehrfach ungesättigten Fettsäuren. Mit zunehmender Sättigung ändert sich ihre Struktur. Flüssige Fette, wie Öle, bestehen hauptsächlich aus ungesättigten Fettsäuren und feste Fette, wie Butter, vor allem aus gesättigten.

GESÄTTIGTE FETTE

Diese Fettsäuren liefern zwar viel Energie, sind aber in zu großer Menge schädlich für den Körper. Sie lagern sich in den Zellmembranen ein und verlangsamen den Stoffwechsel. Des Weiteren wirken sich einige gesättigte Fettsäuren ungünstig auf die Blutfettwerte aus und können zu einem Anstieg der Triglyzeride und Cholesterinwerte führen. Somit können sie auch das Risiko von Herzerkrankungen, Adipositas und Fettstoffwechselstörungen erhöhen. Es sollte daher darauf geachtet werden, diese Fette weitgehend zu meiden. Vor allem in Fetten »tierischen Ursprungs« sind sie enthalten, doch auch in einigen fettreichen

Bestandteilen von Pflanzen, wie Kokosöl oder Palmöl, findet man hohe Anteile davon. Weiters kommen sie in Eigelb, Butter, Schmalz, Schweinefleisch, Schokolade, Käse, Chips oder Pommes Frites vor.

UNGESÄTTIGTE FETTE

Man unterscheidet zwischen »einfach ungesättigten« und »mehrfach ungesättigten« Fettsäuren. Während der Körper die einfach ungesättigten Fette selbst herstellen kann, müssen ihm die mehrfach ungesättigten Fettsäuren von außen zugeführt werden.

Einfach ungesättigte Fettsäuren: Diese Fette senken den schädlichen LDL-Cholesterinspiegel und steigern das gute HDL Cholesterin. Sie sind in vor allem in Avocados, Nüssen, Oliven und Olivenöl enthalten.

Mehrfach ungesättigte Fettsäuren: Mehrfach ungesättigte Fettsäuren nennt man auch »essentielle Fettsäuren«. Sie müssen unserem Körper durch Nahrung zugeführt werden, da unser Körper sie nicht selbst herstellen kann. Grund dafür ist das Fehlen bestimmter Enzyme. Mehrfach ungesättigte Fettsäuren sind wichtig für den Aufbau von Zellstrukturen und regulieren den Fettstoffwechsel. Sie unterteilt man in weitere Gruppen: »Omega 3 Fettsäuren« und »Omega 6 Fettsäuren«. Die bedeutendste Omega 3 Fettsäure heißt Alpha-Linolensäure. Diese Fettsäure ist etwa in Pflanzenölen, Nüssen und Samen enthalten sowie in Kaltwasserfischen, wie Makrelen, Sardinen und Lachs. Die bedeutendste Omega 6 Fettsäure ist die Linolsäure. Sie ist zum Beispiel in Kürbiskernöl,

Sonnenblumenöl sowie in tierischen Nahrungsmitteln, wie Butter und Eigelb vorhanden.

Um einen positiven Effekt auf unseren Körper zu bewirken, ist das Verhältnis zwischen diesen Fettsäuren entscheidend. Empfohlen wird das Verhältnis 5:1, also fünfmal so viel Omega 3 Fettsäuren wie Omega 6 Fettsäuren. Ungesättigte Fettsäuren werden auch als »gesunde Fette« bezeichnet. Es ist ratsam darauf zu achten, dass zwei Drittel der aufgenommenen Fette ungesättigte Fette sind. Grundsätzlich sollten ungefähr 20 % des täglichen Energiebedarfs durch Fette abgedeckt werden.

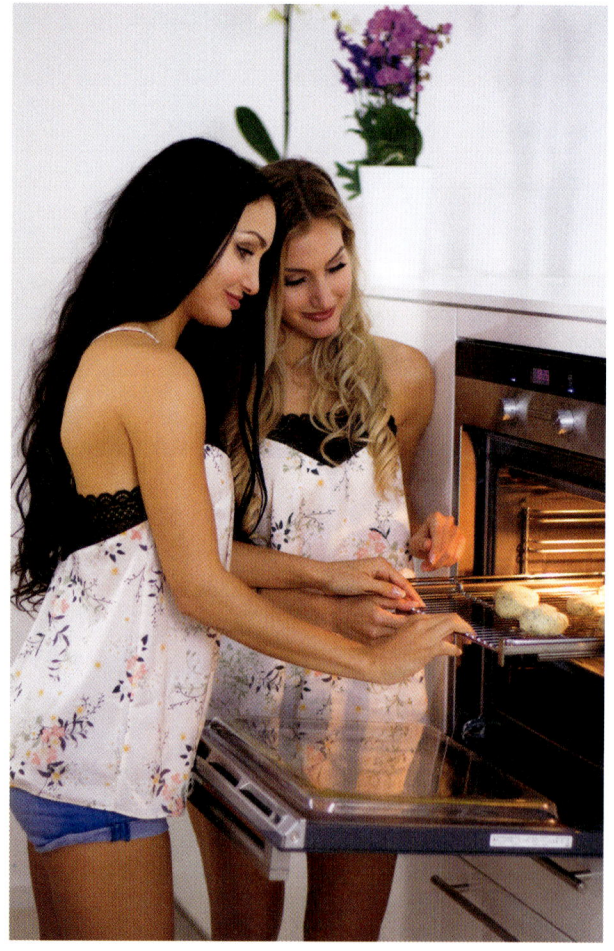

MIKRONÄHRSTOFFE

AMINOSÄUREN

Aminosäuren sind wichtige Bausteine des Körpers und für viele Arbeitsprozesse (mit-)verantwortlich. So unterstützen sie beispielsweise die Struktur von Haut und Haar und sind zuständig für den Muskelaufbau beziehungsweise wichtig für die Fettreduktion. Aminosäuren sind außerdem entscheidend bei der Bildung von Enzymen, welche eine tragende Rolle im Stoffwechsel unseres Organismus spielen. Sie regulieren fast alle Stoffwechselprozesse und sind somit unabdingbar für einen gesunden Körper. Stress, chronische Erkrankungen oder unausgewogene Ernährung führen zu einem Mangel an Aminosäuren, was auf Dauer negative Folgen für den Körper und die Gesundheit mit sich bringt. Die häufigsten Folgen sind eine erhöhte Anfälligkeit für Infekte, Leistungsabfall, Gelenkbeschwerden sowie Defizite beim Muskelaufbau.

Wie erwähnt, gibt es 22 verschiedene Aminosäuren und man differenziert dabei zwischen drei Arten: Essentielle Aminosäuren, nicht-essentielle Aminosäuren und semi-essentielle Aminosäuren (eine Art Zwischenkategorie).

Wie ebenfalls zuvor erwähnt, bedeutet der Begriff »essentiell«, dass die betreffenden Aminosäuren lebensnotwendig sind, der Körper aber nicht in der Lage ist, sie selbst zu bilden. Es ist daher notwendig, dass diese Aminosäuren durch die Nahrung aufgenommen werden. Zu den essentiellen Aminosäuren gehören: L-Isoleucin, L-Valin, L-Methionin, L-Leucin, L-Tryptophan, L-Lysin, L-Phenylalin und L-Threonin.

Die Zufuhr von »nicht-essentiellen« Aminosäuren ist für den menschlichen Körper nicht unbedingt notwendig, denn er kann sie ja auch selbst herstellen. Sie gelten somit als entbehrlich. Zu diesen Aminosäuren zählen: L-Alanin, L-Asparagin, Asparaginsäure, L-Glutamin, Glutaminsäure, Glycin, Prolin und Serin.

Eine »semi-essentielle« Aminosäure ist grundsätzlich entbehrlich. In bestimmten Situationen jedoch, wie etwa bei chronischen Krankheiten, ist der Körper mit der Aminosäureproduktion überfordert. In solchen Fällen müssen auch semi-essentielle Aminosäuren in ausreichender Menge von außen zugeführt werden, um einer Unterversorgung vorzubeugen. Zu diesen zählen: L-Arginin, L-Cystein, L-Histidin und L-Tyrosin.

Die bekanntesten und wichtigsten Aminosäuren für den Muskelaufbau sind Leucin, Isoleucin und Valin (diese nennt man zusammengefasst auch BCAAS) sowie Arginin. BCAAs gehören zu den essentiellen Aminosäuren und es ist wichtig, sie dem Körper zuzuführen. Wir alle nehmen Aminosäuren durch pflanzliche und tierische Lebensmittel auf. Sie kommen vor allem in Fleisch und Fisch sowie in Ei- und Milchprodukten, aber auch in Hülsenfrüchten, wie Erbsen, Nüssen und Walnüssen vor. Der Anteil an Aminosäuren fällt von Lebensmittel zu Lebensmittel unterschiedlich aus. Außerdem kann die Zubereitung einer Speise durch Kochen oder Braten den Anteil an Aminosäuren beeinflussen. Gebratene und insbesondere gekochte Lebensmittel verlieren nämlich während der Zubereitung einen Teil ihrer Aminosäuren und Vitamine. Um dem Verlust dieser wertvollen Bestandteile vorzubeugen, ist es ratsam, häufig auch auf Rohkost sowie nur kurz angebratene Speisen zurückzugreifen.

VITAMINE

Vitamine sind lebensnotwendige organische Verbindungen, die von unserem Körper für wichtige Funktionen benötigt werden. Sie sind an verschiedenen Prozessen beteiligt, wie zum Beispiel am Aufbau und Schutz der Zellen. Da unser Körper Vitamine nicht oder nicht in ausreichenden Mengen selbst bilden kann, müssen sie regelmäßig mit der Nahrung aufgenommen werden. Insgesamt sind 13 essentielle Vitamine für den Körper bekannt. Die einzigen Vitamine, die der Körper selbst bilden kann, sind Vitamin D und Vitamin K. Alle anderen müssen wie gesagt von außen zugeführt werden.

Neben »essentiellen« und »nicht-essentiellen« Vitaminen unterscheidet man zwischen »fettlöslichen« und »wasserlöslichen« Vitaminen. Sie unterscheiden sich darin, wie sie im Körper aufgenommen, transportiert, gespeichert und ausgeschieden werden. Im Gegensatz zu fettlöslichen Vitaminen, kann der Körper wasserlösliche nicht einlagern. Die Vitamine A, D, E und K sind fettlöslich und können daher vom Körper gespeichert werden, eine kontinuierliche Zufuhr ist somit nicht nötig. Trotzdem ist Vorsicht geboten: wenn man zu viele fettlösliche Vitamine zu sich nimmt, kommt es zu einer Überdosierung, welche Symptome wie Übelkeit, Kopfschmerzen, Haarausfall oder Sehstörungen hervorrufen kann. Wie der Name schon vermuten lässt, können fettlösliche Vitamine erheblich besser aufgenommen werden, wenn Lebensmittel mit Fett angereichert wurden (z.B. Salat mit Öldressing oder Karottensaft mit einem Schuss Öl).

Alle anderen Vitamine gehören zur Gruppe der wasserlöslichen Vitamine. Dazu zählen Vitamin B1 (Thiamin), Vitamin B2 (Riboflavin), Vitamin B3 (Niacin), Vitamin B5 (Pantothensäure), Vitamin B6 (Pyridoxin), Vitamin B7 (Biotin), Folsäure, Vitamin B12 (Cobalamin) sowie Vitamin C (Ascorbinsäure). Es ist notwendig, sie kontinuierlich über die Nahrung zuzuführen, da wir sie über die Nieren wieder ausscheiden und sie somit nicht lange im Organismus bleiben. Da diese Vitamine durchs Kochen verloren gehen, ist es besser frische Lebensmittel nur kurz zu garen. Eine gemischte und abwechslungsreiche Ernährung ist daher für eine optimale Vitamin-Versorgung Voraussetzung.

MINERALSTOFFE

Mineralstoffe sind lebensnotwendige anorganische Nährstoffe. Da sie der Körper nicht selbst herstellen kann, müssen auch sie über die Nahrung aufgenommen werden. Mineralstoffe gliedert man in zwei Untergruppen: Mengenelemente und Spurenelemente.

Das Unterscheidungskriterium bildet hier die Menge, welche unser Körper vom jeweiligen Mineralstoff benötigt. Von manchen Mineralstoffen brauchen wir mehr, von anderen weniger.

Von Mengenelementen benötigt der Körper größere Mengen, dennoch sind Mängel eher selten, da wir die meisten von ihnen durch Trinkwasser zu uns nehmen. Mengenelemente übernehmen wichtige Funktionen im Körper: sie regulieren den Wasserhaushalt, festigen Knochen und Zähne, steuern das Zusammenspiel von Nerven und Muskeln usw. Zu ihnen zählen Natrium, Chlorid, Kalium, Kalzium, Phosphor und Magnesium. Spurenelemente hingegen müssen nur in geringerem Ausmaß zugeführt werden. Dazu zählen Eisen, Jod, Fluorid, Zink, Selen, Kupfer, Mangan, Chrom und Molybdän. Zusätzlich gibt es noch Ultraspurenelemente,

die in äußerst geringen Konzentrationen im Körper vorkommen und für die bislang keine eindeutige Funktion festgestellt werden konnte. Hierzu zählen unter anderem Aluminium, Blei und Arsen.

Mangelerscheinungen kommen vor allem durch unreine Haut, stumpfes Haar oder brüchige Fingernägel zum Vorschein. Wenn dem Körper die nötigen Mineralstoffe fehlen, entwickelt er auch häufig eine regelrechte Fresssucht mit Fressattacken. Grund dafür ist oft eine mangelhafte Ernährung, wie zum Beispiel durch den übermäßigen Konsum von Fertigprodukten. Anders als Vitamine gehen Mineralstoffe durch verschiedene Formen der Nahrungszubereitung nicht verloren, so bleiben sie etwa auch durch Kochen oder Braten erhalten.

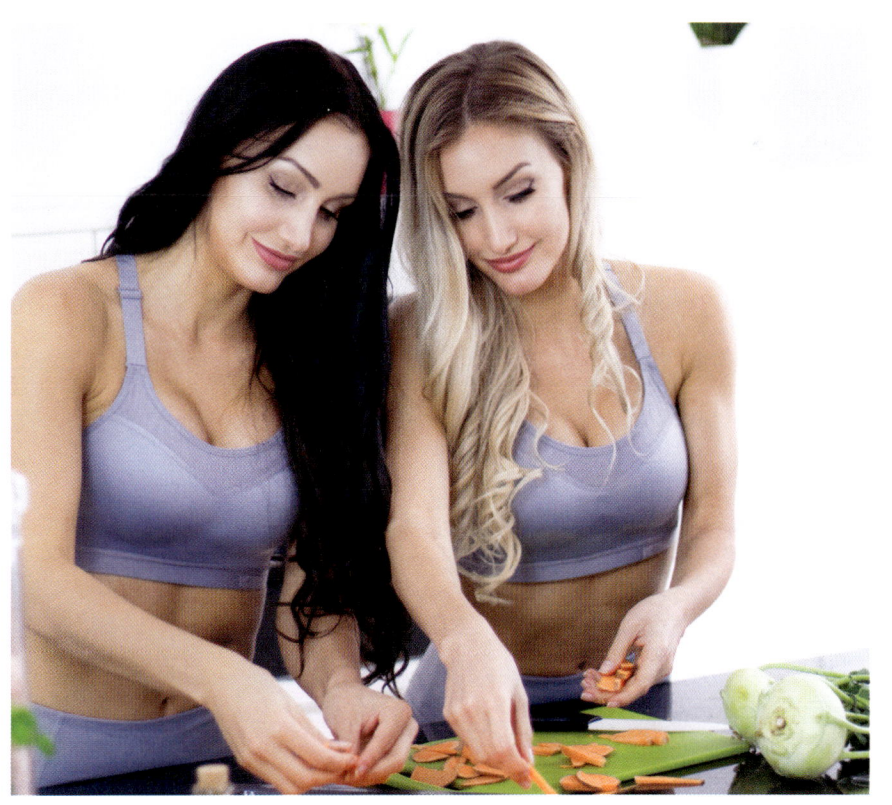

ANLEITUNG ZUR TRAUMFIGUR

30 % Training + 70 % Ernährung = Traumfigur

Sucht man nach Wegen sich körperlich zu verändern, stolpert man immer wieder über diese Formel. Und an ihr ist was Wahres dran! Um eine körperliche Veränderung herbeizuführen, spielt regelmäßige sportliche Betätigung eine tragende Rolle, mindestens genauso wichtig ist es jedoch, seine Ernährung zielorientiert anzupassen. Das kann je nach Ausgangssituation und körperlicher Wunschvorstellung stark variieren. Sich darüber klar zu werden, wie eine solche zielgerichtete Ernährung aussieht (was man essen darf, soll und muss), kann anfangs ganz schön kompliziert sein. Immer wiederkehrende Begriffe wie Kalorienüberschuss und -defizit, Gesamt- und Grundumsatz oder Aktivitätsfaktor erleichtern diesen Prozess nicht gerade. Im Internet schwirrt zudem massenhaft falsche Information umher, wie zum Beispiel subjektive Erfahrungsberichte, die verallgemeinert werden oder hartnäckige Mythen, die schon längst wissenschaftlich widerlegt sind. Es wird von Diäten und Wundermitteln geschwärmt, welche im Nu den Traumkörper herbeizaubern und obendrein den Stoffwechsel pushen, sodass es möglich sei, massenhaft zu sündigen, ohne ein Gramm zuzunehmen... Zeit, um Klarheit zu schaffen!

Wünsche wie »fitter zu werden« oder »auszusehen wie Mr. Olympia oder das schlanke Model auf dem Werbeplakat« schlummern in so manchem bzw. mancher von uns. Um zu wissen, inwiefern man seine Ernährung dafür verändern muss, ist es sinnvoll, sein Ziel konkret festzulegen. Je nach Ausgangslage stecken unterschiedliche körperliche Prozesse hinter dem Erreichen desselben. Grundsätzlich unterscheidet man zwischen Muskelaufbau und Fettabbau. Während man beim Fettabbau darauf achtet, möglichst wenig Energie zu sich zu nehmen, liegt beim Muskelaufbau der Fokus auf einem Energieüberschuss. Die Einheit, in der Energie gemessen wird, nennt man »Kalorie«. Kalorien geben an, wie viel Energie Lebensmittel enthalten. Ob wir unser Gewicht halten, zu- oder abnehmen, hängt in erster Linie von der Anzahl der Kalorien ab, die wir unserem Körper zuführen.

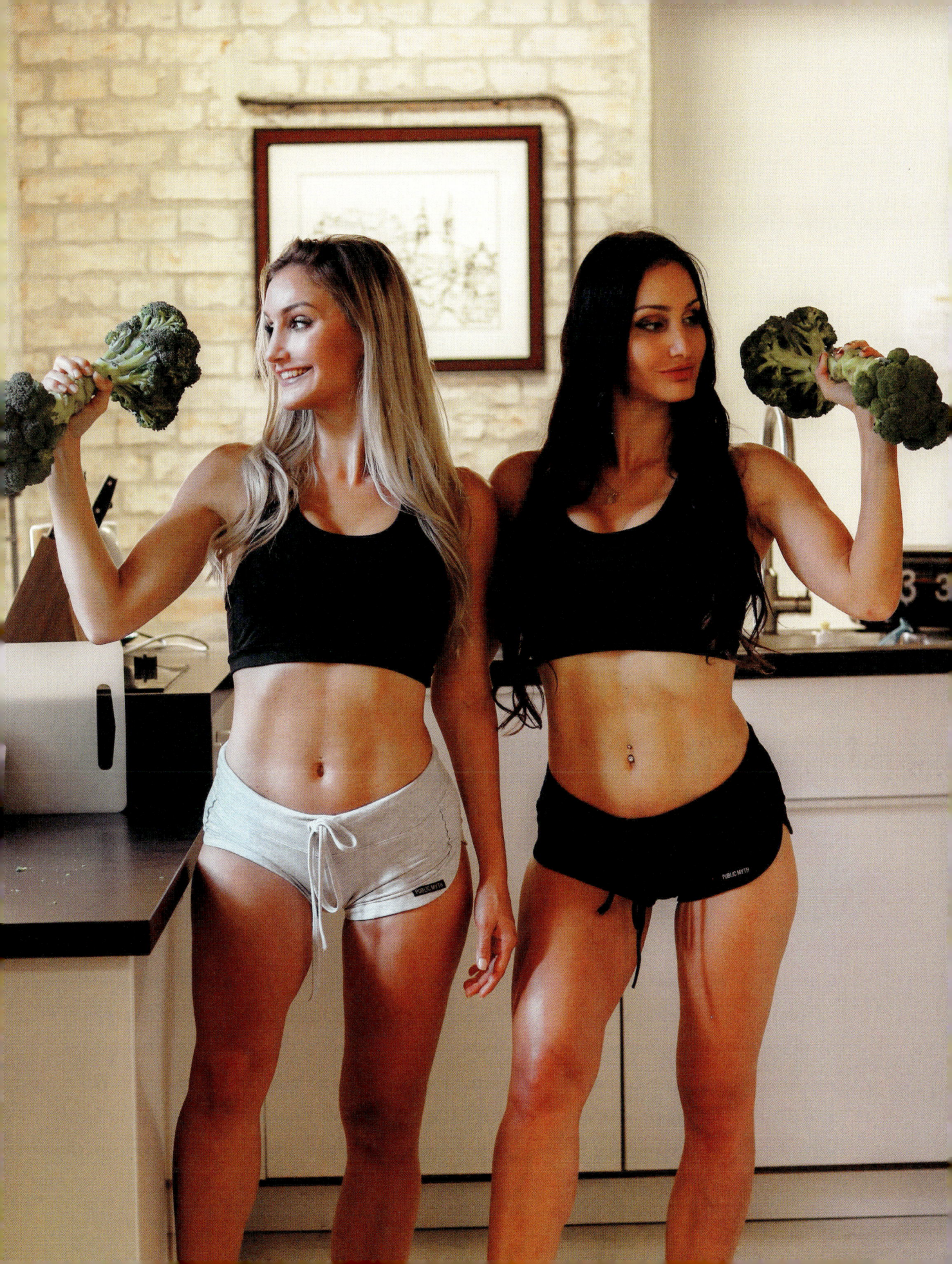

WIE VIELE KALORIEN
BRAUCHE ICH?

Um überleben zu können, braucht unser Körper Energie. Wie viel genau, unterscheidet sich von Mensch zu Mensch und hängt von verschiedenen Faktoren ab, wie Geschlecht, Alter oder Größe. Hierbei sprechen wir vom Energiewert »Grundumsatz«. Der Grundumsatz bezeichnet jene Energie, welche unser Körper jeden Tag zur Aufrechterhaltung seiner wichtigsten Funktionen, wie beispielsweise der Atmung benötigt – sofern wir ihn in keinerlei Weise belasten, nüchtern sind und die Außentemperatur ungefähr 28 °C beträgt (auch »Indifferenztemperatur« genannt). Natürlich entspricht dieses Szenario nur in den wenigsten Fällen unserem realen Zustand. Wir denken, sprechen und bewegen uns, wodurch wir zusätzliche Energie verbrauchen.

Um zu wissen, wie viele Kalorien unser Körper insgesamt benötigt, müssen wir einen weiteren Wert ermitteln: den »Gesamtumsatz«. Der Gesamtumsatz beziffert die Anzahl jener Kalorien, die unser Körper jeden Tag tatsächlich verbraucht. Stellt der Grundumsatz also den theoretischen Kalorienwert dar, den unser Körper täglich benötigt, um seine Organe mit Energie zu versorgen, so stellt der Gesamtumsatz den Kalorienwert dar, der durch unsere zusätzlichen körperlichen Aktivitäten verbraucht wird. Im Klartext heißt das: der Gesamtumsatz bezeichnet jene Kalorienmenge, die wir täglich zu uns nehmen können, ohne dabei zu- oder abzunehmen. Um uns zielorientierter zu ernähren, ist es essentiell diesen Wert zu kennen. Der Gesamtumsatz bezieht überdies auch Energie mit ein, welche wir für Bewegungen, die Aufrechterhaltung der Temperatur, die Verdauung und andere Körperfunktionen benötigen. Diese zusätzlichen Aktivitäten beziffert der »Aktivitätsfaktor«. Je größer unsere Belastung, also je mehr wir uns bewegen, desto höher ist dieser Wert. Ausgedrückt wird der Aktivitätsfaktor in Zahlen: je mehr Aktivität, desto höher die Zahl. Logischerweise spielt der Aktivitätsfaktor beim Grundumsatz keine Rolle. Der Grundumsatz dient wie erwähnt als Basis für die Berechnung unseres Gesamtumsatzes.

METHODEN ZUR BERECHNUNG DES KALORIENVERBRAUCHS

In Fachbüchern und im Internet kursieren unzählige Methoden und Formeln, die eine schnelle, einfache und exakte Berechnung des Gesamtumsatzes versprechen. Ihre Ergebnisse können uns durchaus als Richtwerte dienen, wobei sie mit Vorsicht zu genießen sind. Berücksichtigt werden unter anderem Körpergröße, Gewicht, Geschlecht und Aktivitätsfaktor. Da sich körperliche Belastungen aber stets subjektiv auswirken und nie genau erfasst werden können, ist auch der Aktivitätsfaktor nur ein Anhaltspunkt für derartige Berechnungen. Individuelle Faktoren wie der Stoffwechsel, die Genetik oder der Anteil an Fett- und Muskelmasse werden hier nicht berücksichtigt.

Hingegen ist es eine nahezu exakte Variante, seinen Kalorienverbrauch selbst zu ermitteln. Über einen Zeitraum von mehreren Wochen wird täglich jede Kalorie (und damit ist wirklich »jede« gemeint) aufgelistet und addiert. Selbst die von schwarzem Kaffee, einem Hustenbonbon oder der Käse-Kostprobe im Supermarkt. Es ist wichtig, ehrlich mit sich selbst zu sein und keine Kalorien »zu vergessen«. Zur gleichen Zeit werden auch die Gewichtsschwankungen notiert. Führt man das ein paar Wochen durch und hält dabei sein Gewicht, so stellt der Mittelwert der täglich zugeführten Kalorien den persönlichen Gesamtumsatz dar.

Im Laufe der Zeit haben sich vor allem zwei Formeln etabliert: die frühere Harris-Benedict-Formel und die spätere Mifflin-St.-Jeor-Formel. Die Mifflin-St.-Jeor-Formel baut auf erstere auf, berücksichtigt jedoch den Lebensstilwandel, der in den hundert dazwischenliegenden Jahren stattgefunden hat. Sie ist um einiges genauer und auf unsere heutigen Verhältnisse angepasst:

```
Grundumsatz bei Frauen:

(9,99 x m) + (6,25 x l) — (4,92 x t) — 161


Grundumsatz bei Männern:

(9,99 x m) + (6,25 x l) — (4,92 x t) + 5


m = Gewicht in kg
l = Größe in cm
t = Alter in Jahren
```

Da der Grundumsatz abhängig von Alter, Größe und Gewicht ist, kann er sich im Laufe der Jahre verändern. Speziell durch eine Gewichtszunahme lässt er sich auf natürliche Weise erhöhen. Der Nachteil dieser Formel ist leider, dass sie nicht zwischen Muskel- und Fettmasse differenziert und diese Unterscheidung kann durchaus zu unterschiedlichen Ergebnissen führen. Unser Gewicht sagt nämlich kaum etwas darüber aus, wie hoch unser Körperfettanteil ist.

Nehmen wir 5 Kilogramm zu, spielt es für die Bemessung unseres Grundumsatzes keine Rolle, ob es sich dabei um 1 Kilogramm Fett oder 1 Kilogramm Muskelmasse handelt. Das Ergebnis ist theoretisch das gleiche. Praktisch sieht dies jedoch anders aus. Bereits der gesunde Menschenverstand sagt uns, dass eine Zunahme an Muskelmasse erstrebenswerter ist als eine Körperfetterhöhung. Und damit haben wir nicht Unrecht! Muskeln werden auch als aktive Masse bezeichnet, da sie allein durch ihre Funktion Energie verbrauchen. Sie arbeiten Tag und Nacht. Je mehr Muskelmasse wir besitzen, desto höher ist auch unser Grundumsatz. Fettgewebe hingegen zählt nicht zur aktiven Masse und verbrennt weniger Energie als Muskeln. Der Grundumsatz erhöht sich bei einer Zunahme von Körperfett demnach nicht so stark. Im Klartext: je höher der Körperfettanteil, desto geringer der Grundumsatz. Ein muskulöser Mensch verbraucht also mehr Kalorien als ein Mensch mit wenig Muskelmasse.

Um den Gesamtumsatz exakt zu ermitteln, kommt der Aktivitätsfaktor ins Spiel. Wie erwähnt, resultiert der Aktivitätsfaktor aus unseren sportlichen und beruflichen Aktivitäten. Eine bewährte Möglichkeit diesen zu ermitteln, stellt der PAL-Wert dar. Hier werden je nach Grad an Aktivität fünf Gruppen unterschieden:

- 1,2: Menschen mit ausschließlich sitzender/liegender Lebensweise (z.B. alte, gebrechliche Menschen)
- 1,3 – 1,5: Menschen mit fast ausschließlich sitzender Lebensweise und wenig Freizeitaktivitäten (z.B. Menschen, die viel am Schreibtisch arbeiten)
- 1,6 – 1,7: Menschen, die überwiegend im Sitzen arbeiten, mit zusätzlichen gehenden/stehenden Tätigkeiten (z.B. Schüler, Studenten, Kraftfahrer, Laboranten)
- 1,8 – 1,9: Menschen mit überwiegend gehenden/ stehenden Tätigkeiten (z.B. Hausfrauen, Kellner, Handwerker, Verkäufer)
- 2,0 – 2,4: Menschen mit körperlich anstrengenden Tätigkeiten (z.B. Landwirte, Bergleute, Leistungssportler)

Um seinen Gesamtumsatz zu ermitteln, wird der Grundumsatz mit der jeweiligen Zahl multipliziert.

Je nachdem, wie unterschiedlich unser Tag ausgestaltet ist, variiert auch der Gesamtumsatz. Bewegen wir uns mehr, steigt er, verbringen wir den ganzen Tag im Bett, wird er niedriger. Um möglichst genaue Werte zu erhalten, empfiehlt es sich den Gesamtumsatz täglich neu zu berechnen und somit ein Gefühl dafür zu bekommen, wie sich verschiedene Aktivitätsfaktoren auf die Summe auswirken können. Wenn man etwa einen Bürojob ausführt und nahezu jeder Tag gleich verläuft, ist dies logischerweise nicht notwendig.

Die zweite Variante, den Aktivitätsfaktor zu ermitteln, geschieht über den MET-Wert. Dieser basiert auf zwei Faktoren: dem Gewicht und der Zeitdauer verschiedener Aktivitäten. MET bedeutet »Metabolische Äquivalente«. Generell ist unser Kalorienverbrauch abhängig von der Menge an Sauerstoff, den wir aufnehmen. Die Sauerstoffaufnahme variiert je nach Aktivität. Der MET-Wert beziffert in der Folge die Sauerstoffaufnahme bei unterschiedlichen Aktivitäten. Ein MET entspricht übrigens einem Energieverbrauch von einer Kilokalorie pro Kilogramm Körpergewicht in der Stunde. Hier eine kleine Übersicht der MET-Werte für den Alltag:

MET	Beruf
1,5	überwiegend sitzend, kaum Bewegung (z.B. Bürojob am Schreibtisch)
2,0	größtenteils sitzend, teilweise stehend/gehend (z.B. Kraftfahrer, Student)
3,0	überwiegend gehend/stehend (z.B. Verkäufer, Kellner, Hausfrau, Bäcker)
4,5	körperlich anstrengend (z.B. Landwirte, Handwerker, Bergleute)
6,0	körperlich sehr anstrengend (z.B. Umzugshelfer, Forstarbeiter)

MET	Sport
4,0	Radfahren ca. 12 km/h
6,0	Radfahren ca. 16 km/h
8,0	Radfahren ca. 20 km/h
10,0	Radfahren ca. 24 km/h
12,0	Radfahren ca. 28 km/h
6,0	Schwimmen – moderat
8,0	Schwimmen – mittelschnell
10,0	Schwimmen – schnell
3,0	Walking, Nordic Walking ca. 4 km/h
3,8	Walking, Nordic Walking ca. 5,5 km/h
6,3	Walking, Nordic Walking ca. 7 km/h
8,0	Walking, Nordic Walking ca. 8 km/h
6,0	Laufen, Jogging ca. 6 km/h
8,3	Laufen, Jogging ca. 8 km/h
10,0	Laufen, Jogging ca. 10 km/h
11,8	Laufen, Jogging ca. 12 km/h
13,5	Laufen, Jogging ca. 14 km/h
6,5	Aerobic, Gymnastik
7,5	Krafttraining
7,0	Tennis, Badminton, Squash

7,5	Mannschaftssport (z.B. Fußball, Handball, Volleyball, Basketball)
8,0	Kampfsport (z.B. Boxen, Karate, Kickboxen, Kung Fu)
8,0	Wintersport (z.B. Skifahren, Snowboarden)
3,0	andere Sportart – sehr geringe Belastung
4,5	andere Sportart – geringe Belastung
6,0	andere Sportart – mittlere Belastung
7,5	andere Sportart – hohe Belastung
9,0	andere Sportart – sehr hohe Belastung

MET	Sonstige
0,95	Schlaf
1,2	passive Freizeit (z.B. Ausruhen, Fernsehen, Internetsurfen, Lesen)
2,0	aktive Freizeit (z.B. mit Kindern spielen, Einkaufen, Flanieren, mit dem Hund Spatzierengehen, Hausarbeit)

Je nachdem, wie viele Stunden wir eine bestimmte Aktivität ausführen, wird deren Anzahl mit dem jeweiligen MET-Wert multipliziert. Spielt man etwa 3 Stunden Tennis, so multipliziert man 3 mal 7, was 21 ergibt. Dies wird für jede Aktivität innerhalb von 24 Stunden durchgeführt. Die Multiplikationsergebnisse werden addiert und anschließend durch die Gesamtstundenanzahl, also 24 geteilt. Das Ergebnis bildet den Aktivitätsfaktor. Um schließlich unseren Gesamtumsatz zu ermitteln, wird der Aktivitätsfaktor, wie schon bei der ersten Methode, mit dem Grundumsatz multipliziert. Auch diese ist nicht zu 100 % genau, weshalb es zwischen den zwei Methoden zu leichten Abweichungen kommen kann. Basierend auf beiden Ergebnissen, erhält man jedoch einen adäquaten Richtwert für seine tatsächlich benötigten Kalorien. Der Gesamtumsatz dient uns somit als Anhaltspunkt für jene Kalorienmenge, die wir täglich zu uns nehmen können, ohne zu- oder abzunehmen.

FETTABBAU

Wie reduziere ich meinen Körperfettanteil?

Auf der Suche nach der besten Möglichkeit abzunehmen, stößt man auf unzählige »Wundermittel«, Ernährungsformen und Diäten. Dieses immens große Angebot zu durchschauen, Sinnvolles von Sinnlosem zu trennen, fällt schwer und der Überblick geht schnell verloren. »Lebensmittel, die einen straffen Bauch garantieren«, »Wunderpillen, welche die Kilos wegschmelzen lassen« und »Pulver, die über Nacht schlank machen« – solche Aussagen klingen allesamt verlockend und ohne Grundwissen über gewisse Basics bezüglich Körperfettabbau kann es schnell passieren, dass man darauf reinfällt. Von einer gescheiterten Diät quälen wir uns in die nächste, geben Unmengen an Geld für sogenannte Diätpillen aus und nehmen schlussendlich sogar zu. Kein Wunder, dass vielen der Begriff »Diät« zum Halse heraushängt und man am liebsten alles an den Nagel hängen würde.

Dabei kann Abnehmen so einfach sein! Im Prinzip gibt es nur EINE EINZIGE Sache, die beachtet werden muss: das Kaloriendefizit. Ein Kaloriendefizit bedeutet, dass wir unserem Körper weniger Kalorien zuführen, als er verbraucht. Anders ausgedrückt: wir müssen unter unserem Gesamtumsatz essen. Egal welcher Aktivität wir nachgehen, unser Körper verbraucht permanent Energie. Üblicherweise bezieht er sie aus der Nahrung, die wir ihm zuführen. Essen

wir zu viel, kann die überschüssige Energie nicht verbraucht werden und der Körper speichert sie. Essen wir jedoch unter unserem Gesamtumsatz und führen dadurch unserem Körper weniger Energie zu, als er eigentlich benötigt, so muss er sich diese Energie anderwärtig holen. Dies passiert, indem er gespeicherte Energie verbraucht – er verbrennt unsere Fettreserven!

SCHLUSS MIT ZAUBERMITTELN
DAS KALORIENDEFIZIT

Ein Kaloriendefizit bildet die Grundlage jeder Diät, denn ohne dieses wäre es nicht möglich auf natürliche Weise Körperfett zu reduzieren. Wie eine Diät ausgestaltet ist, ist im Prinzip völlig irrelevant. Low Carb Ernährung, Paleo-Ernährung, nach 16 Uhr nichts mehr zu essen oder täglich nur eine bestimmte Anzahl an Stunden zu essen – all diese Ernährungsformen verfolgen dasselbe Ziel: ein Kaloriendefizit zu erzeugen. Ein Kaloriendefizit resultiert idealerweise aus zwei Komponenten: der Steigerung der körperlichen Aktivität sowie der geringeren Energiezufuhr durch die Ernährung. Wir verkleinern den Input und vergrößern den Output!

Einen Sport zu finden, der langfristig Freude bereitet, ist äußerst empfehlenswert. Körperfett zu reduzieren ist kein Prozess, der innerhalb weniger Tage abgeschlossen ist, er erfordert eine Menge Durchhaltevermögen. Sich zusätzlich zur eingeschränkten Nahrungsaufnahme mit Aktivitäten zu quälen, bei denen die gute Laune bereits beim Gedanken daran verfliegt, sollte vermieden werden. Es ist auch völlig normal und selbstverständlich, dass die Lust auf Sport nicht immer vorhanden ist. Trotzdem ist es wichtig dranzubleiben, nicht aufzugeben und seine Sache durchzuziehen.

Damit der Körper seine Fettreserven angreift, muss man ihm wie gesagt weniger Energie zuführen, als er verbrennt. Diese Differenz bezeichnet man als Kaloriendefizit. Wie hoch das Kaloriendefizit ausfallen sollte, ist individuell festlegbar und hat jeweils Vor- und Nachteile. Manchen fällt es schwer, auf die tägliche Schokolade vor dem Fernseher zu verzichten, während andere monatelang lediglich 500 Kalorien am Tag zu sich nehmen. Durchhaltevermögen, Willensstärke und Disziplin spielen also eine tragende Rolle. Entscheidet man sich für ein hohes Defizit, liegt der Vorteil selbstverständlich darin, schneller ans Ziel zu kommen. Der Nachteil ist jedoch die große Einschränkung, der Verzicht und die eventuell verlorengehende Lebensqualität. Hohe Kaloriendefizite werden meist dann gewählt, wenn sie lediglich über einen kurzen Zeitraum eingehalten werden sollen. Wählt man ein kleineres Defizit, so wird man logischerweise mehr Zeit einplanen müssen, um sein Ziel zu erreichen. Der positive Aspekt dabei ist die geringere Einschränkung, die Möglichkeit, ab und zu sündigen und der kleinere Druck, den wir uns auflasten.

Der Mittelwert liegt bei etwa 20 % unseres Gesamtumsatzes. Man multipliziert den Gesamtumsatz mit 20 und teilt diesen Wert anschließend durch 100. Das Ergebnis stellt die Kalorien dar, welche täglich eingespart werden sollten.

Unabhängig davon, wie hoch das Kaloriendefizit angesetzt wird, darf eines nie vergessen werden: die Grundversorgung samt Vitaminen und Mineralstoffen. Mangelerscheinungen sind nicht abhängig von der Anzahl der Kalorien, die wir zu uns nehmen, sondern von der Zusammensetzung unseres Essens. Zählen Fast Food, Fertigprodukte und Süßigkeiten zu den Grundnahrungsmitteln, so können selbst bei der Zufuhr mehrerer tausend Kalorien Mangelerscheinungen entstehen, da diese Lebensmittel kein optimales Profil an Mikronährstoffen aufweisen. Im Gegenzug bedeutet dies nicht, dass es durch ein hohes Kaloriendefizit automatisch zu einer Unterversorgung kommen muss. Solange eine ausreichende Versorgung an Mikronährstoffen gewährleistet ist, wird unser Körper selbst bei einem Kaloriendefizit von 1.000 Kalorien keine Probleme durch Mangelerscheinungen bekommen.

Selbsterklärend lassen sich Diätpillen, Pulver zur Fettreduktion oder Shakes, die »das Fett zum Schmelzen bringen«, als unsinnig einstufen. Es existieren keine Lebensmittel, die uns automatisch schlank machen. Genauso wenig bekommen wir durch die Einhaltung bestimmter Ernährungsformen einen flachen

Bauch. Die Werbeindustrie bringt täglich neue Produkte auf den Markt, welche unrealistische Ergebnisse versprechen und dadurch Menschen, die sich noch nie mit dem Thema Fettabbau beschäftigt haben, ködern. Auch wenn es möglich ist, durch die Einnahme bestimmter Substanzen einige wenige Kalorien zu verbrennen, so ersetzt dies nicht die Einhaltung einer Ernährungsumstellung. Die Hauptaufgabe beim Reduzieren von Körperfett liegt darin, seine bisherige Ernährung zu optimieren und mehr körperliche Betätigung in den Tagesablauf zu integrieren.

OHNE VERZICHT ZUR TRAUMFIGUR

Fällt der Begriff »Diät«, so verbinden viele damit ein unangenehmes Gefühl des Verzichts und der Einschränkung. Der Gedanke, längere Zeit nicht das essen zu dürfen, nach dem einem gelüstet, liegt nahe. Grundsätzlich ist es wichtig darauf zu achten, seine Hauptnahrungsmittel so zu wählen, dass sie uns rasch an unser Ziel bringen. Vitamin- und mineralstoffreiche, unverarbeitete Lebensmittel, die möglichst wenig Zucker und gesättigte Fette beinhalten, eignen sich hierfür optimal.

Auf der Suche nach der passenden Ernährungsform stößt man schnell auf Diäten, welche die Zufuhr einer der drei Makronährstoffe stark reduzieren, wie beispielsweise »Low Carb-High Fat«, »High Carb-Low Fat« oder die ketogene Diät. Bei der Low Carb Ernährung wird auf Kohlenhydrate größtenteils verzichtet, während sich die Fettzufuhr stark erhöht. Bei der Low Fat Ernährung kehrt sich dies um. Jede

dieser Ernährungsformen weist Vor- und Nachteile auf und es ist schwer generelle Empfehlungen abzugeben, ob und für wen sich eine von ihnen eignet. Wir sind keine Maschinen und unsere Körper somit kaum vergleichbar. Eine bestimmte Ernährungsweise mag für viele Menschen gut funktionieren, während sie andere verfluchen.

Wir persönlich sind Verfechter einer ausgewogenen Ernährung, in der alle drei Makronährstoffe ausreichend berücksichtig werden. Von einseitigen Ernährungsformen, wie beispielsweise »Low Carb« oder »Low Fat« sind wir wenig begeistert, da dies für uns nur mit unnötigen Einschränkungen verbunden wäre. Wir vertreten die Ansicht, durch ausreichend Proteine, genügend Kohlenhydrate und die moderaten Zufuhr von Fetten den einfachsten und zugleich effektivsten Weg einzuschlagen. Wir setzen auf unverarbeitete Lebensmittel, einen großen Anteil Obst, Gemüse und Vollkornprodukte, greifen oft zu Nüssen und Hülsenfrüchten und beziehen unser Protein vorwiegend aus pflanzlichen Quellen.

Prinzipiell spielt es für den Abnehmprozess keine Rolle, welche Lebensmittel wir konsumieren, solange ein Kaloriendefizit eingehalten wird. Selbst, wenn der Kalorienbedarf ausschließlich mit Schokolade gedeckt werden würde – solange der Gesamtumsatz unterschritten bleibt, setzt der Körper auch in diesem Fall kein Fett an. Empfehlenswert ist dies selbstverständlich ganz und gar nicht! Nichtsdestotrotz ist es »erlaubt«, während einer Ernährungsumstellung auch ab und zu mal zu sündigen und sich Lebensmittel zu gönnen, die einem psychisch gut tun. Hat man an einem Tag seinen Kalorienbedarf überschritten, so lässt sich dies in den folgenden Tagen durch ein höheres Defizit wieder ausgleichen. Es ist schwer, jeden Tag auf die Kalorie genau zu essen. Um auch bei Familienfesten oder Abendessen mit Freunden ernährungstechnisch entspannen zu können, sind tägliche Abweichungen in Ordnung. Einen guten Richtwert bildet die Wochenbilanz. Tage, an denen mehr Sport gemacht und demnach mehr Kalorien verbrannt wurden, können Tage, an denen man als Dessert ein Schokoladeneis verzehrt, wieder ausgleichen. Ein Kaloriendefizit einzuhalten heißt natürlich nicht, dass man sich über einen längeren Zeitraum nur von Brokkoli- und Karottensticks ernährt. Es bleibt jedem selbst überlassen, wie man dieses Vorhaben am angenehmsten gestaltet.

ERNÄHRUNG & MUSKELAUFBAU

Wie baue ich Muskeln auf?

Beim Aufbau von Muskelmasse sind regelmäßiges Krafttraining sowie reichlich Regeneration gefordert – ohne die optimale Ernährung werden die Erfolge jedoch auf sich warten lassen. Der Prozess des Muskelaufbaus stellt ein wohl durchdachtes Zusammenspiel aus mehreren Komponenten dar, wobei die ideale Ernährung eine entscheidende Rolle einnimmt.

MEHR ENERGIE, MEHR MASSE
DER KALORIENÜBERSCHUSS

Muskelaufbau und Fettabbau sind zwei gänzlich unterschiedliche Prozesse. Wollen wir nämlich an Masse zulegen, dreht sich der oben beschriebene Spieß um. Da Muskelmasse Energie und Nährstoffe verbraucht, ist es für den Aufbau notwendig, mehr Energie zuzuführen als wir verbrauchen. Den Schlüssel zum Ziel stellt ein Kalorienüberschuss dar. Das bedeutet, es muss über dem Gesamtumsatz gegessen werden.

Genauso wie bei der Fettabnahme existiert kein pauschaler Wert, der exakt festlegt, wie hoch ein Kalorienüberschuss sein soll. Fakt ist: je mehr Energie wir unserem Körper zuführen, umso mehr kann er in den Aufbau der Muskulatur stecken. Es sollte jedoch bedacht werden, dass dies keinen unerschöpflichen Prozess darstellt und die Masse an Muskulatur, die wir aufbauen können, begrenzt ist. Die Energie, die weder zu unserem Gesamtumsatz zählt, noch zum Muskelaufbau benötigt wird, wird in Fettdepots gespeichert. Es ist also ratsam, den Überschuss hoch genug anzusetzen, um reichlich Energie für den Muskelaufbau zur Verfügung zu haben, allerdings nicht zu hoch, um das Ansetzen von Fett zu vermeiden. Je nach körperlichen Gegebenheiten liegt ein passender Kalorienüberschuss ungefähr zwischen 300 und 500 Kalorien.

ERNÄHRUNG FÜR DEN OPTIMALEN MUSKELAUFBAU

Um optimal Muskeln aufzubauen, gilt es bestimmte Richtlinien zu beachten. Von Bedeutung ist unter anderem die passende Verteilung der Makronährstoffe Fette, Kohlenhydrate und Proteine. Ein hoher Stellenwert sollte vor allem der Proteinzufuhr zukommen. Hier stellt sich die Frage, wie viel Protein man zuführen sollte, um die bestmögliche Versorgung des Körpers zu gewährleisten. Sucht man nach einer konkreten Mengenangabe, die den bestmöglichen Aufbau garantiert, so scheiden sich jedoch die Geister. Angaben, bei denen man zwischen 0,8 Gramm Protein pro Kilo Körpergewicht und 3 Gramm Protein pro Kilo Körpergewicht zu sich nehmen sollte, sind keine Seltenheit. 1,8 bis 2 Gramm pro Kilo Körpergewicht empfinden wir persönlich als guten Richtwert.

Um die Menge an Kalorien zu errechnen, die für das Decken des Proteinbedarfs benötigt wird, multiplizieren wir zunächst unser Körpergewicht in Kilogramm mit beispielsweise 1,8. Dieser Wert stellt die Anzahl der Gramm dar, welche wir täglich an Protein zu uns nehmen sollten. 1 Gramm Protein hat vier Kalorien. Also multiplizieren wir die Grammanzahl mit 4 und erhalten somit die Anzahl an Kalorien, welche auf unseren Proteinbedarf entfällt.

Der Rest des Gesamtbedarfs wird auf Fett und Kohlenhydrate aufgeteilt. Auch hier sucht man vergeblich nach Werten, die für jedermann als optimal gelten. Empfehlenswert sind 1 Gramm Fett pro Kilo Körpergewicht. 1 Gramm Fett hat 9 Kalorien. Wir multiplizieren also unser Körpergewicht in Kilogramm mit 9 und erhalten so die Kalorienanzahl, welche auf unseren Fettbedarf entfällt. Fette können sich übrigens sehr positiv auf unseren Hormonhaushalt auswirken und sollten deshalb in einer ausgewogenen Ernährung nicht vernachlässig werden. Die restlichen Kalorien verbleiben für Kohlenhydrate. Sie geben uns reichlich Energie, Kraft und Ausdauer.

Auch beim Muskelaufbau sollte auf die Wertigkeit der Nahrungsmittel geachtet werden, denn Mangelerscheinungen können wie erwähnt selbst bei einem Kalorienüberschuss entstehen. Ausreichend Vitamine, Mineralstoffe und vorwiegend unverarbeitete Lebensmittel zu konsumieren, lautet also die Devise!

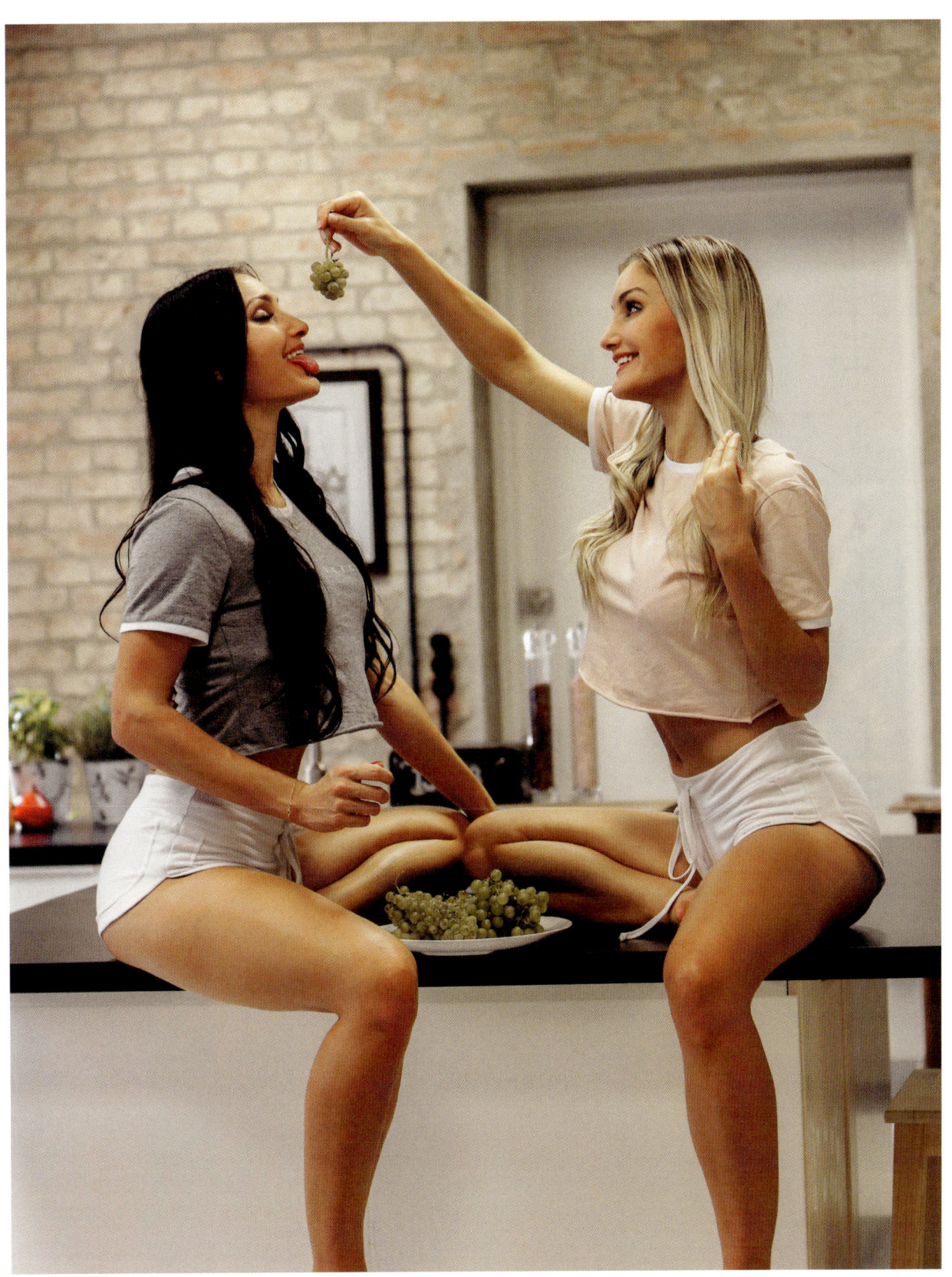

SCHLUSS MIT MYTHEN

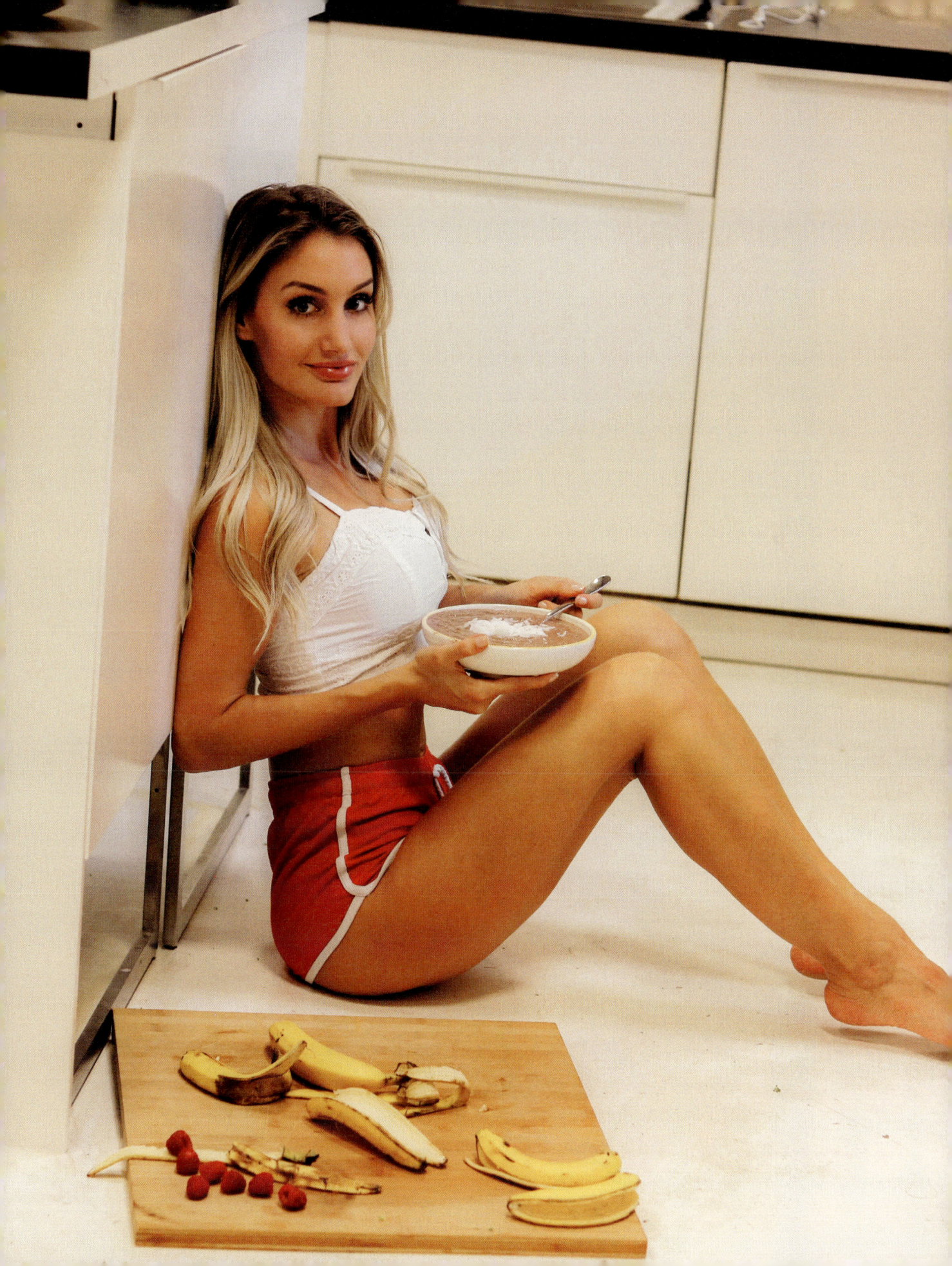

1. MYTHOS

Fett macht fett

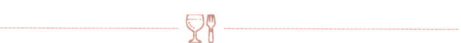

»DU BIST WAS DU ISST!«

Kommt jedem von uns bekannt vor, oder? Legen wir eine gesunde Ernährungsweise an den Tag, so sind wir mit hoher Wahrscheinlichkeit auch körperlich gesünder, doch wortwörtlich sollte man diese Aussage nicht nehmen.

Der Gedanke »Fett macht fett« mag zwar logisch klingen, ist aber so definitiv zu verneinen. Fett hat mit 9,1 Kalorien auf 1 Gramm zwar die höchste Energiedichte unter den Makronährstoffen, gilt nichtsdestotrotz aber zu Unrecht als Dickmacher. Fett ist ein enorm wichtiger Makronährstoff und sollte keinesfalls vom Speiseplan gestrichen werden. Es liefert uns Energie, ist ein hervorragender Geschmacksträger und hilft bei der Verwertung von fettlöslichen Vitaminen, wie A, D und E.

Letztlich entscheidet die Kalorienbilanz darüber, ob wir zu- oder abnehmen. Körperfett wird nur dann abgebaut, wenn wir über einen längeren Zeitraum hinweg weniger Kalorien zu uns nehmen als wir verbrauchen. Ob wir diese in Form von Fetten, Proteinen oder Kohlenhydraten zu uns nehmen, spielt an sich keine Rolle. Dennoch ist es wie erwähnt wichtig, die Kalorien so einzuteilen, dass alle Makronährstoffe berücksichtigt werden, denn jeder von ihnen bewirkt andere Vorgänge im Körper, ohne die unser Organismus nicht funktionieren würde. Der gänzliche Verzicht auf Fett ist demnach nicht zu empfehlen, vielmehr sollte darauf geachtet werden, welche Fette man seinem Körper zuführt, da sich gesättigte und ungesättigte Fette unterschiedlich auswirken.

2. MYTHOS

Kohlenhydrate nach 18 Uhr machen dick

Dieser Mythos findet sich in nahezu jedem Abnehmforum sowie unzähligen Erfahrungsberichten und hält sich hartnäckig in den Köpfen vieler Abnehmwilliger fest. Durch logisches Denken kann man diese

Aussage allerdings schnell als Mythos abstempeln. Kurz und knapp: beim Abnehmen zählt das Kaloriendefizit! Unserem Körper ist es egal, ob die Sonne scheint oder es bereits nach Mitternacht ist. Solange die Kalorien, die wir abends oder nachts essen in unseren Rahmen passen, nehmen wir nicht zu. Was dick macht sind nicht die Kohlenhydrate, sondern ein Kalorienüberschuss. Indem abends auf üppige Gerichte verzichtet und stattdessen auf kalorienarme Kost gesetzt wird, ist sicherlich zielführend. Gerichte wie etwa Gemüse, Fisch, Fleisch oder Fleischersatzprodukte weisen oft eine geringe Kaloriendichte auf.

Eine ähnliche Diätform stellt »Dinner Cancelling« dar. Das Abendessen wird gestrichen und so eine Fettabnahme erwartet. Das Prinzip hinter dieser Diät ist wiederum ein höheres Kaloriendefizit. Lassen wir eine Mahlzeit aus, so liegt es nahe weniger Kalorien zu sich zu nehmen. Doch auch der Erfolg dieser Diät kann nicht garantiert werden, da es selbstverständlich möglich ist, über den Tag so viel zu sich zu nehmen, dass selbst bei einem Verzicht aufs Abendessen kein Kaloriendefizit entsteht

3. MYTHOS

Durch das Trinken von Proteinshakes nehme ich an Muskelmasse zu

Wenn es etwas gibt, um das man in der Fitnessszene nicht herumkommt, so sind das Proteinshakes. Überall werden sie angeboten und es gibt kaum eine Geschmacksrichtung, in der die vielversprechenden Shakes nicht erhältlich sind. Doch warum schwören so viele Bodybuilder und Sportler auf das flüssige Eiweiß? Baut man damit wirklich so leicht Muskelmasse auf? Ganz so einfach, wie es sich Popeye mit dem Hinunterkippen seines Dosenspinats macht, ist es mit dem Trinken von Proteinshakes leider nicht. Sie lassen weder Muskelberge entstehen, noch sorgen sie für einen rapiden Kraftzuwachs.

Fakt ist: Muskeln wachsen durch das gezielte Setzen von Reizen und nicht durch das Trinken von Proteinshakes. Eine gänzlich unbedeutende Rolle beim Muskelaufbau spielen Proteinshakes dennoch nicht.

Proteine sind die Bausteine unserer Zellen und somit auch unserer Muskeln und ein Muskelzuwachs ohne diesen Makronährstoff wäre nicht möglich. Auch für das Haarwachstum, die Beschaffenheit der Haut oder Knochen ist Eiweiß notwendig.

ZAUBERMITTEL? WAS PROTEINSHAKES WIRKLICH SIND

Wie aus dem Namen schon hervorgeht, bestehen Proteinshakes aus konzentriertem Eiweiß. Sie setzen sich also nicht aus geheimen Zaubermittelchen zusammen, die unsere Muskeln von selbst wachsen lassen. Das Eiweiß in den Shakes wird entweder aus Kuhmilch, Soja, Reis, Hanf oder Erbsen gewonnen. Demnach unterscheidet man zwischen verschiedenen Proteinquellen. Auch wenn die Art der enthaltenen Proteine zu minimalen Abweichungen der Nähr-werte sowie der empfohlenen Einnahmezeit führt, ist die Wirkung im Grunde doch nahezu gleich. Da unser Körper das benötigte Protein nicht selbst herstellen kann, müssen wir es von außen zuführen. Unser täg-licher Proteinbedarf hängt von verschiedenen Fakto-ren wie Körpergröße, Geschlecht, Gewicht und nicht zuletzt dem Aktivitätslevel ab. Es lässt sich dennoch sagen, dass Sportler und Menschen, die gezielt Mus-kelaufbau betreiben, einen höheren Eiweißbedarf haben als Menschen, die nicht regelmäßig trainieren.

Um eine optimale Versorgung der Muskeln mit Nährstoffen zu garantieren, muss der Eiweißbe-darf gedeckt werden. Dies kann durch eiweißreiche Mahlzeiten und Lebensmittel geschehen, unterstützt durch das zusätzliche Trinken von Shakes. Übrigens: je höher der Eiweißbedarf eines Menschen ist, umso schwieriger gestaltet es sich, diesen Bedarf täglich durch die Nahrung allein zu decken. Zudem enthalten nicht alle Lebensmittel, die als eiweißreich eingestuft werden, das gleiche Aminosäureprofil und unter-scheiden sich somit in ihrer biologischen Wertigkeit. Die meisten Proteinshakes zählen zu jenen Eiweiß-lieferanten, die eine ideale biologische Wertigkeit

aufweisen.

WELCHE WIRKUNG HABEN SIE?

Proteine beeinflussen die Regeneration nach dem Training positiv und durch das Schlürfen eines Shakes kann man dem Körper schnell die nötigen Nährstof-fe bereitzustellen, die er für das Muskelwachstum braucht.

WANN IST ES SINNVOLL SHAKES ZU TRINKEN?

Proteinshakes eignen sich optimal, um den Körper beim Aufbau seiner Muskulatur zu unterstützen, je-doch wird auch der teuerste und beste Proteinshake der Welt keine körperlichen Veränderungen herbei-zaubern, wenn kein Reiz durch gezieltes Training ge-setzt wird. Menschen, die keinen Sport treiben und jegliche Hoffnung in das Trinken von Proteinshakes stecken, werden schlicht und einfach enttäuscht sein. Zudem sollte nicht vergessen werden, dass Protein-shakes lediglich Supplemente, also Ergänzungen zu unserer Basisernährung darstellen und eine nähr-stoffreiche Grundernährung niemals ersetzen kön-nen.

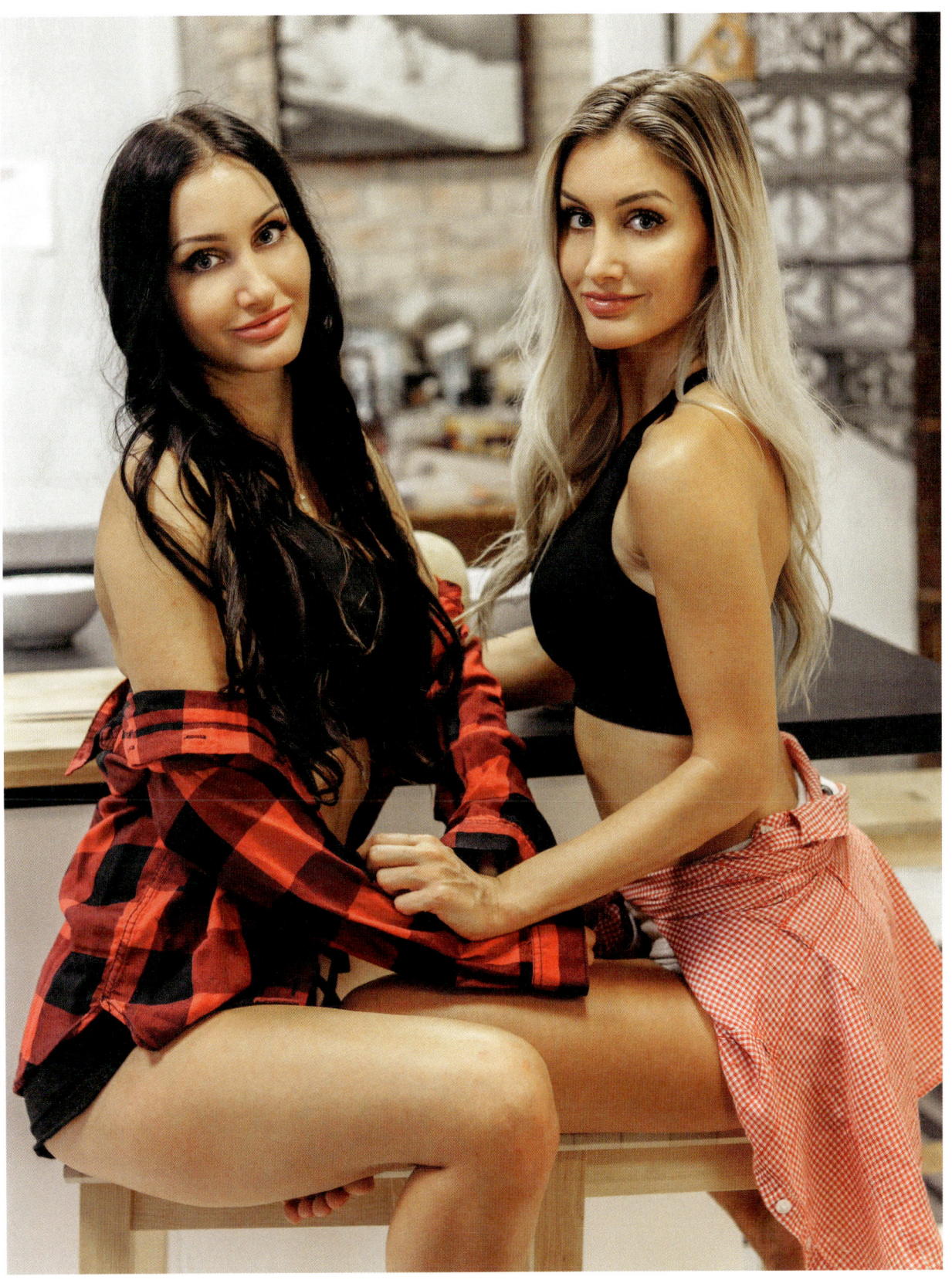

5 GRÜNDE, WARUM DU NICHT ABNIMMST

Geschockt blicken wir auf die Waage und trauen unseren Augen nicht – trotz vermeintlichem Kalorien-defizit haben wir wieder zugenommen! Wie kann das sein?! Während der Einhaltung eines Kaloriende-fizits erreichen viele von uns einen Punkt, an dem das Gewicht plötzlich stehen bleibt oder gar wieder steigt. Es findet sich keine plausible Erklärung dafür und die Motivation schwindet, da das Wissen, wie man weitermachen soll, fehlt. Auch wenn diese Situation auf den ersten Blick aussichtslos erscheint und unsere Nerven ganz schön belastet werden, sind die Gründe für den fehlenden Erfolg meist rasch erforscht. Vorweg: während eines Kaloriendefizits ist es unmöglich sein Gewicht zu halten bzw. wieder Fett anzusetzen. Unser Körper benötigt Energie und die einzige Möglichkeit, diese zu bekommen ge-schieht anhand der Nahrungsaufnahme oder durch das Angreifen bestehender Fettdepots.

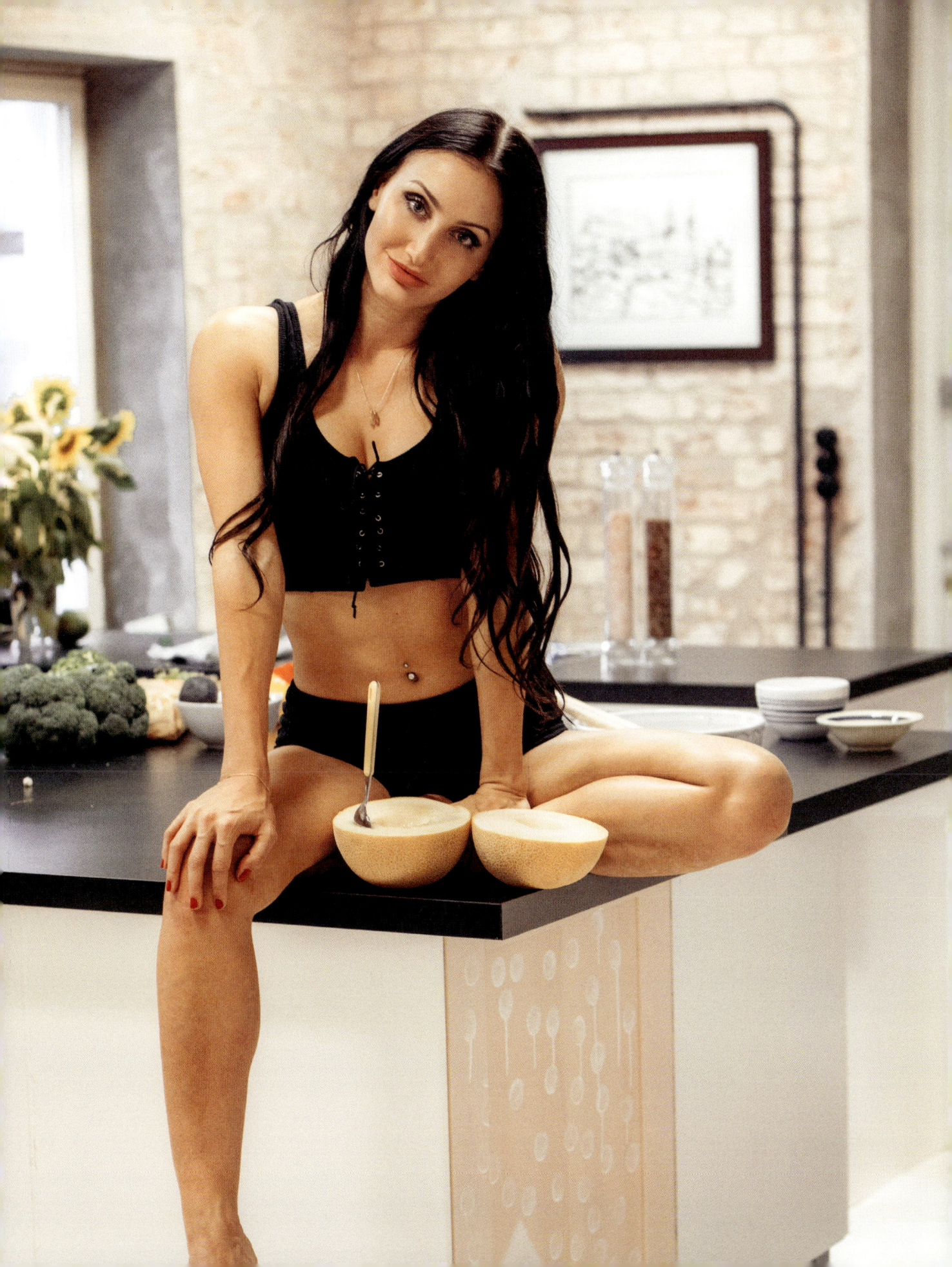

1. DAS KALORIENDEFIZIT IST NICHT MEHR AKTUELL

Unser Problem könnte die fehlende Gewichtsaktualisierung im Grundumsatz darstellen. Während des Abnehmprozesses bauen wir durch ein Kaloriendefizit Fett ab und verlieren in der Folge an Gewicht. Unser Grundumsatz, welcher zu Beginn der Ernährungsumstellung ausgerechnet wurde, setzt sich dabei noch aus dem »alten« Gewicht zusammen. Dieses ist logischerweise nicht mehr aktuell, wodurch die zuzuführende Kalorienmenge nicht mehr unseren körperlichen Gegebenheiten entspricht. Im Laufe der Zeit wird das anfängliche Kaloriendefizit also immer kleiner, da sich unser Grundumsatz durch das sinkende Körpergewicht verringert. Es ist somit von großer Bedeutung seinen Gesamtumsatz regelmäßig zu »updaten«, um ihn stets an die gegenwärtigen Bedingungen anzupassen.

2. DER KÖRPER LAGERT WASSER EIN

Grundsätzlich sagt das Gewicht nichts darüber aus, ob bereits Fettmasse abgebaut wurde oder nicht. Gewichtsschwankungen sind völlig normal und resultieren aus verschiedenen Ursachen. Der Mageninhalt, aber auch Wassereinlagerungen können unerwünschte Kilos herbeizaubern, die jedoch völlig unbedenklich im Hinblick auf die eigentliche Fettabnahme sind. Wassereinlagerungen können folgende Ursachen haben:

 Hormone: Vor allem Frauen sind von hormonellen Veränderungen oftmals betroffen, so kann es leicht vorkommen, besonders vor beziehungsweise während der Periode mehr zu wiegen. Ein geschwollenes Gefühl in der Brust, ein »schwammiger« Bauch sowie Kleidungsabdrücke an der Haut sind dabei keine Seltenheit.

 Cortisol: Auch Cortisol kann sich auf den Wasserhaushalt auswirken. Unser Körper schüttet dieses Hormon in Stresssituationen aus, unter anderem bei intensivem Cardio-Training in Kombination mit einem äußerst hohen Kaloriendefizit. Während der Gewichtsabnahme gilt es also Stresssituationen so gut es geht zu vermeiden, genug zu schlafen und den Körper nicht an seine Grenzen zu führen.

🍴 **Ernährung:** Durch die Umstellung auf eine kohlenhydratreichere Ernährung, kann unser Körper anfangs Wasser ziehen. Das liegt daran, dass Kohlenhydrate in Form von Glykogen gespeichert werden, welches eben Wasser bindet. Dies reguliert sich im Lauf der Zeit allerdings von selbst und stellt keinen Grund dar, auf Kohlenhydrate zu verzichten.

🍴 **Salz:** Abweichungen im Wasserhaushalt können aus einer ungewohnt hohen Salzzufuhr resultieren. Vor allem Fast Food, Pommes oder Fertiggerichte weisen häufig einen sehr hohen Salzgehalt auf. So kommt es, dass viele Menschen während einer Diät mehr wiegen, wenn sie am Vortag derartige Speisen konsumiert haben. Dabei ist jedoch absolut auszuschließen, dass sich innerhalb so kurzer Zeit neue Fettdepots bilden, der Gewichtsanstieg ergibt sich lediglich aus der Einlagerung von Wasser. Pauschal lässt sich leider nicht bestimmen, wie viel Gramm Salz zu Wassereinlagerungen führen. Dies ist stets abhängig von der Menge, an die der jeweilige Organismus gewöhnt ist. Essen wir üblicherweise recht salzarm, so werden wir nach einer großen Portion Pommes also womöglich Wasser einlagern.

🍴 **Muskeltraining:** Ja, durch Krafttraining kann sich Wasser einlagern! Dies geschieht, weil unser Muskelgewebe bei hoher Belastung kleine Risse aufweist, die sich in der Regenerationsphase mit Flüssigkeit füllen. Dadurch können kleine Schwellungen entstehen.

🍴 **Flüssigkeitsdefizit:** Selbst wenn es auf den ersten Blick suspekt klingt – die effektivste Methode um Wassereinlagerungen vorzubeugen, ist es, viel zu trinken. Je weniger wir trinken, desto eher lagert unser Körper Wasser ein. Wird die Flüssigkeitszufuhr hingegen erhöht, fällt es unserem Körper leichter wieder Wasser abzugeben – ein Tipp: vor allem Brennnesseltee wirkt entwässernd. Das Resultat ist ein straffes Gewebe sowie weniger Kilos auf der Waage.

Auch wenn Wassereinlagerungen oftmals unangenehm und als störend empfunden werden, so sind sie kein Grund, in Panik auszubrechen. Meist vergehen sie innerhalb weniger Tage von allein. Sollten jedoch extreme Einlagerungen auftreten, welche sich nicht durch einen der oben genannten Gründe erklären lassen, ist es sinnvoll medizinischen Rat einzuholen.

3. FALSCHE BEMESSUNG DES KALORIENVERBRAUCHS DURCH SPORT

Wie vorhin schon erläutert, verbraucht unser Körper jederzeit Energie. Wie viel, hängt stets von der Aktivität ab. Gehen wir etwa eine Stunde Joggen, so verbrennen wir zusätzliche Kalorien. Der falsche Ansatz wäre es jedoch, diese zusätzlichen Kalorien einfach mit unserem Gesamtumsatz zu addieren. Dabei wird nämlich vergessen, dass wir in jener Stunde, in der wir Sport getrieben haben, sowieso Kalorien verbraucht hätten. Eine Stunde Radfahren verbrennt ungefähr 400 Kalorien, während unser Körper in einer Stunde im Bett sitzend und lesend circa 90 Kalorien verbraucht. Wir verbrauchen also allein durch »nichts tun« einen Teil der Kalorien, die wir fälschlicherweise dem Radfahren zurechnen. Tatsächlich ergibt der Verbrauch hier nämlich nur 310 Kalorien! Auch wenn es sich um teils nur sehr geringe Mengen handelt, können sich Abweichungen langfristig negativ auf den Erfolg auswirken.

4. KALORIENANGABEN ZU UNGENAU

Es ist absolut verständlich, dass Kalorienzählen nicht jedermanns Sache ist und auf Dauer mühsam werden kann. Jedoch liegt es in manchen Fällen auch schlicht an der Qualität des Zählens – Zwischenmahlzeiten und Softdrinks werden häufig nicht gezählt, kleinere Sünden mal »vergessen« und Mengenangaben zu grob geschätzt. Auch wenn nach längerem Abwiegen und der Auseinandersetzung mit verschiedenen Lebensmitteln ein gutes Gefühl im Hinblick auf Kalorienmengen entsteht, so können Fehleinschätzungen in der Gesamtmenge doch einiges ausmachen. Vor allem bei Nüssen, Trockenobst und anderen hochkalorischen Lebensmitteln kommt es häufig zu Fehlern beim Einschätzen der jeweiligen Kalorienmenge.

5. DIE DARMFLORA
IST IM UNGLEICHGEWICHT

Durch falsche Ernährung kann es leicht zu einer Beeinträchtigung unserer Darmflora kommen. Kann unser Darm die aufgenommene Nahrung nicht richtig verdauen, so stellt dies einen möglichen Grund dar, warum die Kilos nicht mehr purzeln. Ein träger Darm kombiniert mit falscher Ernährung führt zu Verstopfung und anderen körperlichen Beschwerden. Die Lösung hierfür kann etwa eine vermehrte Zufuhr an Ballaststoffen darstellen. Ballaststoffe regen nämlich unsere Verdauung an! Sie finden sich vorwiegend in Obst, Gemüse und Vollkornprodukten, wobei Weizenkleie und Leinsamen einen besonders hohen Anteil aufweisen. Ballaststoffe haben zudem einen hohen Sättigungseffekt und beugen Darmkrebs vor. Bei der Aufnahme von Ballaststoffen ist es wichtig genügend zu trinken, da sie Wasser binden.

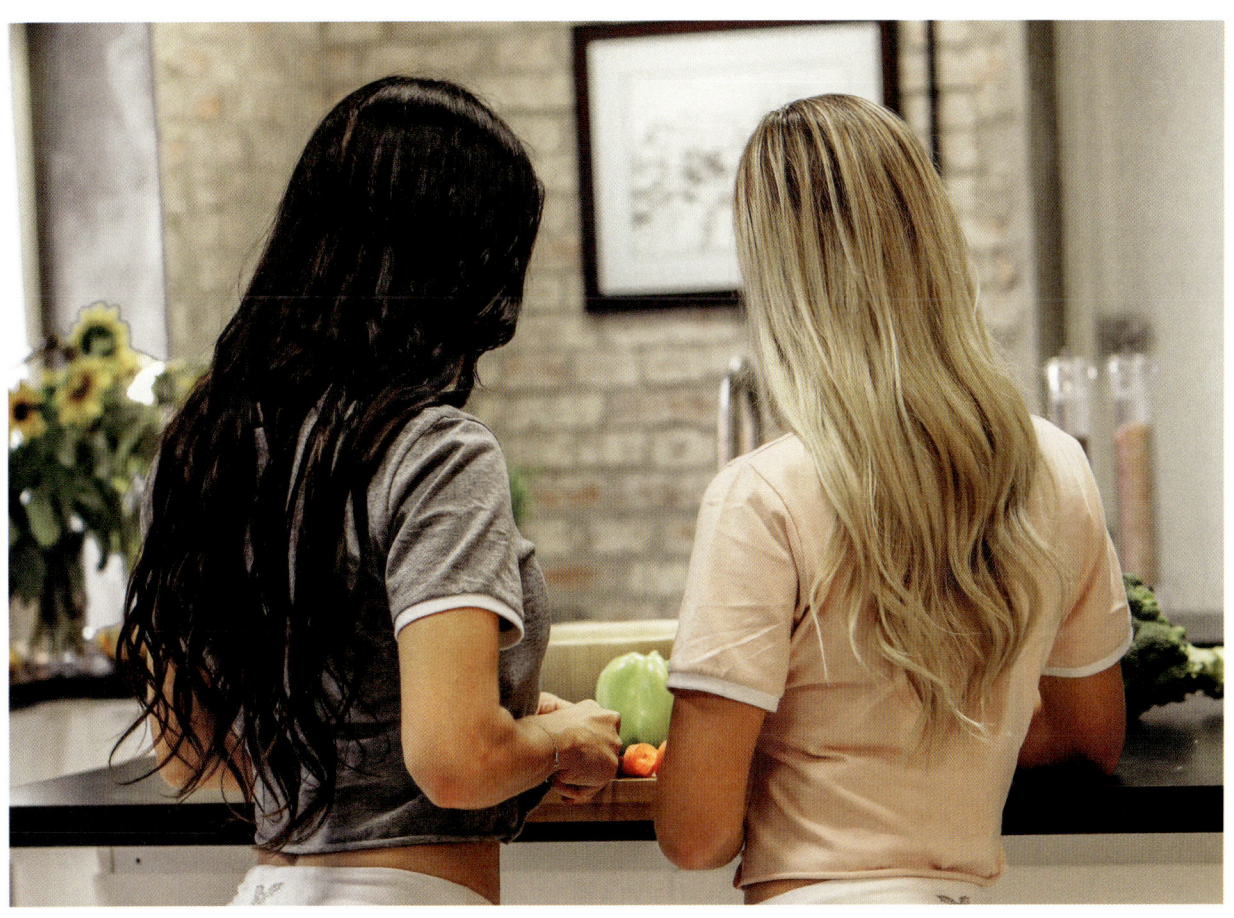

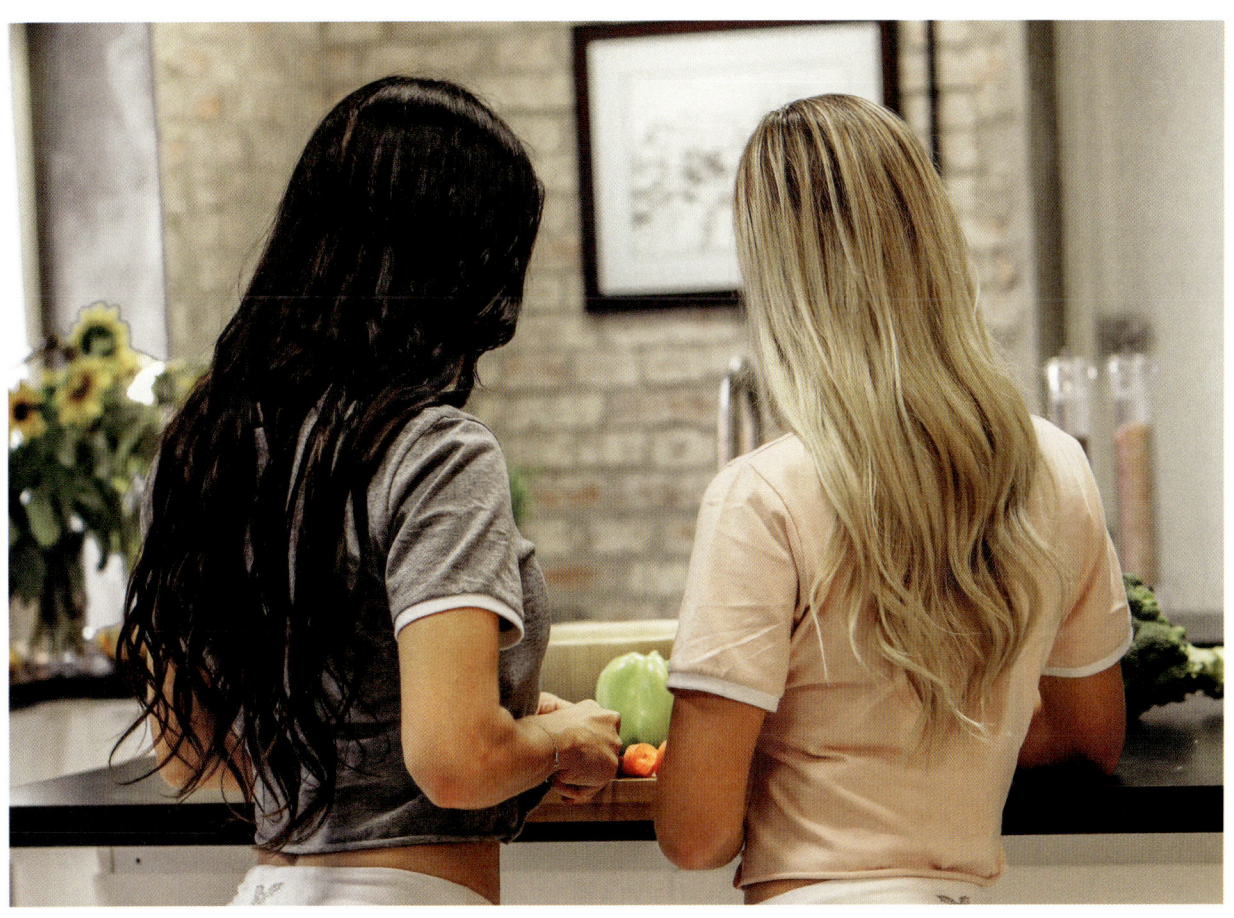

ICH TREIBE SO VIEL SPORT, NEHME ABER ZU!

Gewichtszunahme ist nicht gleich Gewichtszunahme und ein paar Kilogramm mehr auf der Waage sind kein Grund in Panik auszubrechen. Wichtig ist es zu untersuchen, was diese Gewichtszunahme ausgelöst hat und ob es sich dabei wirklich um Fett handelt. Muskelmasse ist bekanntlich schwerer als Fett, das dürfte jedem, der sich mit Muskelaufbau schon einmal beschäftigt hat, klar sein. Die paar extra Kilo, die sich nach dem Sport manchmal auf der Waage bemerkbar machen, sind jedoch in den seltensten Fällen Muskelmasse. Muskelaufbau ist ein langwieriger Prozess und es ist unrealistisch, nach ein paar Workouts zwei bis drei Kilogramm Muskelmasse zuzunehmen.

Der Grund für das Mehrgewicht könnte aber sehr wohl auch mit dem Training zusammenhängen und auf Wassereinlagerungen beruhen. Durch Überbelastung und besonders bei Sportanfängern kommt es durch das Strapazieren der Muskeln oft zu minimalen Rissen. Ganz wie beim Muskelkater treten auch hier stechende Schmerzen auf, da unser Körper beginnt, diese Risse zu »reparieren« und mit Wasser zu füllen. Dadurch kommt es zu Schwellungen und das eingelagerte Wasser macht sich auf der Waage bemerkbar.

Einen weiteren Grund, der vor allem Frauen betrifft, stellen hormonelle Schwankungen dar. Kommt es zu einem Ungleichgewicht der Hormone Progesteron und Östrogen, treten vermehrt Wassereinlagerungen auf. Vor allem kurz vor der Monatsblutung kommt es zu Spannungsgefühlen im ganzen Körper, welche Anzeichen dieser Ödeme sind. Das hier eingelagerte Wasser ist nicht nur optisch, sondern auch auf der Waage erkennbar. Steigt das Gewicht also binnen weniger Tage gleich um ein paar Kilo, so kann man davon ausgehen, dass es sich lediglich um eingelagertes Wasser handelt.

Wassereinlagerungen können wie erwähnt auch durch zu geringe Flüssigkeitszufuhr entstehen. Die Logik dahinter ist einfach: wenn wir unserem Körper nur wenig Flüssigkeit bereitstellen, wird diese für den Notfall gespeichert. Bodybuilder nutzen diesen Effekt gerne vor Wettkämpfen, da ihre hart antrainierten Muskeln besser zur Geltung kommen, wenn der Körper kein Wasser gespeichert hat, das diese verdeckt. Ein paar Tage vor dem Wettkampf nimmt man Flüssigkeit im Überfluss auf, während der Körper keinen Bedarf sieht sie zu speichern. Das zugeführte Wasser wird also direkt wieder ausgeschieden. Am Tag des Wettkampfes selbst reduziert man die Flüssigkeitszufuhr schließlich auf ein Minimum, während der Körper immer noch darauf bedacht ist, Wasser auszuscheiden. Die Folge ist, dass er »trocken« wird und extrem definiert aussieht.

Übrigens veranlasst auch Hitze unseren Körper dazu, Wasser zu speichern. Besonders gut lässt sich das an unseren Fingern erkennen. Im Sommer, bei sehr hohen Temperaturen, fühlen sie sich oft dick an und lassen sich nur schwer zur Faust formen. Auch unsere Beine sind oftmals von hitzebedingten Wassereinlagerungen betroffen.

Beim Konsum salzreicher Mahlzeiten etwa, kann es zu einem Gewichtsanstieg aufgrund von Ödemen kommen. Salz bindet Wasser im Körper und verhindert dadurch dessen Ausscheidung. Das Resultat davon könnte ein Kilogramm mehr auf der Waage sein. Bei Menschen, die eine äußerst salzarme Ernährung verfolgen, kann so eine salzreiche Mahlzeit sogar noch mehr Gewichtszunahme zur Folge haben. Durch reichliche Flüssigkeitszufuhr verschwinden diese Wassereinlagerungen jedoch rasch wieder.

Wichtig ist, dass man sich durch eingelagertes Wasser nicht aus der Bahn werfen lässt. Denn genauso schnell wie Wassereinlagerungen entstehen, verschwinden sie auch wieder. Sie haben also nichts mit einem wirklichen Gewichtsanstieg zu tun. Ein Indikator für Wassereinlagerungen können wie erwähnt Hautabdrücke von Socken oder engen Hosen sein. Das Wasser lässt unsere Haut aufquellen und Abdrücke werden somit leichter sichtbar.

Eine Gewichtszunahme trotz Sport kann natürlich auch aus falschen Essgewohnheiten resultieren. Es sollte einem stets die appetitsteigernde Wirkung von Sport bewusst sein, die schnell zu ein paar Extrapfunden führen kann, wenn man dies nicht im Hinterkopf behält. Direkt nach einem fordernden Training verspüren viele einen Bärenhunger und wer sich dann mehrmals bei der Kalorieneinnahme verschätzt, isst schnell über seinen Bedarf. Und wer mehr Kalorien zu sich nimmt, als er verbraucht, muss bekanntlich langfristig mit einem Gewichtsanstieg rechnen...

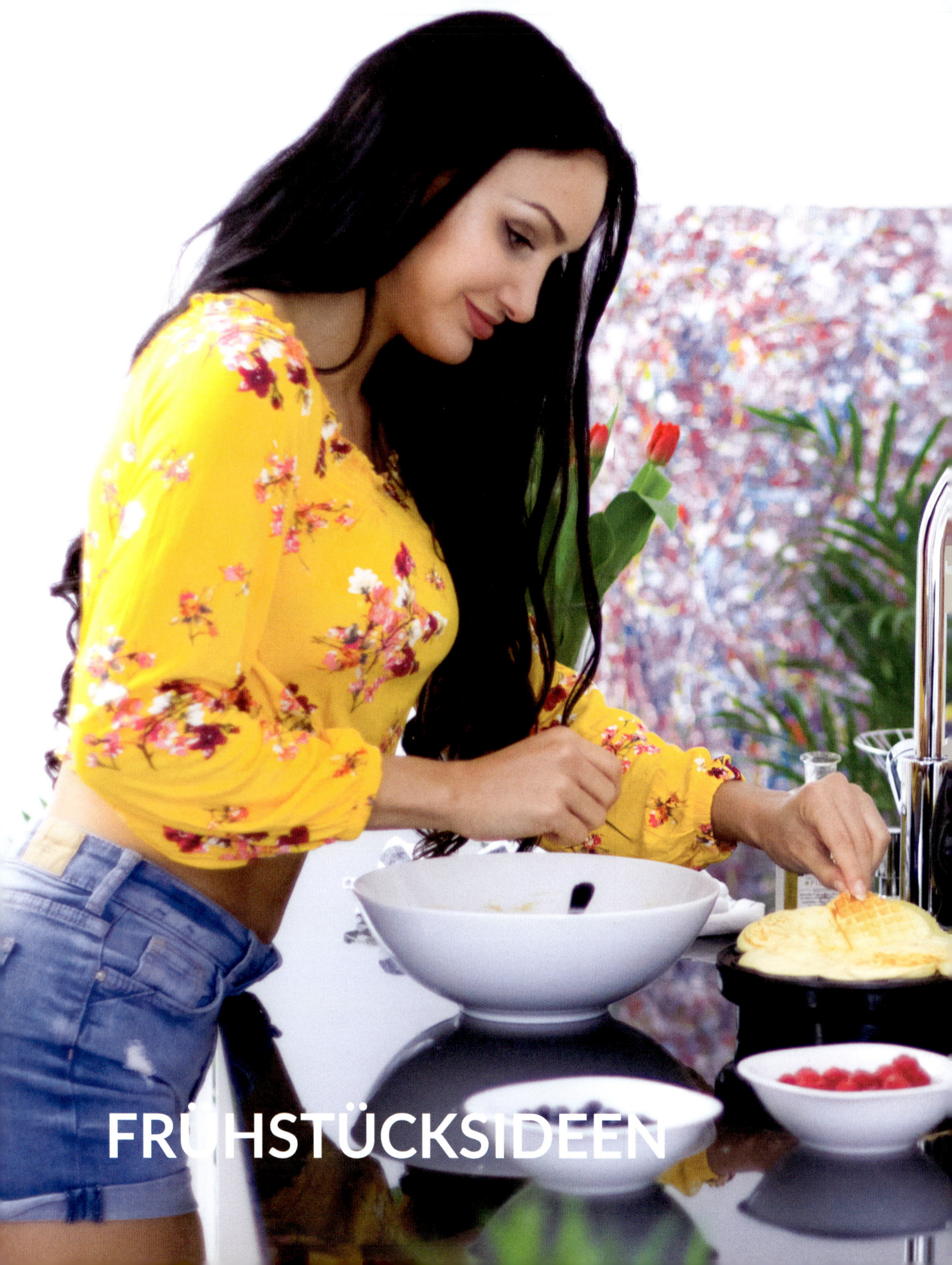

FRÜHSTÜCKSIDEEN

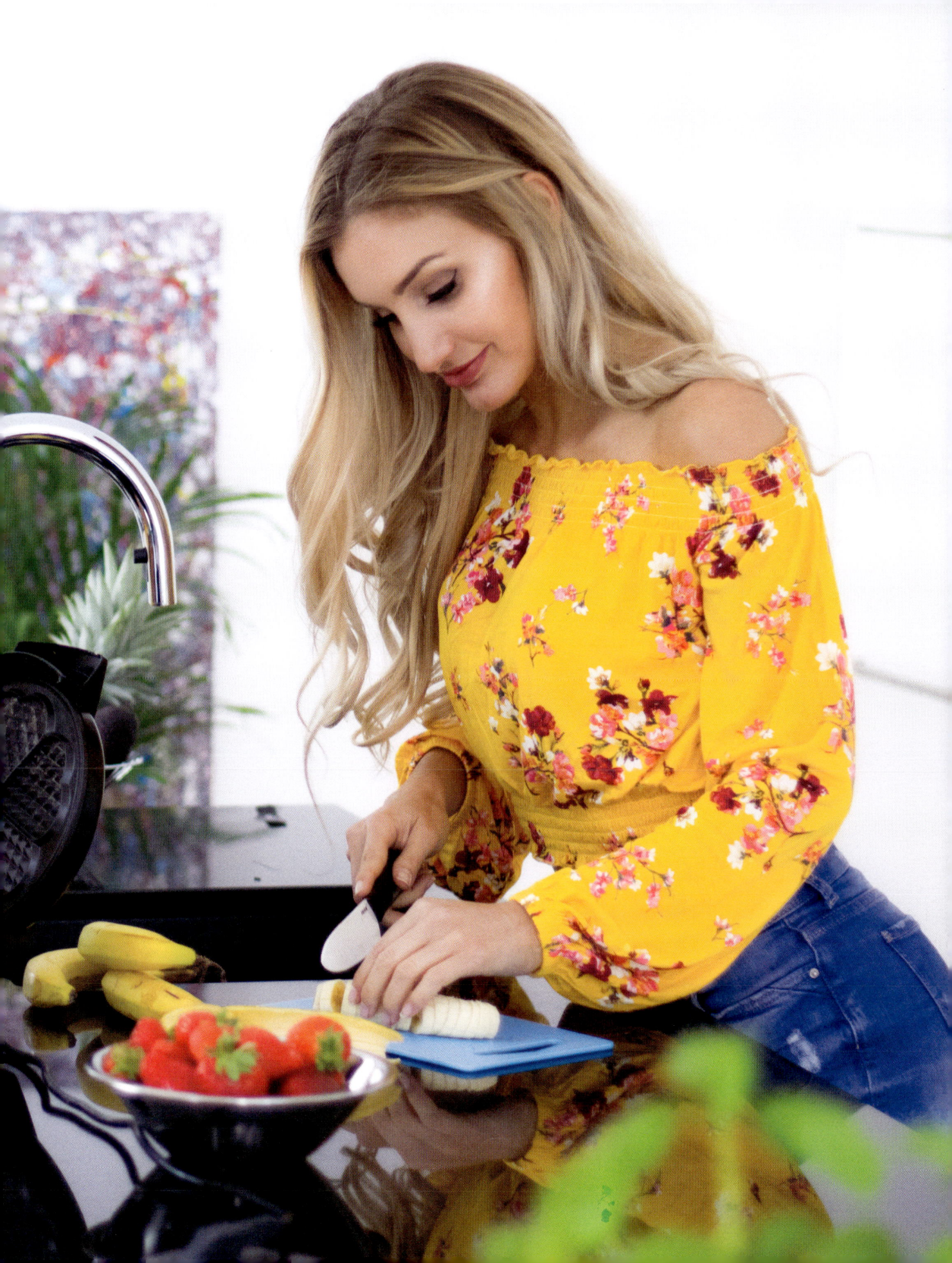

BUCHWEIZEN-AMARANTH PANCAKES MIT APFELSCHEIBEN

Ein einfaches fruchtiges Frühstücksrezept, mit dem sich im Nu fluffige Pancakes zaubern lassen. Die Äpfel verleihen den Pancakes die nötige leichte Süße, während der Amaranth eine Extraportion Protein spendet.

1 PORTION *25 MIN*

- 50 g Buchweizenmehl
- 2 EL gepuffter Amaranth
- 60 g Apfelmus
- 1 Apfel
- 50 ml Hafermilch
- 1 TL Backpulver
- 1 TL Apfeldicksaft
- 1 TL Stevia Pulver oder ein bisschen Zucker
- 1 EL Olivenöl

OPTIONAL

Um den Proteingehalt des Gerichts zu erhöhen, kann man die Hälfte des Mehls durch Proteinpulver ersetzen.

NÄHRWERTE

kcal 525 | P 10 g | K 80 g | F 22 g

VEGAN

Zuerst das Mehl mit dem Backpulver in einer Rührschüssel mischen und das Apfelmus, die Hafermilch, den gepufften Amaranth sowie Apfeldicksaft hinzufügen. Mit einem Mixer zu einer cremigen Masse verrühren. Den Apfel waschen, schälen und in sehr dünne Scheiben schneiden. Das geht am besten, indem man den Apfel zuerst halbiert, dann viertelt, entkernt und anschließend von den Vierteln dünne Scheiben herunter schneidet. In einer Pfanne ein wenig Öl erhitzen. Ungefähr 8 cm große Pancakes formen, die Apfelscheiben auf den Oberseiten verteilen und bei mittlerer Hitze braten. Anschließend wenden und auch auf der anderen Seite goldbraun anbraten.

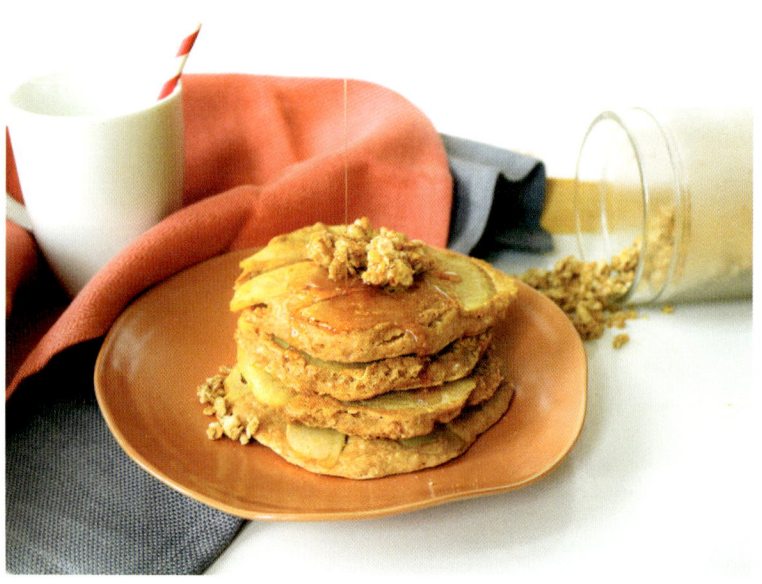

KASCHA

Noch nie gehört, geschweige denn gekostet? Na, dann wird's aber allerhöchste Zeit! Kascha ist ein Buchweizenbrei – ein typisch russisches Frühstücksgericht, welches sich auf verschiedene Arten zubereiten lässt. Wir haben uns hier für eine süße Variante mit geriebenen Mandeln, Birnenstückchen und Dörrpflaumen entschieden. Unser Tipp: In Tupper-Ware eignet sich dieses Gericht auch ideal als Frühstück »to go«!

1 PORTION *20 MIN*

- 🍽 50 g Buchweizen
- 🍽 10 g Mandeln
- 🍽 150 ml Mandelmilch
- 🍽 ¼ Birne
- 🍽 2 Dörrpflaumen
- 🍽 1 TL Zimt
- 🍽 1 EL Mohn
- 🍽 1 TL Stevia Pulver oder ein bisschen Zucker

OPTIONAL

Um den Proteingehalt des Gerichts zu erhöhen, kann man 2 EL Proteinpulver hinzufügen.

NÄHRWERTE

kcal 442 | P 15 g | K 58 g | F 16 g

VEGAN

Den Buchweizen gut waschen und in einem Topf ohne Öl kurz goldbraun anrösten – dies verleiht ihm ein köstliches Aroma. *Achtung: Stets umrühren und den Topf nicht aus den Augen lassen, da der Buchweizen sehr rasch anbrennen kann!* 🍽 Anschließend Mandelmilch hinzufügen. 🍽 Die Birne waschen, schälen, vierteln und in kleine Stückchen schneiden. 🍽 Die Mandeln grob mahlen und die Dörrpflaumen klein schneiden. Um Zeit zu sparen, können Mandeln auch in geriebener Form gekauft werden. *Tipp: Die Dörrpflaumen über Nacht in warmes Wasser einlegen – dies lässt sie weicher werden.* 🍽 Birne, Mandeln, Pflaumen, Zimt und Mohn zum Buchweizen mischen, mit Stevia bzw. Zucker süßen und alle Zutaten köcheln lassen, bis ein cremiger Brei entsteht.

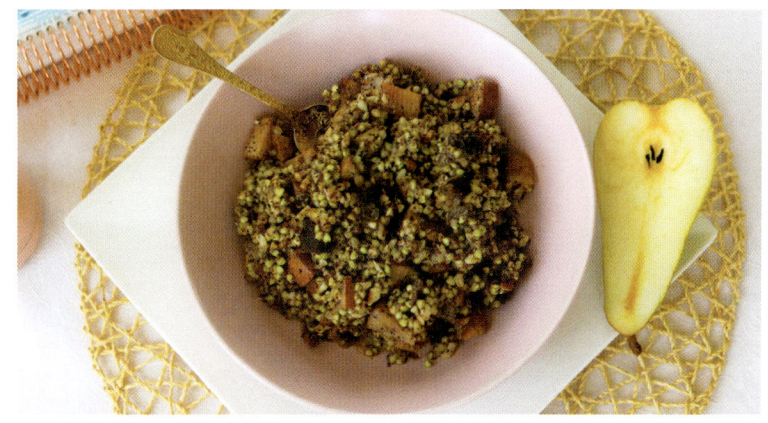

QUINOA-FRÜHSTÜCKSBREI VARIANTEN

1 PERSON *JE VARIANTE 25 MIN*

GRUNDREZEPT

- 🍴 60 g Quinoa
- 🍴 50 ml ungesüßte Mandelmilch
- 🍴 1 EL Agavensirup oder Dattelsirup

OPTIONAL

Um den Proteingehalt zu erhöhen,
2 EL Proteinpulver hinzufügen.

NÄHRWERTE (GRUNDREZEPT)

kcal 267 | P 8 g | K 49 g | F 4 g
VEGAN

VARIANTE 1

- 🍴 ¼ Birne, ¼ Apfel
- 🍴 2 getrocknete Marillen
- 🍴 2 getrocknete Feigen
- 🍴 1 Handvoll Physalis
- 🍴 1 TL Zimt

VARIANTE 2

- 🍴 1 Banane, 3 getrocknete Datteln
- 🍴 1 Handvoll Blaubeeren
- 🍴 1 TL Chiasamen
- 🍴 1 Handvoll Kokosflocken

VARIANTE 1

Die Quinoa waschen und im Verhältnis 1:2 in Wasser kochen, bis letzteres verdunstet ist. 🍴 Den Apfel und die Birne waschen und gemeinsam mit den Feigen in kleine Stücke schneiden. 🍴 Mandelmilch und das klein geschnittene Obst zur Quinoa mischen und ein paar Minuten dünsten lassen, bis das Obst weich ist. 🍴 Mit Zimt und Agavensirup abschmecken und mit Physalis garnieren.

VARIANTE 2

Die Quinoa waschen und im Verhältnis 1:2 in Wasser kochen, bis letzteres verdunstet ist. 🍴 Die Banane schälen und mit einer Gabel zu einem Brei zerdrücken. 🍴 Bananenbrei, Kokosflocken, klein geschnittene Datteln, Chiasamen und Mandelmilch zur Quinoa mischen und ein wenig köcheln lassen. 🍴 Brei mit Agavensirup abschmecken und mit Blaubeeren garnieren.

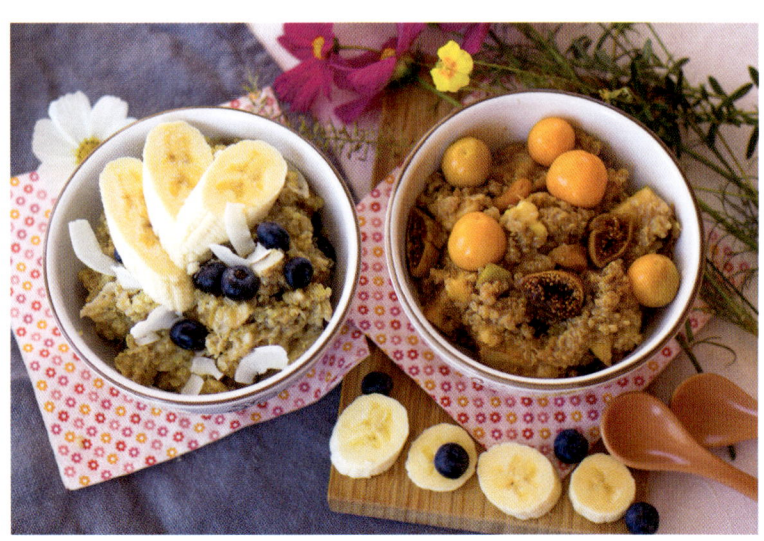

KRÄUTER BRIOCHES

Wer kennt es nicht? Der Duft von frischen Brötchen, kombiniert mit herzhaften Kräutern lässt unsere Herzen höherschlagen. Ob zum Frühstück, als Snack oder Beilage – dieses Gericht eignet sich perfekt!

6 PORTIONEN *100 MIN MIT RASTZEIT*

- 300 g Vollkornmehl
- 250 ml Mandelmilch
- 1 Päckchen Trockenhefe
- 1 TL brauner Zucker
- 1 TL rote Pfefferbeeren
- 4 EL fein gehackte Kräuter
- 1 Prise Salz
- 1 EL Olivenöl

NÄHRWERTE (PRO PORTION)

kcal 219 | P 8 g | K 35 g | F 5 g

VEGAN

Die Mandelmilch in einem Topf erhitzen und Zucker sowie Trockenhefe darunter rühren. Mehl, Olivenöl und Mandelmilch vermischen und mit einer Prise Salz verfeinern. Rote Pfefferbeeren und Kräuter hinzufügen und die Zutaten zu einem geschmeidigen Teig verkneten. Die Rührschüssel mit einem Geschirrtuch abdecken und den Teig an einem warmen Ort ungefähr 40 Minuten gehen lassen. Die Brioche-Förmchen mit etwas Olivenöl einfetten, sodass der Teig nicht an der Form kleben bleibt. *Tipp: Anstatt Brioche-Förmchen eignen sich auch Muffin-Förmchen.* Den Teig in 6 gleich große Portionen teilen und in die Förmchen füllen. Die Förmchen mit einem Geschirrtuch zudecken und den Teig erneut an einem warmen Ort ungefähr 20 Minuten gehen lassen. Das Backrohr auf 180 Grad Ober- und Unterhitze vorheizen, die Brioche-Förmchen auf einem Gitterrost platzieren und ungefähr 20 Minuten lang backen.

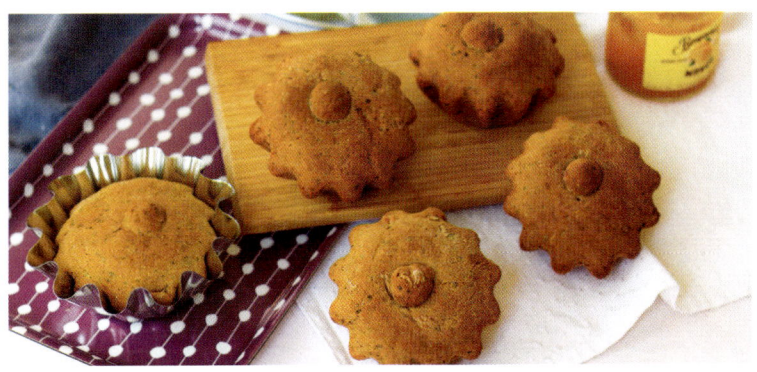

WAFFELTURM

4 WAFFELN *25 MIN OHNE KÜHLZEIT*

- 🍴 70 g Vollkornmehl
- 🍴 70 g gemahlene Haselnüsse
- 🍴 1 Banane
- 🍴 50 ml Mandelmilch
- 🍴 150 ml Orangensaft
- 🍴 2 EL Chiasamen
- 🍴 1 TL Backpulver
- 🍴 1 Prise Salz
- 🍴 1 EL Öl
- 🍴 1 TL Stevia Pulver oder ein wenig Zucker
- 🍴 2 Handvoll frische Beeren

OPTIONAL

Um den Proteingehalt des Gerichts zu erhöhen, kann man die Hälfte des Mehls durch Proteinpulver ersetzen.

NÄHRWERTE (PRO WAFFEL)

kcal 291 | P 7 g | K 25 g | F 17 g

VEGAN

In einer Schüssel die Chiasamen mit Mandelmilch mischen und anschließend für ungefähr 30 Minuten in den Kühlschrank stellen. *Tipp: Während der ersten 15 Minuten ab und zu umrühren, damit sich keine Klümpchen bilden.* 🍴 In einer Rührschüssel das Mehl mit Backpulver vermischen. 🍴 Die Banane schälen und mit einer Gabel zu Brei zerdrücken. 🍴 Banane, Haselnüsse, Stevia bzw. Zucker und Orangensaft in die Rührschüssel hinzufügen und mixen. 🍴 Chia Pudding unterrühren und den Teig mit einer Prise Salz verfeinern. 🍴 Das Waffeleisen erhitzen, mit Öl bestreichen und portionsweise den Teig darin backen. 🍴 Abwechselnd Waffeln und Früchte übereinanderschichten und am Schluss mit einigen Beeren garnieren.

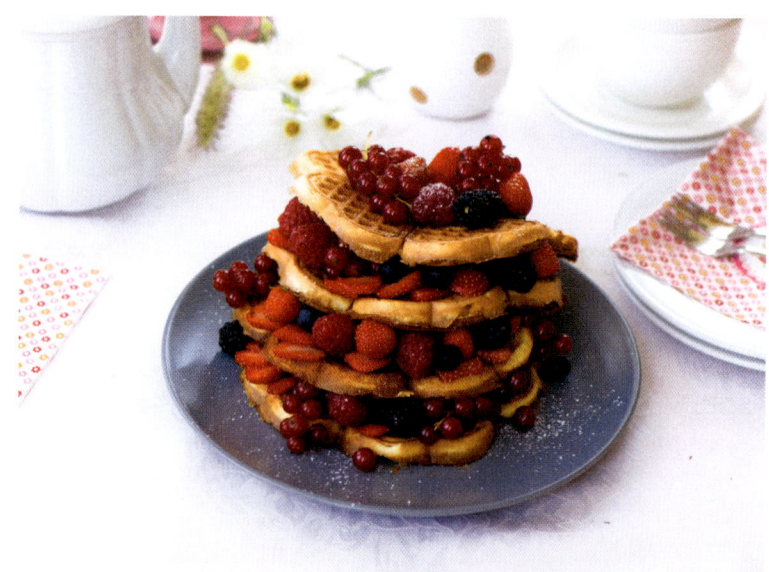

CARROT-CAKE OATMEAL

1 PORTION *25 MIN*

- 250 g Karotten
- 20 g Dinkelflocken
- 100 ml Mandelmilch
- 1 große reife Banane
- 1 TL Kakao
- 2 TL Stevia Pulver oder ein bisschen Zucker
- 2 EL geriebene Kokosflocken
- 1 EL Agavensirup
- 1 Handvoll Pistazien
- 1 Handvoll rote Johannisbeeren

OPTIONAL

Um den Proteingehalt des Gerichts zu erhöhen, kann man 2 EL Proteinpulver hinzufügen.

NÄHRWERTE

kcal 569 | P 14 g | K 81 g | F 20 g

VEGAN

Die Karotten waschen, kleinraspeln und in einem Kochtopf ca. 10 Minuten dünsten. Dinkelflocken und Mandelmilch hinzufügen und ein paar Minuten köcheln lassen. Die Banane schälen, mit einer Gabel zerdrücken und unterrühren. Die Masse mit Stevia bzw. Zucker sowie Kokosflocken süßen. Mit Johannisbeeren und Pistazien garnieren und genießen.

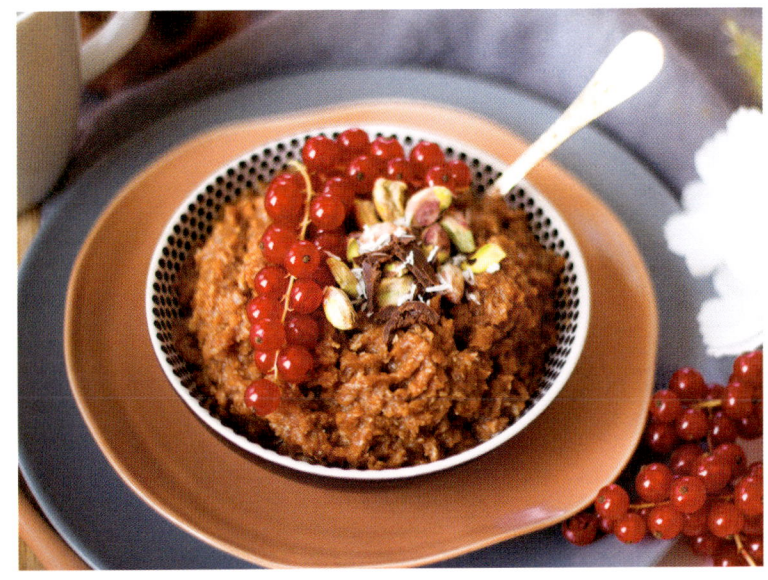

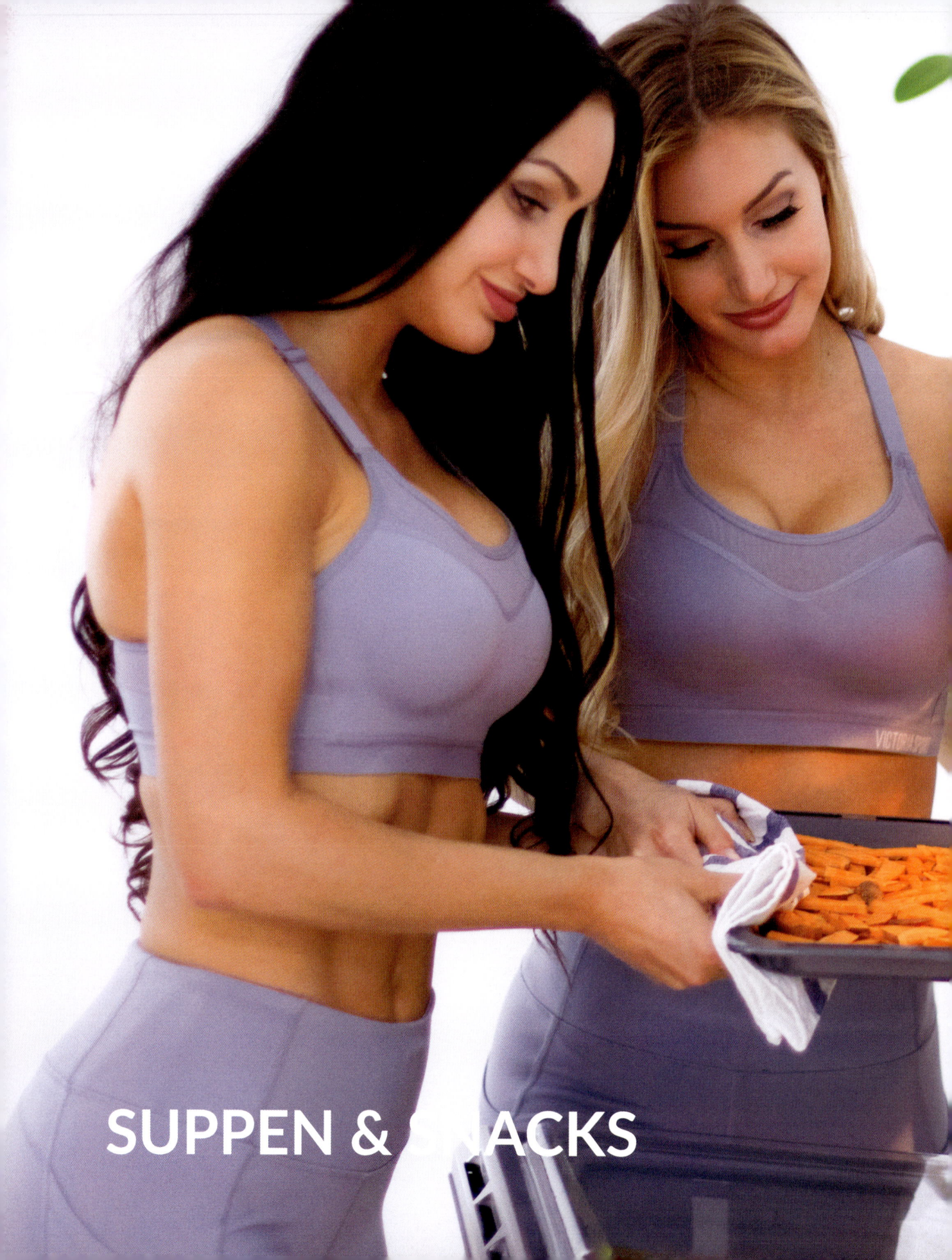

SUPPEN & SNACKS

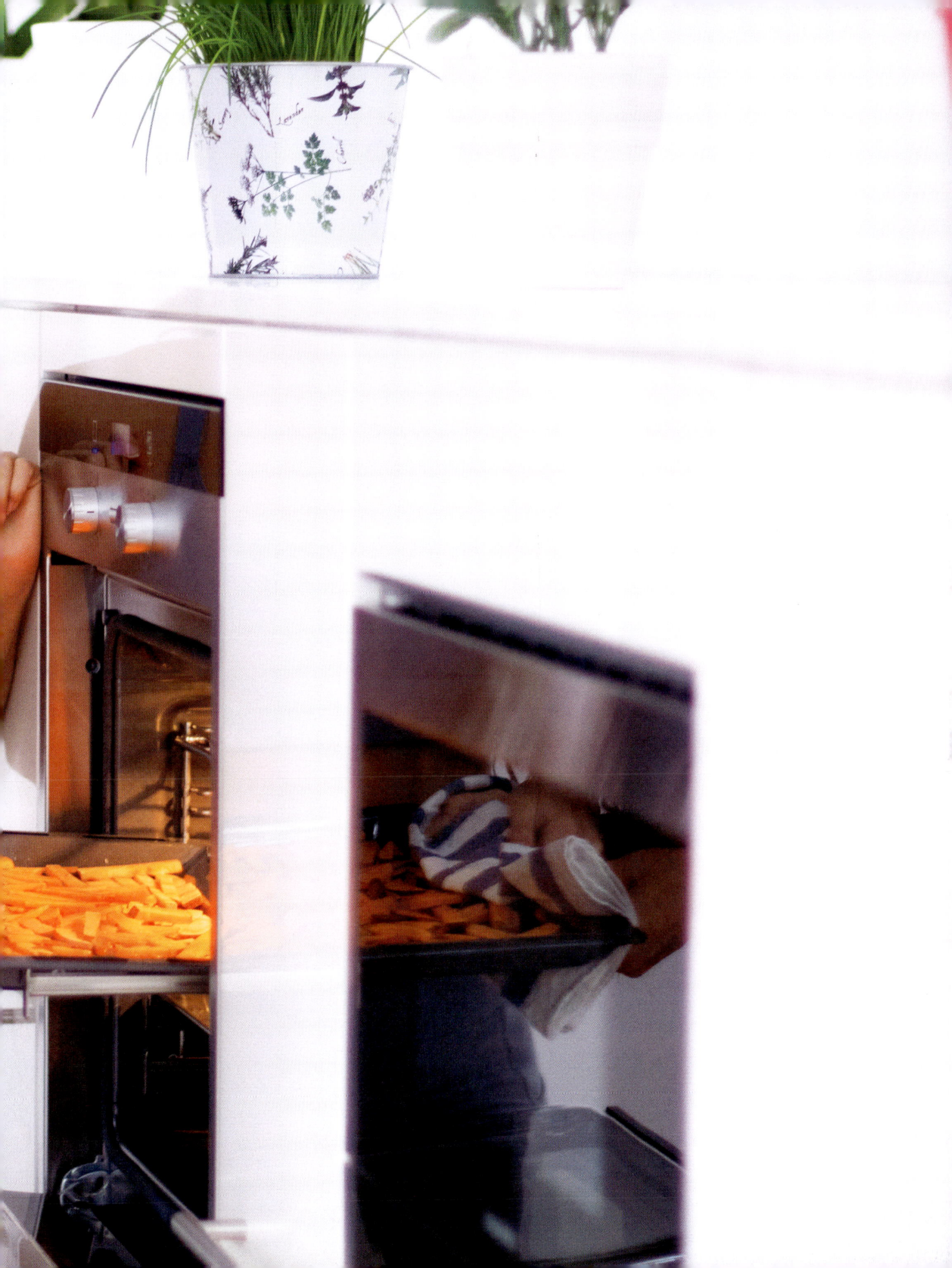

CASHEW-KÄSE

Käse aus Cashewnüssen? Wie geht denn das?! Tatsächlich kann man veganen Käseersatz ganz einfach selbst herstellen und das Ergebnis hält auf jeden Fall mit der tierischen Variante mit. Das hier enthaltene Rezept beschreibt die Herstellung der klassischen Version. Selbstverständlich kann dieser Käse mit allerlei Gewürzen, Kräutern, Chili, Nüssen etc. verfeinert werden, um geschmackliche Variationen zu kreieren. Wir haben uns bei diesem Rezept für eine Gewürzmischung bestehend aus italienischen Kräutern entschieden.

1 LAIB *15 MIN OHNE KÜHLZEIT*

- 50 g Cashewkerne
- 2 EL Hefeflocken
- 2 EL Gewürzmischung
- 200 ml Wasser
- 2 TL Agar Agar
- 1 Prise Salz

NÄHRWERTE

kcal 463 | P 21 g | K 42 g | F 25 g
VEGAN

Info: Rein botanisch gesehen ist die Cashew gar keine Nuss, sondern eine Steinfrucht, die ursprünglich in den Tropen Brasiliens beheimatet war. Mittlerweile findet man sie aber auch in Afrika und Asien. Cashews wachsen auf sogenannten Kaschubäumen, die bis zu 15 Meter hoch werden können. Die Früchte dieser Bäume nennt man Cashew-Äpfel, an deren Enden sich die beliebten Cashewkerne befinden.

Die Cashewkerne fein mahlen und mit Hefeflocken, 100 ml Wasser sowie einer Prise Salz vermengen. Agar Agar mit 100 ml Wasser in einem Topf unter ständigem Rühren aufkochen, bis ein Gelee entsteht. Alle Zutaten vermengen, die Masse anschließend in eine Form gießen und für ca. 4 Stunden in den Kühlschrank stellen.

Tipp: Am besten eignet sich dafür eine kleine beschichtete Kuchenform.

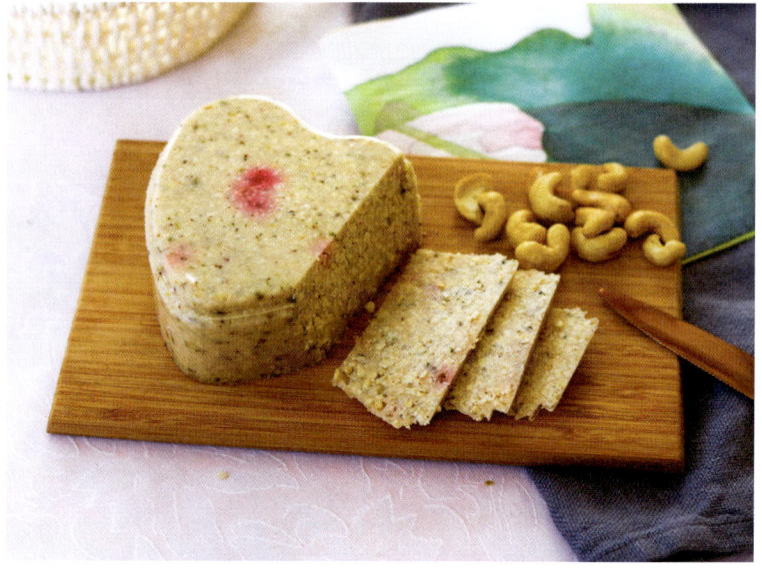

MÜSLIRIEGEL

14 PORTIONEN *30 MIN*

- 🍷 300 g Dinkelflocken
- 🍷 20 g gepuffter Amaranth
- 🍷 2 Bananen
- 🍷 3 EL Sonnenblumenkerne
- 🍷 1 Handvoll Mandeln
- 🍷 1 Handvoll Cashewkerne
- 🍷 1 Handvoll Gojibeeren
- 🍷 1 Handvoll Kakao Nibs
- 🍷 1/8 l Wasser

NÄHRWERTE (PRO PORTION)

kcal 152 | P 5 g | K 22 g | F 5 g

VEGAN

Das Backrohr auf 180 Grad Ober- und Unterhitze vorheizen und ein Blech mit Backpapier auslegen. 🍷 Die Bananen schälen und mit einer Gabel zu Brei zerdrücken. 🍷 Alle Zutaten in einer großen Rührschüssel vermengen. 🍷 Die Masse auf dem Backpapier verstreichen und für ca. 20 Minuten backen. 🍷 Abkühlen lassen und danach in ca. 2 cm breite Streifen schneiden.

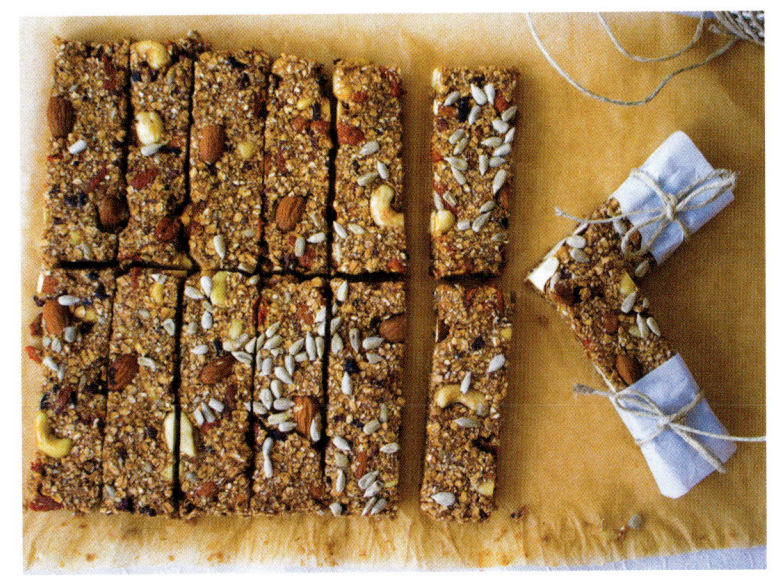

BANANENBROT

Handelt es sich hier tatsächlich um Brot? Oder ist es eher ein Kuchen?

Egal, wie man diese Köstlichkeit bezeichnet, probieren muss man sie allemal!

8 PORTIONEN *10 MIN OHNE BACK- UND KÜHLZEIT*

- 🍽 200 g Dinkelvollkornmehl
- 🍽 50 g geriebene Mandeln
- 🍽 3 reife Bananen
- 🍽 3 EL Chiasamen
- 🍽 50 ml ungesüßte Mandelmilch
- 🍽 150 g Soja-Joghurt
- 🍽 2 TL Backpulver
- 🍽 1 TL Zimt
- 🍽 1 Prise Muskatnuss
- 🍽 1 EL Kokosöl

OPTIONAL

Um den Proteingehalt des Gerichts zu erhöhen, kann man die Hälfte des Mehls durch Proteinpulver ersetzen.

NÄHRWERTE (PRO PORTION)

kcal 211 | P 7 g | K 27 g | F 8 g

VEGAN

Die Chiasamen mit Mandelmilch mischen und anschließend für ungefähr 2 Stunden in den Kühlschrank stellen. *Tipp: Während der ersten 15 Minuten ab und zu umrühren, damit sich keine Klümpchen bilden.* 🍽 Das Backrohr auf 180 Grad Ober- und Unterhitze vorheizen und eine Brotbackform mit Kokosöl einfetten. *Tipp: Man kann dafür einen Pinsel benutzen oder einfach ein Stück Küchenpapier mit Öl beträufeln und damit die Form einfetten.* 🍽 Die Bananen schälen und mit einer Gabel zu einem Brei zerdrücken. 🍽 Mehl und Backpulver in einer Rührschüssel vermengen und Bananenbrei, Chia-Pudding, geriebene Mandeln und Joghurt hinzufügen. 🍽 Die Masse mit Zimt und einer Prise Muskatnuss verfeinern und mixen, bis ein glatter Teig entsteht. 🍽 Den Teig gleichmäßig in die Backform füllen und für ungefähr 40 Minuten backen. *Tipp: Eine Prüfnadel senkrecht in die Masse stechen und wieder herausziehen. Wenn keine Masse auf der Nadel kleben bleibt, kann das Brot aus dem Ofen genommen werden.* 🍽 Das Brot kopfüber aus der Form stürzen und auskühlen lassen.

Tipp: Ein Bananenbrot zu backen ist für viele eine Herausforderung. Es soll saftig sein und richtig toll nach Banane schmecken. Versuche deswegen, möglichst reife Bananen zu verwenden. Diese erkennst du daran, dass an der Schale bereits braune Flecken zu sehen sind.

Info: Bananen sind wahre Energielieferanten und deswegen vor allem bei Sportlern sehr beliebt. Sie beinhalten zum Großteil Kohlenhydrate und sind außerdem reich an Kalium, Magnesium, Vitamin C und Vitamin B. Das wirkt sich positiv auf unsere Stimmung aus. Bananen enthalten viele Ballaststoffe und unterstützen somit die Verdauung.

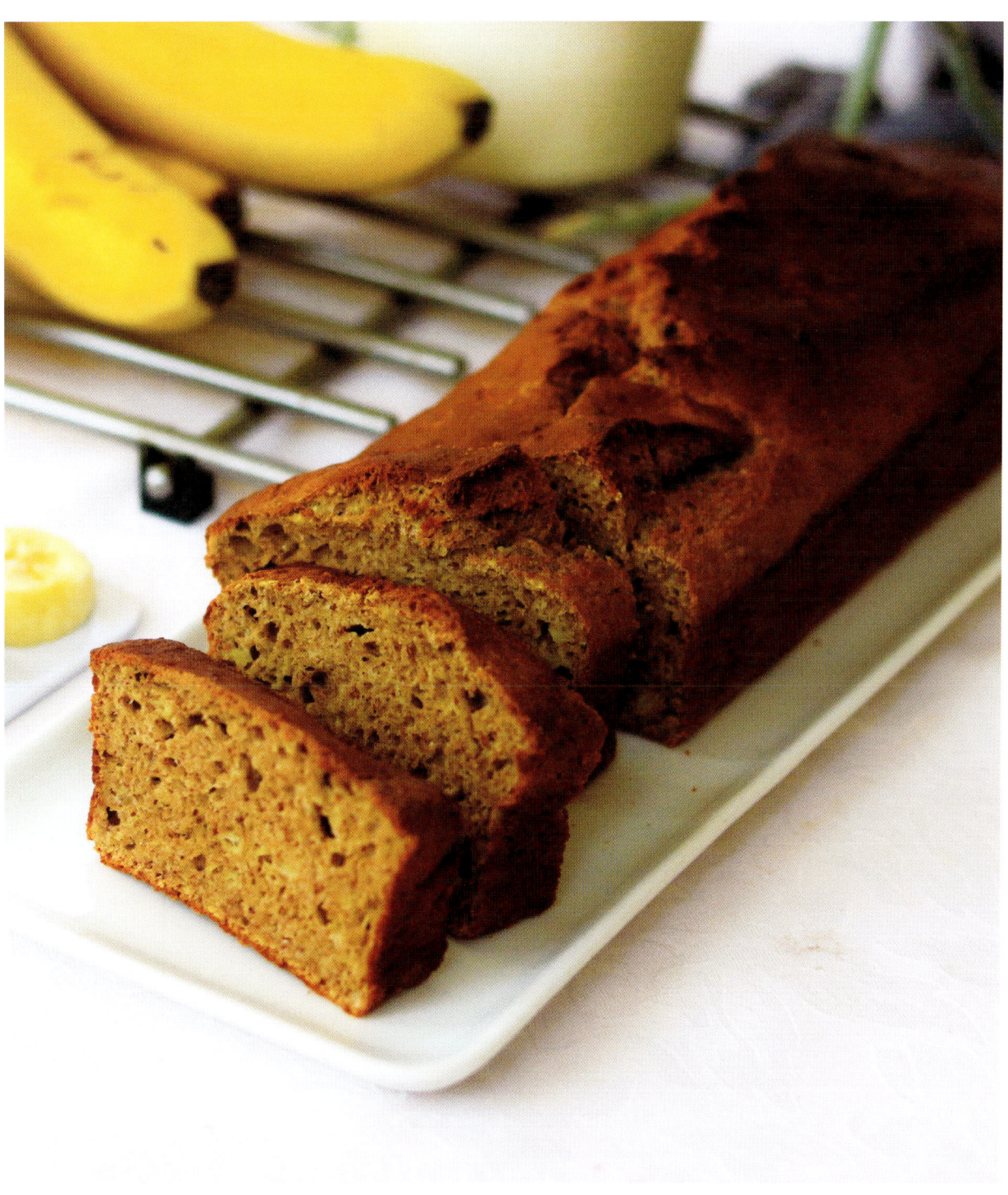

GEMÜSE-POMMES VARIATIONEN

1 PORTION

KOHLRABI-POMMES *40 MIN*

- 2 Kohlrabiknollen
- 150 g geriebene Mandeln
- 1 EL Kreuzkümmel
- 2 EL Curry
- ¼ l Mandelmilch
- 70 g Vollkornmehl
- 1 Prise Pfeffer, 1 Prise Salz

NÄHRWERTE (KOHLRABI-POMMES)

kcal 1375 | P 56 g | K 91 g | F 80 g
VEGAN

KÜRBIS-POMMES *40 MIN*

- 500 g Hokkaido-Kürbis
- 3 Knoblauchzehen
- 2 EL Olivenöl
- 1 Handvoll Petersilie, 1 Prise Salz

NÄHRWERTE (KÜRBIS-POMMES)

kcal 759 | P 14 g | K 96 g | F 39 g
VEGAN

ZUCCHINI-POMMES *50 MIN*

- 1 Zucchini

KOHLRABI-POMMES

Das Backrohr auf 180 Grad Ober-und Unterhitze vorheizen und ein Blech mit Backpapier auslegen. 2 tiefe Teller bereitstellen. In Teller 1 Mehl und Milch verquirlen. In Teller 2 Mandeln, Kreuzkümmel, Curry, Pfeffer und Salz vermengen. Kohlrabi schälen und in 1 cm dicke Stifte schneiden. Die Stifte zuerst in Teller 1, dann in Teller 2 wälzen, sodass eine Panade entsteht. Die Stifte auf dem Backblech verteilen und für ungefähr 30 Minuten goldbraun backen.

KÜRBIS-POMMES

Das Backrohr auf 180 Grad Ober-und Unterhitze vorheizen und ein Blech mit Backpapier auslegen. Den Kürbis schälen und in ca. 1 cm dicke Scheiben schneiden. Den Knoblauch pressen, die Petersilie kleinhacken und mit Olivenöl sowie einer Prise Salz in einer großen Rührschüssel vermengen. Die Kürbisstreifen in der Schüssel wälzen. Anschließend auf dem Backblech platzieren und für ungefähr 30 Minuten goldbraun backen.

ZUCCHINI-POMMES

Das Backrohr auf 180 Grad Ober-und Unterhitze vorheizen und ein Blech mit Backpapier auslegen. Die Quinoa zubereiten und auskühlen lassen. 2 tiefe Teller bereitstellen. In Teller 1 Mehl und Milch verquirlen. In Teller 2 Quinoa, Mandeln, Oregano, Pfeffer und Salz vermengen. Die Zucchini waschen und in ca. 1 cm breite Stifte schneiden. Die Stifte zuerst in Teller 1, dann in Teller 2 wäl-

- 🍴 80 g Quinoa
- 🍴 50 g Mandeln
- 🍴 1 EL Oregano
- 🍴 ¼ l Mandelmilch
- 🍴 70 g Vollkornmehl
- 🍴 1 Prise Pfeffer, 1 Prise Salz

NÄHRWERTE (ZUCCHINI-POMMES)

kcal 624 | P 23 g | K 54 g | F 33 g

VEGAN

BROKKOLI-CHIPS *25 MIN*

- 🍴 1 Brokkoli
- 🍴 3 Knoblauchzehen
- 🍴 3 EL Olivenöl
- 🍴 1 Handvoll Rosmarin
- 🍴 1 Prise Salz

NÄHRWERTE (BROKKOLI-CHIPS)

kcal 756 | P 24 g | K 39 g | F 55 g

VEGAN

zen, sodass eine Panade entsteht. 🍴 Die Stifte auf dem Backblech verteilen und für ungefähr 20 Minuten goldbraun backen.

BROKKOLI-CHIPS

Das Backrohr auf 180 Grad Ober-und Unterhitze vorheizen und ein Blech mit Backpapier auslegen. 🍴 Den Brokkoli waschen und einzelne Röschen davon abtrennen. 🍴 Den Knoblauch pressen, Rosmarin kleinhacken und mit Olivenöl sowie einer Prise Salz in einer großen Rührschüssel vermengen. 🍴 Die Brokkoli-Röschen in der Schüssel wälzen. 🍴 Anschließend auf dem Backblech platzieren und für ungefähr 15 Minuten backen.

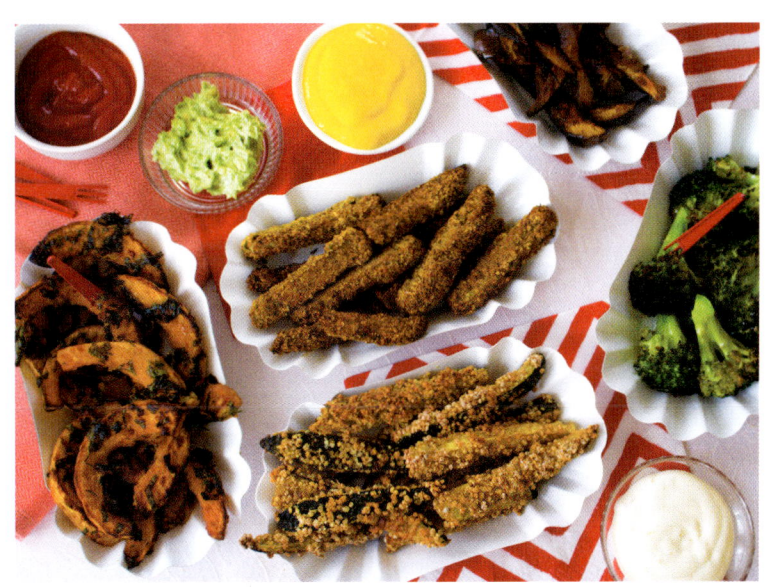

Info: Brokkoli zählt zu den nahrhaftesten Gemüsesorten überhaupt und erfreut sich gerade in den letzten Jahren immer mehr an Beliebtheit. Diese Nährstoffbombe enthält kaum Kalorien, jedoch einen hohen Anteil an Magnesium (was wichtig für unsere Knochen und Muskeln ist) sowie krebshemmende Stoffe. Weiters sind in dem grünen Gemüse viele Ballaststoffe enthalten, die sich positiv auf unsere Verdauung auswirken. Brokkoli wirkt außerdem entwässernd auf unseren Körper und der hohe Vitamin-C Gehalt wirkt vorbeugend gegen Erkältungskrankheiten.

Der Brokkoli gehört zur Familie der Kohlgewächse, ist jedoch, verglichen mit anderen verwandten Sorten, gut verdaulich. Beim Kauf sollte darauf geachtet werden, eine möglichst frische Blume zu erwerben. Die Merkmale sind eine dunkelgrüne bis bläuliche Färbung und keine gelben Stellen. Zudem sollte auf Druckstellen geachtet werden.

GEBACKENE KICHERERBSEN

1 PORTION *50 MIN*

- 🍽 265 g Kichererbsen (=Abtropfgewicht)
- 🍽 2 EL Olivenöl
- 🍽 2 Knoblauchzehen
- 🍽 1 EL Grillgewürz
- 🍽 1 Prise Salz
- 🍽 1 Prise Pfeffer

NÄHRWERTE

kcal 716 | P 23 g | K 64 g | F 43 g

VEGAN

Die getrockneten Kichererbsen unter fließendem Wasser waschen. 🍽 In eine Schüssel pro Tasse Kichererbsen zwei bis drei Tassen Wasser füllen und die Erbsen mindestens vier bis zehn Stunden darin einlegen, bis sie sich mit Flüssigkeit vollgesaugt haben. *Tipp: Während dieses Prozesses das Wasser mehrmals wechseln. Kichererbsen gibt es auch eingelegt im Glas zu kaufen. Bei Zeitmangel kann ohne Bedenken zu dieser Variante gegriffen werden. Die Kichererbsen dabei aus dem Glas entnehmen und unter fließendem Wasser abspülen. Das Wasser erst abdrehen, wenn es nicht mehr schäumt.* 🍽 Den Backofen auf 180 Grad Grillfunktion vorheizen und ein Blech mit Backpapier auslegen. 🍽 Den Knoblauch pressen und in einer Rührschüssel mit Olivenöl, Grillgewürz, Pfeffer und Salz vermengen. 🍽 Die Kichererbsen hinzufügen und in der Marinade schwenken, bis sie vollständig bedeckt sind. 🍽 Die Kichererbsen anschließend auf das Backpapier legen und ca. 45 Minuten backen.

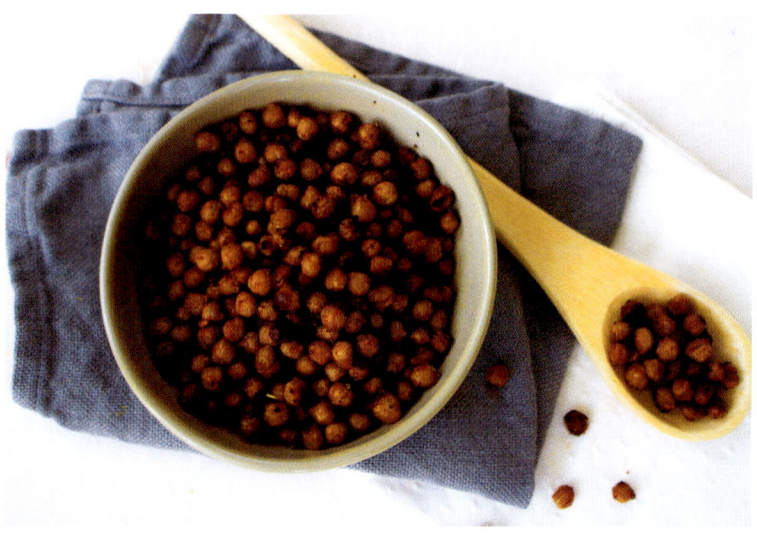

KICHERERBSEN-KAROTTEN SUPPE

2 PORTIONEN *80 MIN*

- 400 g Kichererbsen
- 2 große Karotten
- 4 TL Gemüsebrühe
- 1 Zwiebel
- ½ Zitrone
- ½ Knoblauchzehe
- 1 TL Curcuma
- ½ TL Kreuzkümmel
- 1 EL Olivenöl
- 1 Handvoll Petersilie
- 1 Prise Pfeffer
- 1 Prise Salz

NÄHRWERTE (PRO PORTION)

kcal 399 | P 23 g | K 59 g | F 8 g

VEGAN

Die getrockneten Kichererbsen unter fließendem Wasser waschen. In eine Schüssel pro Tasse Kichererbsen zwei bis drei Tassen Wasser füllen und die Erbsen mindestens vier bis zehn Stunden darin einlegen, bis sie sich mit Flüssigkeit vollgesaugt haben. Die Zwiebel hacken und gemeinsam mit der kleingeschnittenen Petersilie in einem Suppentopf in Olivenöl goldbraun anbraten. Die Karotten unter fließendem Wasser abspülen und in kleine Stücke schneiden. Die Kichererbsen gemeinsam mit den Karotten in den Topf hinzugeben. Mit 400 ml Gemüsebrühe (4 TL Gemüsebrühe in 400 ml Wasser aufgelöst) aufgießen, die Suppe kurz aufkochen, dann die Hitze reduzieren und die Zutaten ungefähr eine Stunde lang köcheln lassen. Das Gemüse pürieren und eventuell Flüssigkeit hinzufügen, sodass die Suppe die gewünschte Konsistenz erreicht. Die Suppe mit gepresstem Knoblauch, Curcuma und Kreuzkümmel würzen und mit Zitronensaft, Salz und Pfeffer abschmecken.

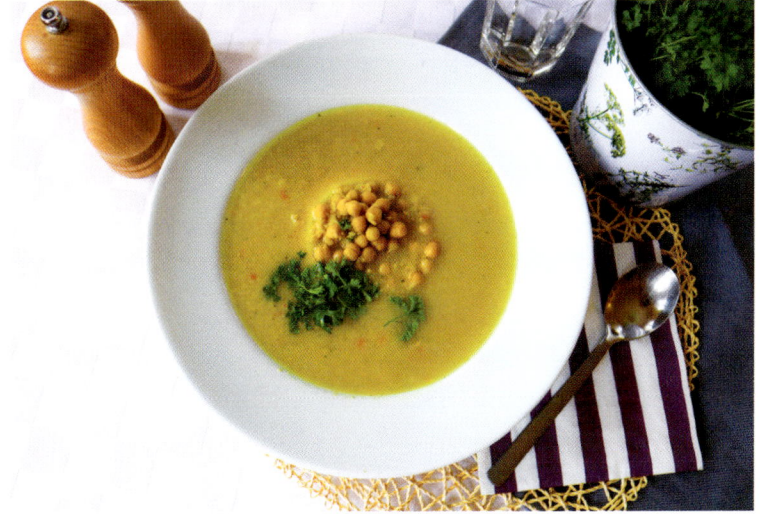

KÜRBISCREME-KOKOS SUPPE MIT INGWER

Wenn es draußen langsam kühler wird, schmeckt Suppe doppelt so gut. An den ersten kalten Herbsttagen darf eines deshalb nie fehlen – warme Kürbissuppe. Der leicht nussige Geschmack, kombiniert mit der Schärfe der Ingwerknolle und dem milden Aroma der Kokosmilch, bietet ein besonderes kulinarisches Erlebnis.

2 PORTIONEN *35 MIN*

- 300 g Hokkaido-Kürbis
- 200 g Kartoffeln
- 120 ml Kokosmilch
- 2 kleine Zwiebeln
- 1 Knoblauchzehe
- 1 kleine Ingwerknolle
- 4 TL Gemüsebrühe
- ½ Limette
- 1 TL Kümmel
- 1 EL Kokosöl
- 1 Handvoll Kürbiskerne
- 1 Prise Salz
- 1 Prise Pfeffer

NÄHRWERTE (PRO PORTION)

kcal 500 | P 9 g | K 54 g | F 29 g

Den Kürbis waschen, halbieren und die Kerne entfernen. Das Kürbisfleisch und die Kartoffeln in kleine Stücke schneiden. *Tipp: Die Schale des Hokkaidos kann bedenkenlos mitgegessen werden. Sie enthält eine extra Portion an Beta Carotin. Gründliches Waschen ist jedoch sehr wichtig.* Die Zwiebeln hacken und in einem Topf in Kokosöl goldbraun anbraten. Anschließend die Kürbisstücke samt Kartoffeln ebenfalls kurz anbraten. Mit 300 ml Gemüsebrühe (3 TL Gemüsebrühe in 300 ml Wasser aufgelöst) aufgießen und mit Kümmel, Salz und Pfeffer würzen. Den Knoblauch pressen, die Ingwerknolle schälen, in kleine Stücke schneiden und zusammen mit einem Spritzer Limettensaft ebenfalls hinzufügen. Ungefähr 20 Minuten köcheln lassen, bis die Kürbisstücke und die Kartoffeln weich geworden sind, dann pürieren. 100 ml Gemüsebrühe (1 TL Gemüsebrühe in 100 ml Wasser aufgelöst) und 120 ml Kokosmilch hinzufügen und fest umrühren. *Tipp: Um die Suppe flüssiger zu machen, einfach mehr Gemüsebrühe verwenden.* Weitere 5 Minuten auf niedriger Stufe köcheln lassen und mit Salz und Pfeffer abschmecken.

Tipp: Um die Suppe zu verfeinern, einen Schluck Kürbiskernöl, etwas Sauerrahm und/oder ein paar Kürbiskerne beifügen.

Info: Kürbisse weisen einen hohen Wasseranteil auf, ihr Kaloriengehalt ist deswegen recht gering. Der Kürbis mit den meisten Kalorien ist der Hokkaido. Während andere Kurbissorten per 100 Gramm um die 25 Kalorien haben, liegt dieser Wert beim Hokkaido bei 67. Nichtsdestotrotz ist gerade er einer der beliebtesten Speisekürbisse.

Der Hokkaido hat eine besonders feste Struktur und weist, im Gegensatz zu seinen Verwandten, einen geringeren Wassergehalt auf. Dadurch punktet er mit einer besonders hohen Nährstoffdichte. Er enthält viel Beta Carotin und jede Menge Vitamine und Spurenelemente. Ob als Mus, Suppe oder Beilage – der Hokkaido schmeckt immer hervorragend!

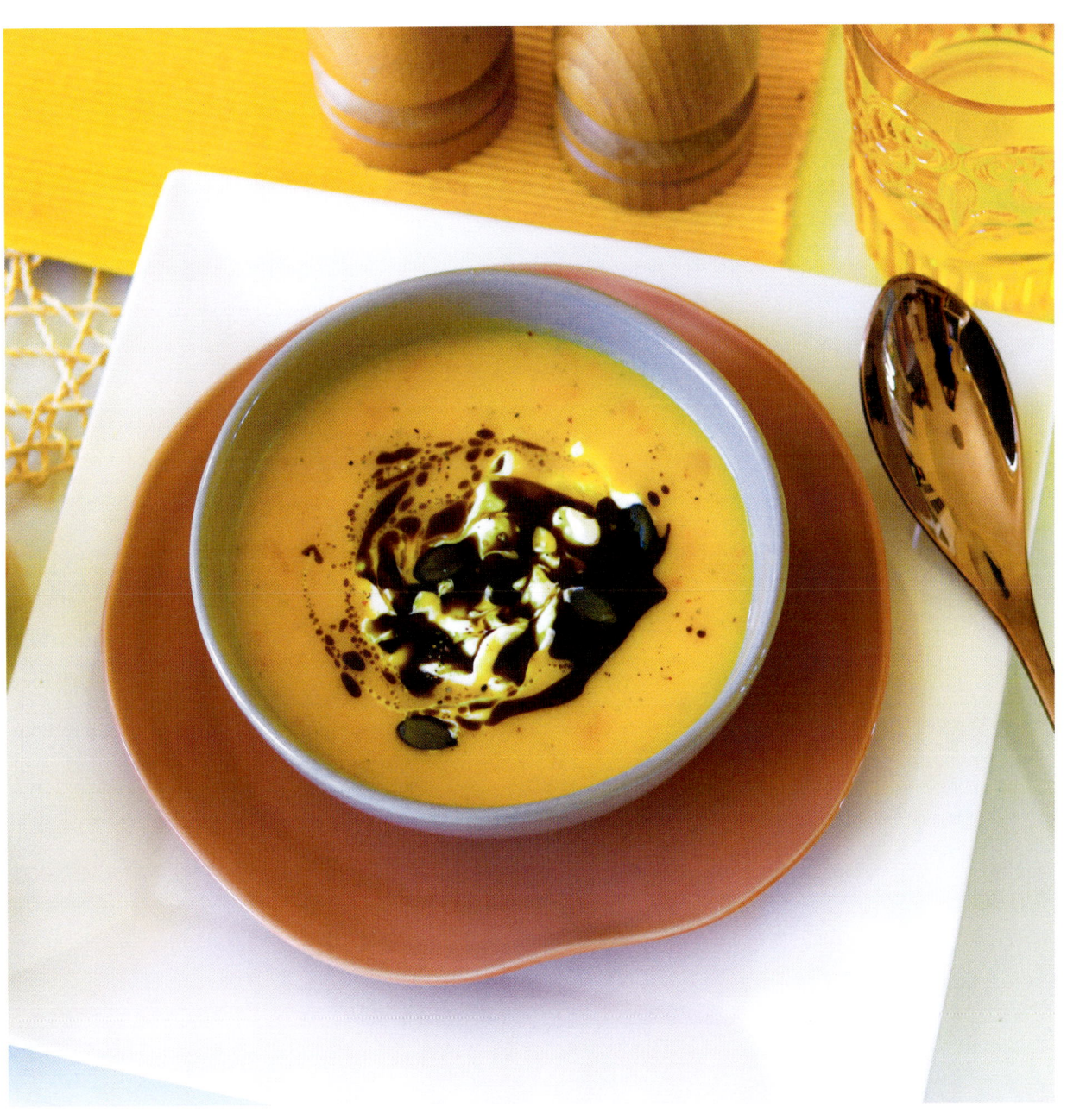

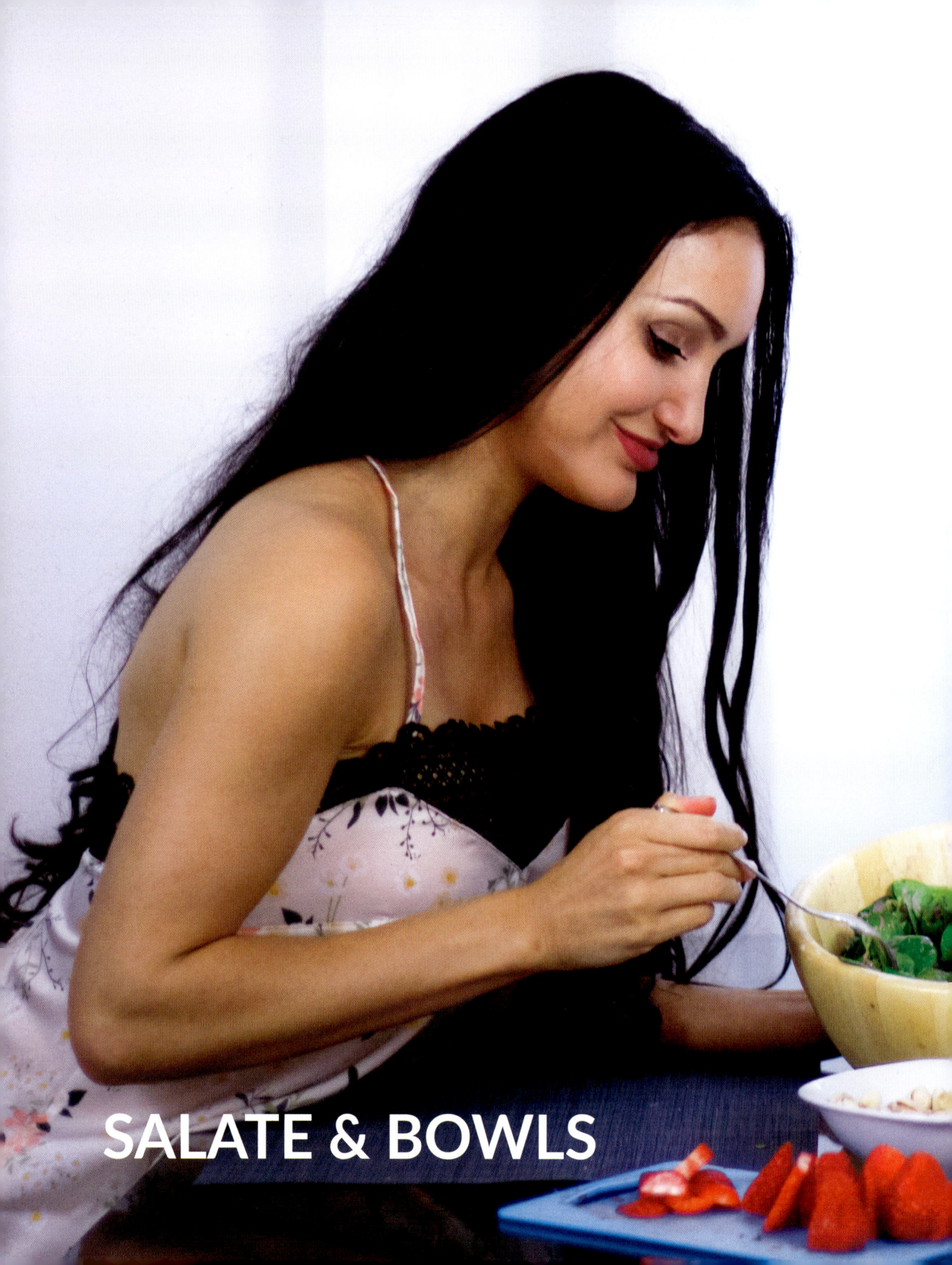

SALATE & BOWLS

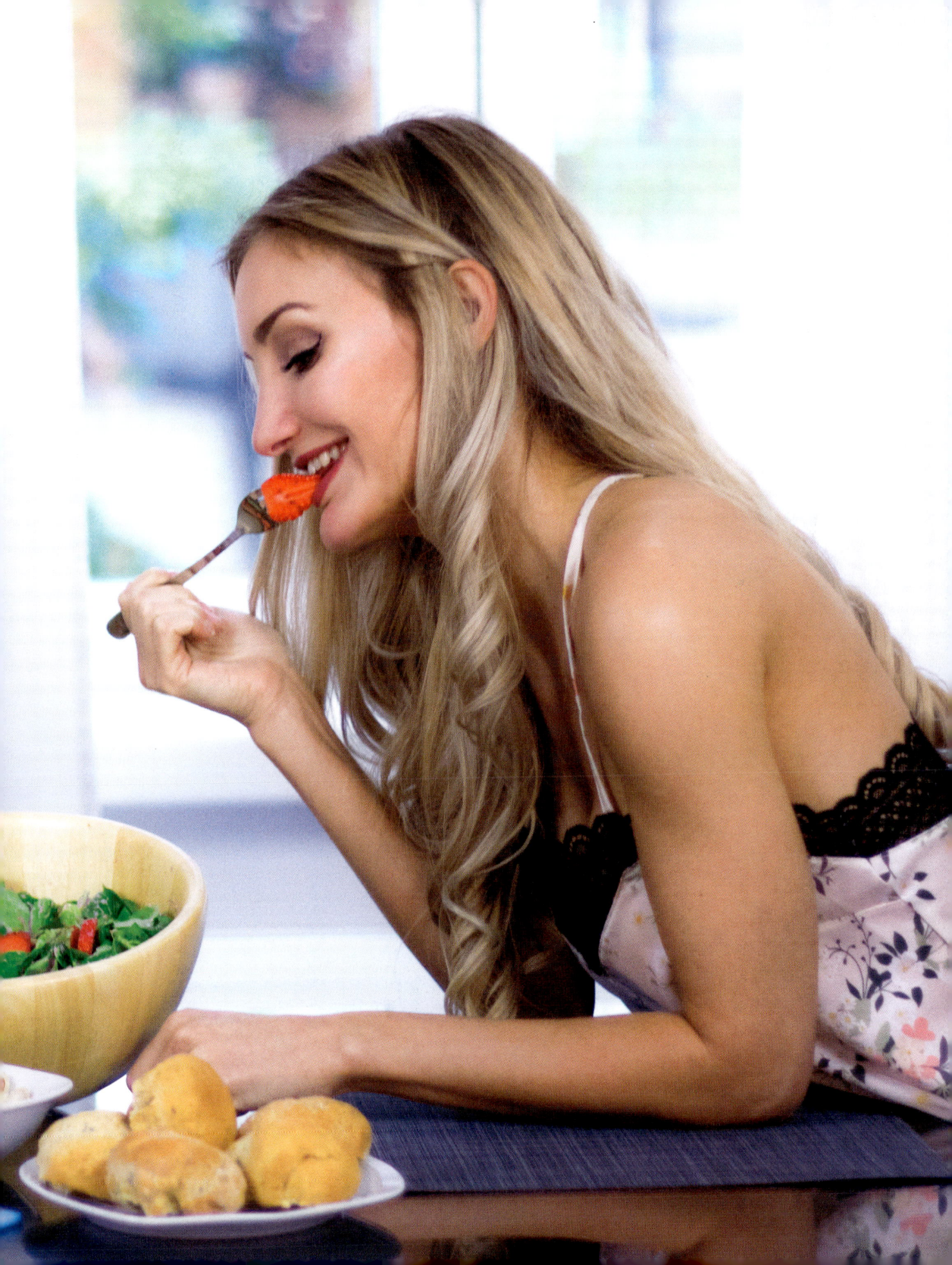

DINKEL-SALAT

2 PORTIONEN *35 MIN*

- 100 g Dinkelreis
- 2 TL Gemüsebrühe
- 10 Cocktailtomaten
- 5 Radieschen
- 2 Karotten
- 1 Handvoll Feldsalat
- 2 Stangen Sellerie
- 2 Stangen Jungzwiebel
- 35 g gemischte Kerne (Sonnenblumenkerne, Kürbiskerne, Sojakerne etc.)
- ½ Zitrone
- 1 Prise Salz
- 1 Prise Pfeffer
- 2 EL Kürbiskernöl

NÄHRWERTE (PRO PORTION)

kcal 469 | P 20 g | K 48 g | F 21 g

VEGAN

Den Dinkelreis mit der doppelten Menge an Wasser kurz aufkochen, die Gemüsebrühe hinzufügen und anschließend bei schwacher Hitze 20 bis 25 Minuten köcheln lassen. Das Gemüse waschen, in kleine Stücke schneiden und die Karotten raspeln. Den Dinkel abkühlen lassen und anschließend mit dem Gemüse und den Kernen vermengen, dann einen Spritzer Zitronensaft hinzufügen. Den Salat mit Salz und Pfeffer würzen sowie mit etwas Kürbiskernöl verfeinern. Den Feldsalat waschen und zusammen mit dem Dinkelsalat anrichten.

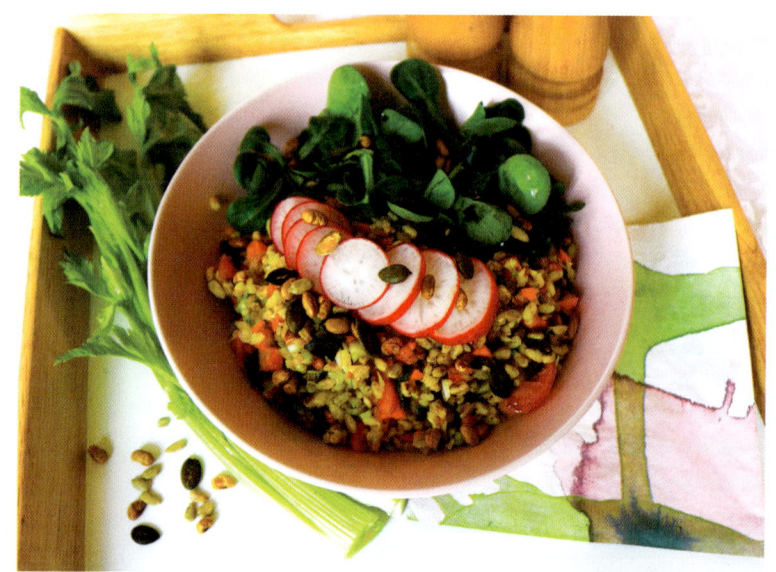

FELDSALAT MIT ERDBEERDRESSING

Ein herrlich frischer Salat mit einer lieblich fruchtigen Note. Perfekt für sonnige Frühlings- und Sommertage!

2 PORTIONEN *15 MIN*

- 150 g Feldsalat
- 500 g Erdbeeren
- 4 EL Apfelessig
- 1 EL Haselnussöl
- 1 EL Agavendicksaft
- 1 Handvoll Pistazien
- 1 Handvoll Gojibeeren

NÄHRWERTE (PRO PORTION)

kcal 357 | P 9 g | K 44 g | F 33 g

VEGAN

Info: Haselnussöl besteht hauptsächlich aus ungesättigten Fettsäuren. Der Eiweißanteil ist mit 12 % sehr hoch. Außerdem beinhaltet es viele Vitamine und Mineralien. Es wird in der Regel durch Kaltpressung der Nüsse gewonnen und hat einen würzigen und nussigen Geschmack. Vor allem für die kalte Küche wird Haselnussöl gern benutzt. Es eignet sich hervorragend zum Mischen von Salatdressings und verleiht jedem Gericht eine besondere Note.

Auch die Kosmetikbranche hat die Vorteile des hellbraun bis goldgelben Öls längst für sich entdeckt. Da Haselnussöl nur langsam in die Haut einzieht, eignet es sich gut als Massageöl bei trockener und spröder Haut. Auch für die Haarpflege wird es oft eingesetzt.

Den Feldsalat waschen und auf einem Geschirrtuch abtropfen lassen. Die Erdbeeren waschen, das Grünzeug entfernen und die Hälfte in mundgerechte Stücke schneiden. Die restlichen Erdbeeren pürieren und mit Apfelessig, Haselnussöl und Agavendicksaft vermengen. Den Feldsalat mit Erdbeerdressing anrichten und mit den übrig gebliebenen Erdbeeren, Pistazien und Gojibeeren garnieren.

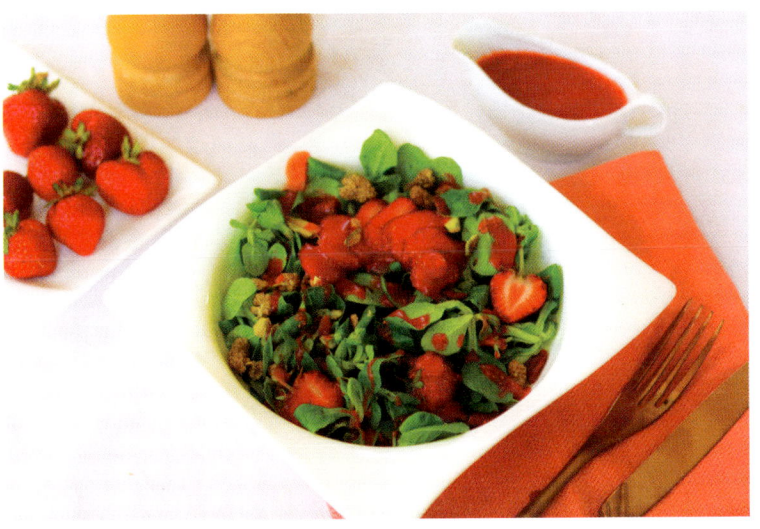

ACAI SMOOTHIE BOWL

1 BOWL *10 MIN OHNE GEFRIERZEIT*

- 200 g Zucchini
- 1 Banane
- 70 g gefrorene Beeren
- 1-2 EL Acai Pulver

OPTIONAL

Um den Proteingehalt des Gerichts zu erhöhen, kann man 2 EL Proteinpulver hinzufügen.

NÄHRWERTE

kcal 240 | P 46 g | K 7 g | F 1,4 g

VEGAN

Die Zucchini waschen, in kleine Stücke schneiden und ein paar Stunden ins Gefrierfach legen. Die gefrorenen Zucchinistückchen zusammen mit der Banane, den Beeren und dem Acai Pulver mixen, bis ein Püree entsteht. Mit Beeren, Kokosflocken und Nüssen verzieren und genießen.

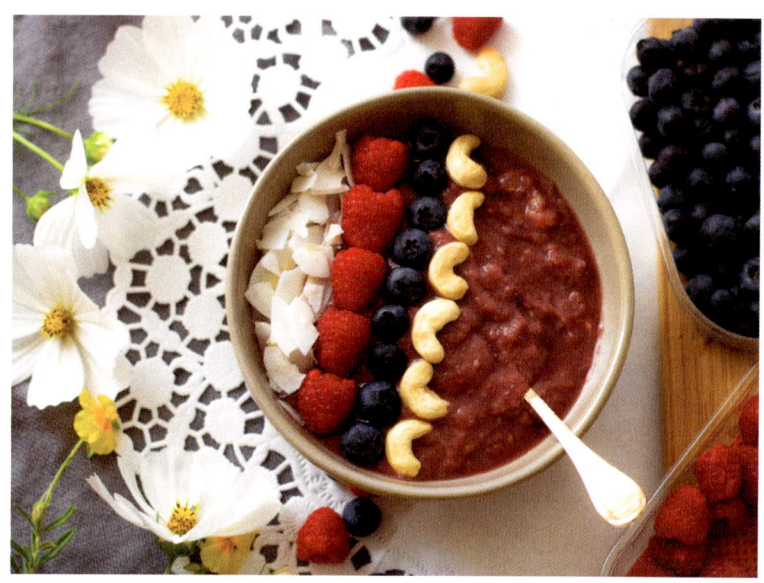

YELLOW GREEN BOWL

1 BOWL *25 MIN*

- 🍴 100 g Hokkaido-Kürbis
- 🍴 1 reife Mango
- 🍴 1 Banane
- 🍴 150 g Zucchini
- 🍴 einige Spinatblätter

OPTIONAL

Um den Proteingehalt des Gerichts zu erhöhen, kann man 2 EL Proteinpulver hinzufügen.

NÄHRWERTE

kcal 340 | P 7 g | K 77 g | F 2 g
VEGAN

Die Zucchini waschen, in kleine Stücke schneiden und ein paar Stunden ins Gefrierfach legen. 🍴 Die Mango schälen und zusammen mit der Banane in kleine Stückchen schneiden. 🍴 Beides ebenfalls für ein paar Stunden ins Gefrierfach legen. 🍴 Den Kürbis waschen, in kleine Würfel schneiden und dünsten, bis er weich ist. 🍴 Die gefrorenen Zucchinistücke zusammen mit den Kürbiswürfeln, den Mangostücken und der Banane mixen, bis ein Püree entsteht. 🍴 Die Hälfte der Masse in eine Schüssel leeren und die andere Hälfte mit den Spinatblättern vermixen. 🍴 Nun den Rest der Schüssel damit auffüllen. 🍴 Mit Nüssen, getrockneten Früchten, Kokoschips, Chiasamen und/oder Beeren garnieren.

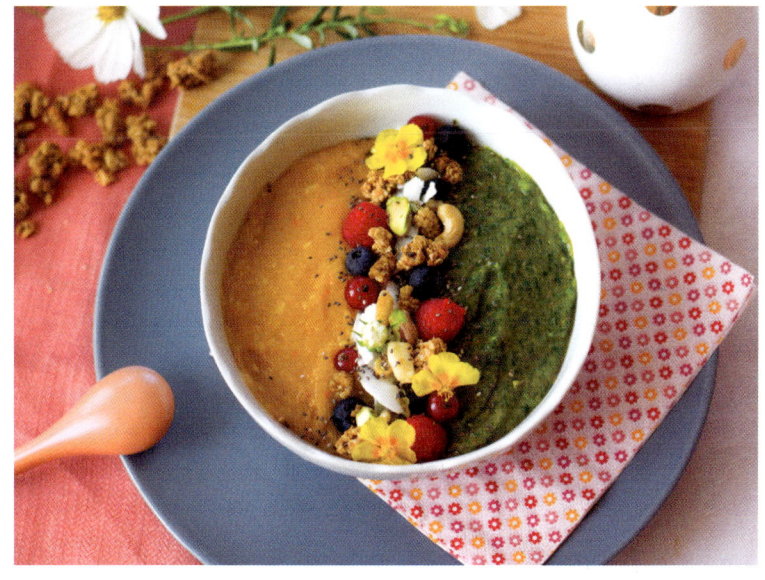

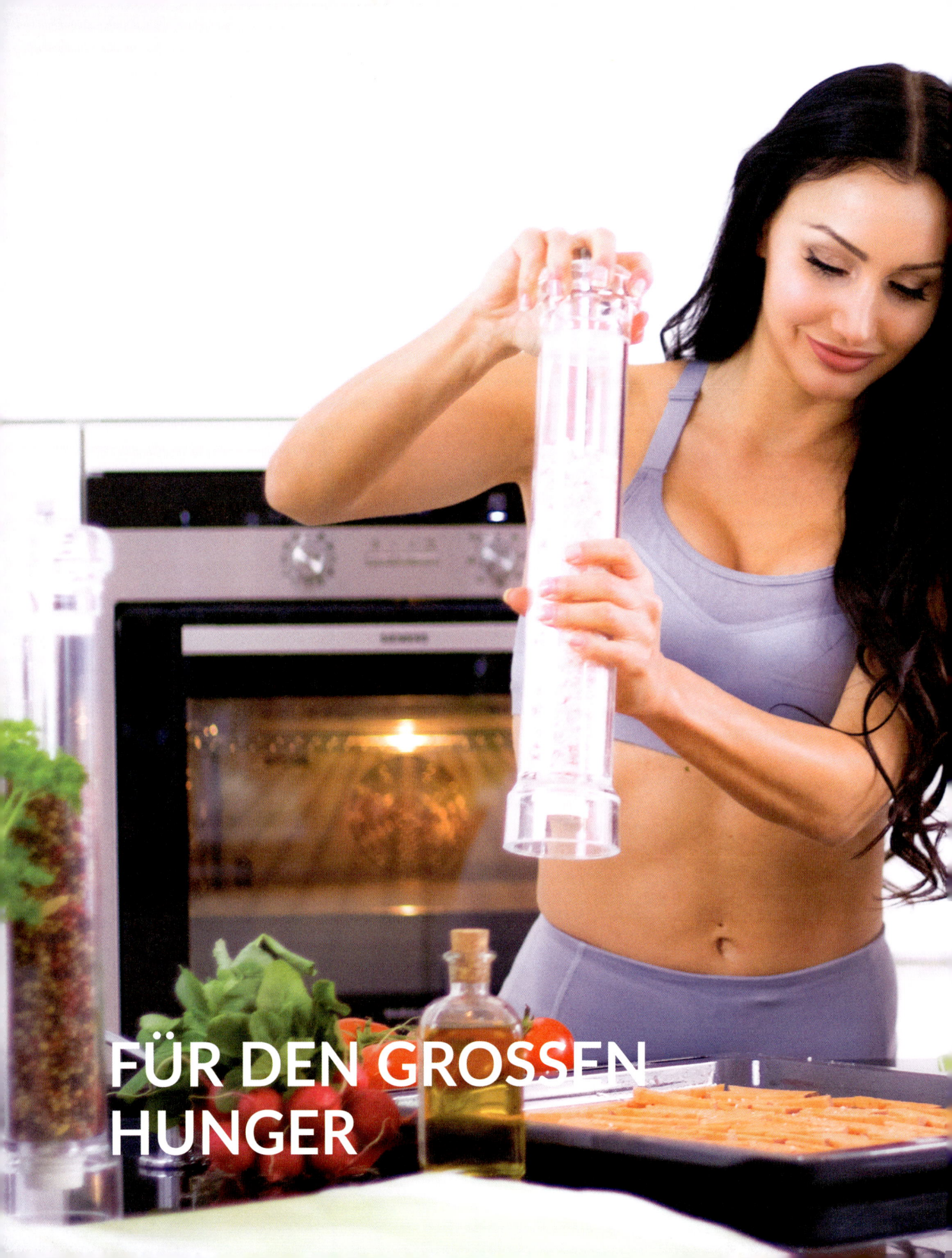

FÜR DEN GROSSEN HUNGER

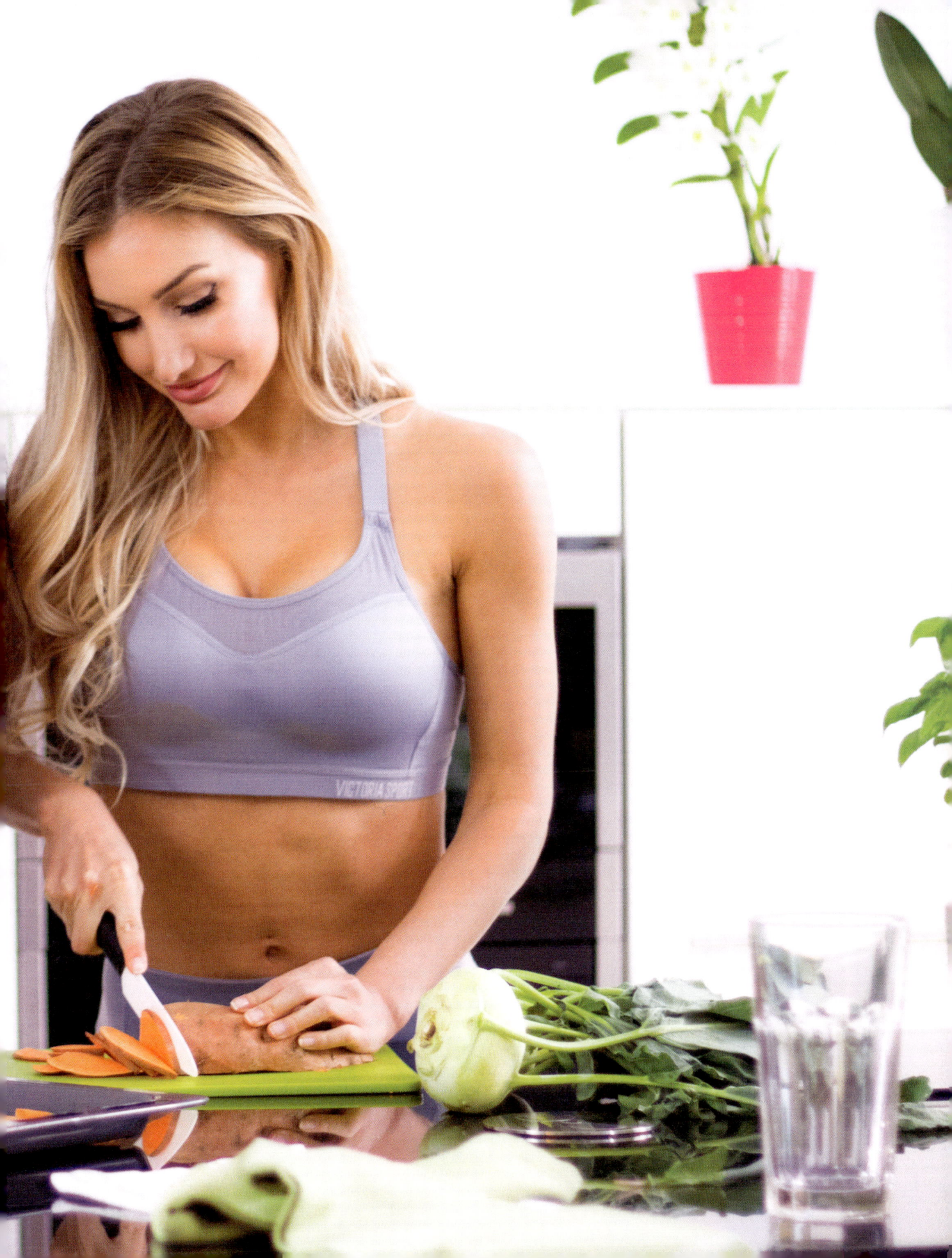

VEGANE
VOLLKORN-BURGER

Bei Burger denken die meisten Menschen wohl an saftiges Rindfleisch zwischen Weizengebäck und kalorienreichen Soßen. Wir lieben es, unsere Ernährung abwechslungsreich zu gestalten und haben deshalb eine gesündere Variante kreiert, welche auch für Vegetarier und Veganer bestens geeignet ist. Geschmacklich steht unsere Kreationen einem typischen Burger in nichts nach – ganz im Gegenteil, obendrein punktet sie auch noch mit ihren ausgesprochen wertvollen Nährstoffen.

2 PORTIONEN *25 MIN OHNE BACKZEIT*

- 2 Vollkorn-Burger Brötchen

BULETTEN

- 250 g Kidney-Bohnen (=Abtropfgewicht)
- 2 große Karotten
- 2 EL Dinkelflocken
- 1 Zwiebel
- 2 Knoblauchzehen
- 20 g Sonnenblumenkerne
- 1 TL Kreuzkümmel
- fein gehackte Kräuter (Petersilie, Thymian, Oregano)
- 1 EL Olivenöl
- 1 Prise Salz
- 1 Prise Pfeffer

FÜLLUNG

- ½ Avocado

Die Kidneybohnen in einem Seiher unter fließendem Wasser abspülen, bis sich kein Schaum mehr bildet. Anschließend mit einer Gabel zerdrücken, sodass eine klebrige Masse entsteht. Die Zwiebel klein hacken und den Knoblauch pressen. Die Karotten unter fließendem Wasser waschen und mit einem Reibeisen in feine Stückchen raspeln. Dinkelflocken, Sonnenblumenkerne, Karottenraspeln, Zwiebelstückchen, Olivenöl und Knoblauch zusammen mit den Kidneybohnen in einer Rührschüssel vermengen und die Masse mit Salz, Pfeffer, zerkleinerten Kräutern und Kreuzkümmel würzen. Den Backofen auf 180 Grad »Grillfunktion« vorheizen und ein Blech mit Backpapier auslegen. Zwei gleichgroße Burgerpattys formen und etwa 20 Minuten backen. Die Champignons in Streifen schneiden und neben den Pattys 5 Minuten lang mitbacken. Die Vollkorn-Brötchen halbieren, die untere Hälfte mit Avocado bestreichen und mit einer Prise Salz würzen. Jedes Brötchen mit einem Patty, Zwiebelringen und Champignons belegen und mit dem Dip von Seite 222 verfeinern.

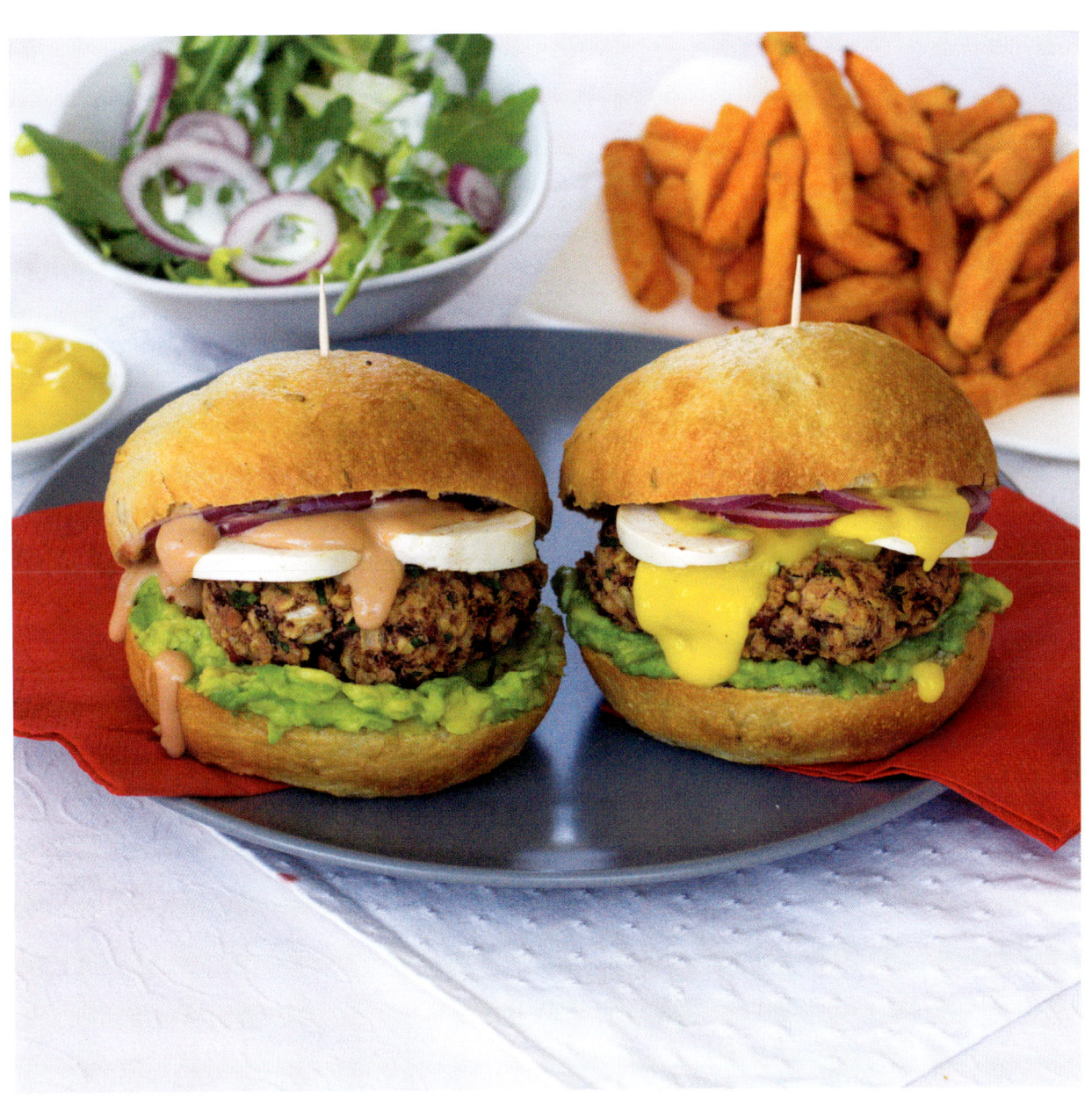

- 🍴 2 große Champignons
- 🍴 ½ rote Zwiebel
- 🍴 1 Prise Salz

NÄHRWERTE (PRO PORTION)

kcal 560 | P 22 g | K 57 g | F 25 g

VEGAN

GEBRATENE GLASNUDELN IN TERYAKI-SOSSE UND GEMÜSE

2 PORTIONEN *30 MIN*

GLASNUDELN

- 70 g Reisnudeln
- 1 Zwiebel
- ½ rote Paprika
- ½ gelbe Paprika
- 300 g Rotkraut
- 100 g Zucchini
- 1 EL pflanzliches Schlagobers
- 2 Knoblauchzehen
- 1 TL Curcuma
- 1 TL Curry
- 1 Handvoll Petersilie
- 1 EL Olivenöl
- 1 Prise Salz
- 1 Prise Pfeffer

TERIAKY-SOSSE

- 1 daumengroßes Stück Ingwer
- 3 EL brauner Zucker
- ½ Limette
- 3 EL Soja-Soße

NÄHRWERTE (PRO PORTION)

kcal 532 | P 7 g | K 88 g | F 15 g

VEGAN

GLASNUDELN

Die Glasnudeln in einer Rührschüssel mit warmem Wasser übergießen und 5 Minuten ziehen lassen, bis sie weich sind. Die Zwiebel kleinhacken und in einer Bratpfanne in Olivenöl anbraten, bis sie sich goldbraun färbt. Zucchini, Paprika und Rotkraut waschen, in kleine Stücke schneiden und ebenfalls in der Bratpfanne anbraten. Schlagobers und Teryaki-Soße hinzugießen, den Knoblauch pressen und unterrühren. Das Gemisch mit Curry, Curcuma, Salz und Pfeffer würzen. Die Nudeln abseihen, unter das Gemüse mischen und anschließend mit Petersilie garnieren.

TERIAKY-SOSSE

Ein daumengroßes Stück Ingwer schälen und in feine Stücke reiben. Den Zucker in einem Topf karamellisieren. Den Ingwer hinzufügen, etwas Limettensaft darüber träufeln und mit Sojasoße aufgießen. Zum Schluss noch einmal kurz aufkochen.

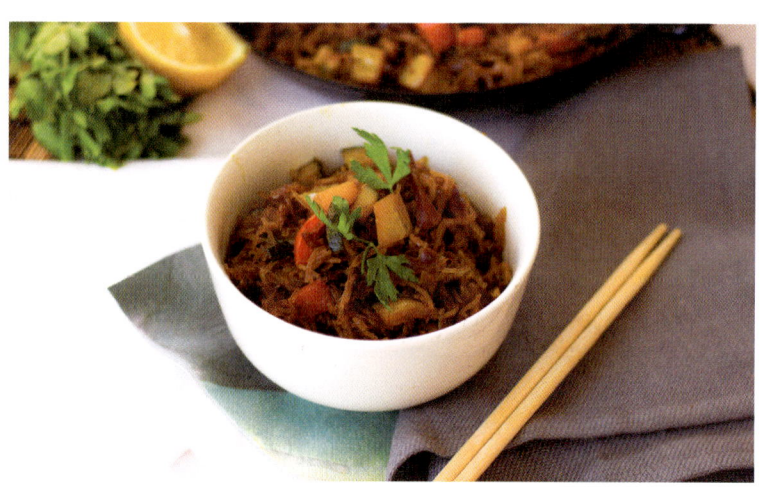

AUBERGINEN LASAGNE

2 PORTIONEN *55 MIN*

- 1 Aubergine
- 1 Zucchini
- 200 g Tofu
- 100 ml Tomatensoße
- 1 Handvoll geriebener Mozzarella
- 3 Knoblauchzehen
- 1 TL Oregano
- 1 TL Gemüsebrühe
- 1 EL Olivenöl
- 1 Prise Salz
- 1 Prise Pfeffer

NÄHRWERTE (PRO PORTION)

kcal 244 | P 14 g | K 11 g | F 17 g

Das Backrohr auf 180 Grad Ober- und Unterhitze vorheizen. Zucchini und Aubergine waschen und der Länge nach in ca. 1 cm dicke Scheiben schneiden. 2 EL Olivenöl, 2 gepresste Knoblauchzehen, Salz, Pfeffer und Gemüsebrühe-Pulver in einer großen Rührschüssel vermengen. Die Gemüsescheiben in der Marinade wälzen, sodass sie vollständig bedeckt sind. Ein Blech mit Backpapier auslegen, die Gemüsescheiben darauf verteilen und ca. 10 Minuten backen. Den Tofu mit einer Gabel klein zerbröseln und in einer Bratpfanne in Olivenöl anbraten. Die Tomatensoße hinzufügen, mit Salz, Pfeffer, Gemüsebrühe-Pulver und Knoblauch abschmecken und ein paar Minuten köcheln lassen. Abwechselnd Auberginenscheiben, Zucchinischeiben und Soße in einer Auflaufform schichten und abschließend mit Käse bestreuen. Die Lasagne ungefähr 25 Minuten im Ofen backen.

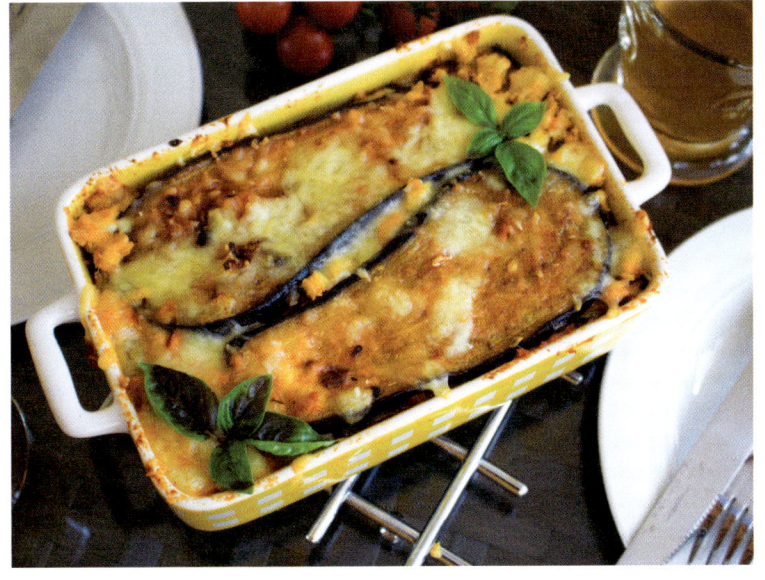

KARFIOL BURGER

2 PORTIONEN *60 MIN*

- 🍽 500 g Karfiol
- 🍽 2 EL Apfelmus
- 🍽 2 EL Leinsamen
- 🍽 200 g Hokkaido-Kürbis
- 🍽 400 g Zucchini
- 🍽 ½ Avocado
- 🍽 1 Tomate
- 🍽 50 ml Wasser
- 🍽 1 EL Dinkelmehl
- 🍽 2 Zwiebel
- 🍽 1 EL Sesam
- 🍽 1 Handvoll Petersilie
- 🍽 1 Prise Salz
- 🍽 1 Prise Pfeffer

NÄHRWERTE (PRO PORTION)

kcal 483 | P 20 g | K 53 g | F 20 g

VEGAN

Den Ofen auf 180 Grad Ober- und Unterhitze vorheizen und ein Blech mit Backpapier auslegen. 🍽 Die Karfiolröschen vom Strunk schneiden, in möglichst kleine Stücke schneiden und mit dem Apfelmus, den Leinsamen und Wasser vermengen. 🍽 Eine Zwiebel schälen und hacken, Petersilie zerkleinern und hinzufügen, sodass eine klebrige Masse entsteht. 🍽 Mit Pfeffer und Salz abschmecken. 🍽 Eine runde Kuchen- bzw. Keksform mit offenem Boden auf dem Backpapier platzieren und mit 3 EL der Masse befüllen. Fest in die Form drücken, dann die Form vorsichtig entfernen. 🍽 Diesen Vorgang weitere drei Mal wiederholen, sodass vier Burger Pattys entstehen. 🍽 Die Pattys nun mit Sesam bestreuen. 🍽 Kürbis und Zucchini waschen, in dünne Scheiben schneiden, salzen und ebenfalls aufs Backblech legen. 🍽 Die Zucchini und den Kürbis etwa 20 Minuten, die Burger Pattys 40 Minuten lang backen. 🍽 Vorsichtig die Zutaten vom Backpapier lösen. 🍽 Die Avocado schälen und genauso wie die Tomate sowie eine Zwiebel in dünne Scheiben schneiden. 🍽 Die Burger mit Avocado, Kürbis und Zwiebel belegen und mit einer Soße von Seite 222 verfeinern.

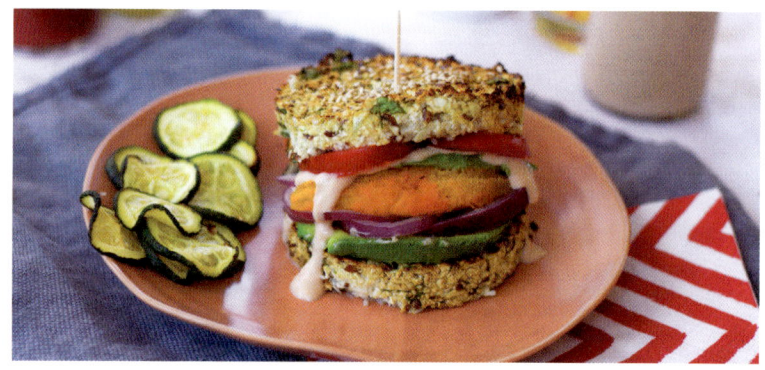

MIT QUINOA
GEFÜLLTE ZUCCHINI

Zucchini bringen den Sommer auf den Teller – egal zu welcher Jahreszeit. Sie haben sehr wenige Kalorien und sind somit ein leichter, aber vitamin- und mineralstoffreicher Bestandteil der Gemüseküche. Besonders wertvoll macht die Zucchini ihr Gehalt an Kalzium, Magnesium, Eisen, B-Vitaminen, Vitamin A und Vitamin C.

4 PORTIONEN *60 MIN*

- runde Zucchini
- 100 g Sojagranulat
- 150 ml Tomatensoße
- 75 g Kidneybohnen
- 150 g Champignons
- 1 rote Zwiebel
- 1 Handvoll Thymian
- 1 EL Gemüsebrühe
- 1 EL Olivenöl
- 1 Prise Salz
- 1 Prise Pfeffer

NÄHRWERTE (PRO PORTION)

kcal 174 | P 21 g | K 11 g | F 5 g

VEGAN

Das Backrohr auf 180 Grad Ober- und Unterhitze vorheizen. Das Sojagranulat mit heißem Wasser übergießen, die Gemüsebrühe hinzufügen und 10 Minuten ziehen lassen. Die Zucchini waschen, den oberen Teil abschneiden und mit einem Löffel vorsichtig das Fruchtfleisch herauslösen (für die Füllung aufheben!). Dabei aufpassen, dass die Schale nicht durchbrochen wird. Die Zwiebel schälen, kleinhacken und in Olivenöl goldbraun anbraten. Das Sojagranulat und die Kidneybohnen hinzufügen und ein paar Minuten anbraten. Die Champignons waschen, in Scheiben schneiden und ebenfalls kurz anbraten. Die Tomatensoße und etwa die Hälfte des Zucchini-Fruchtfleischs hinzufügen, mit Salz, Pfeffer und Thymian abschmecken und ein paar Minuten köcheln lassen. Die Masse anschließend in die ausgehöhlten Zucchini-Hälften füllen und 30 Minuten im Ofen backen.

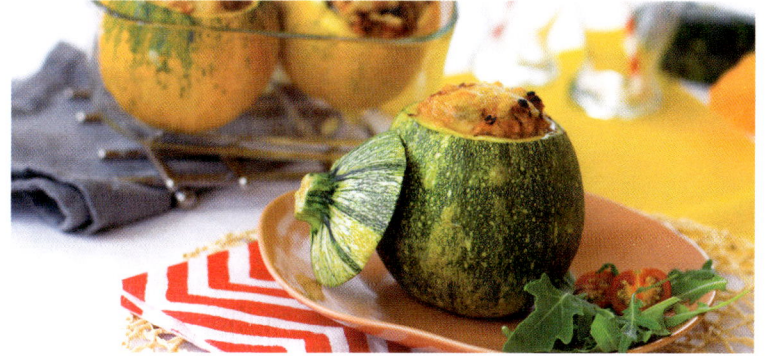

SELBSTGEMACHTE SOSSEN

3 PORTIONEN *JE SOSSE 10 MIN*

MANGO-INGWER

- 1 reife Mango
- 80 ml Kokosmilch
- 2 Knoblauchzehen
- 1 kleines Stück Ingwer
- 1 Prise Pfeffer, 1 Prise Salz

DATTEL-SENF

- 3 EL Soja-Joghurt
- 1 EL Senf
- 1 ½ EL Dattelsirup
- ½ Limette
- 1 Prise Pfeffer, 1 Prise Salz

GARLIC-SOUR CREAM

- 2 EL Crème fraîche
- 3 EL Sauerrahm/Saure Sahne
- 2 Knoblauchzehen
- 1 Prise Pfeffer
- 1 Prise Salz

NÄHRWERTE (MANGO-INGWER)

kcal 367 | P 6 g | K 54 g | F 17 g

VEGAN

NÄHRWERTE (DATTEL-SENF)

kcal 94 | P 5 g | K 17 g | F 1 g

VEGAN

NÄHRWERTE (GARLIC-SOUR CREAM)

kcal 195 | P 4 g | K 17 g | F 0 g

Je Soße: Alle Zutaten miteinander verrühren.

Info: Senf gehört definitiv zu jenen Nahrungsmitteln, denen oft zu wenig Aufmerksamkeit geschenkt wird. Dabei kann Senf nahezu als Wundermittel bezeichnet werden, seine Inhaltsstoffe haben es nämlich gewaltig in sich: Senf zählt zu den gesündesten, krebshemmenden Nahrungsmitteln überhaupt. Er enthält Allylisothiocyanat, das krebserregende Stoffe in unserer Nahrung blockiert. Klingt unglaublich, ist jedoch wissenschaftlich bewiesen. Man kann sich das folgendermaßen vorstellen: Isst man einen gegrillten Burgerpatty, nimmt man zugleich auch krebsfördernde Substanzen, welche im Grillfett enthalten sind, auf. Wenn man allerdings Senf in seinen Burger gibt, hilft dieser, diese gesundheitsschädigenden Substanzen zu blockieren. Beim nächsten Mal Burger oder Pommes essen darf es also ruhig ein bisschen mehr Senf sein!

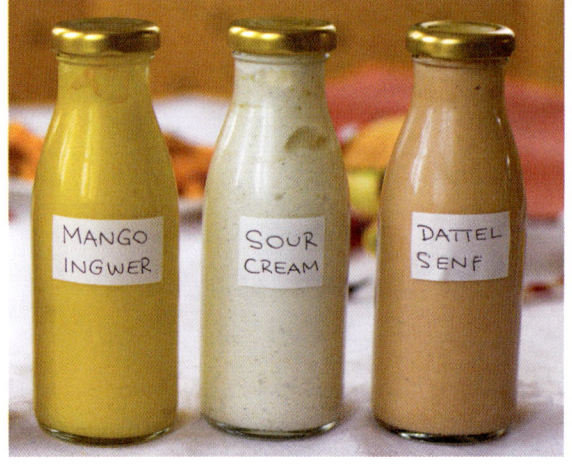

WRAPS

2 PORTIONEN *20 MIN*

- 2 Maistortillas
- 250 g Kidneybohnen (=Abtropfgewicht)
- 1 Avocado
- 1 Knoblauchzehe
- ½ Zitrone
- ½ rote Zwiebel
- 1 Handvoll Cocktailtomaten
- 2 EL Mais
- 4 große Salatblätter
- 1 TL Grillgewürz
- 1 Prise Pfeffer
- 1 Prise Salz

NÄHRWERTE (PRO PORTION)

kcal 464 | P 18 g | K 48 g | F 21 g

VEGAN

Die Kidneybohnen in einem Seiher unter fließendem Wasser abspülen, bis sich kein Schaum mehr bildet. Anschließend die Bohnen in einer Rührschüssel pürieren, mit Knoblauch, Zitrone, Grillgewürz, Pfeffer und Salz abschmecken und eine Hälfte der Tortilla mit Bohnenmus bestreichen. Die Avocado halbieren, den Kern entfernen und die zweite Hälfte der Tortilla mit Avocado bestreichen. Salat, Tomaten und Zwiebel klein schneiden und zusammen mit Mais die Tortilla belegen. Die Tortilla fest einrollen und mit Zahnstochern fixieren. Für ca. 5 Minuten in den vorgeheizten Backofen bei 180 Grad Ober- und Unterhitze legen, bis sie goldbraun gebacken sind. Die Wraps halbieren und mit Dips von Seite 222 genießen.

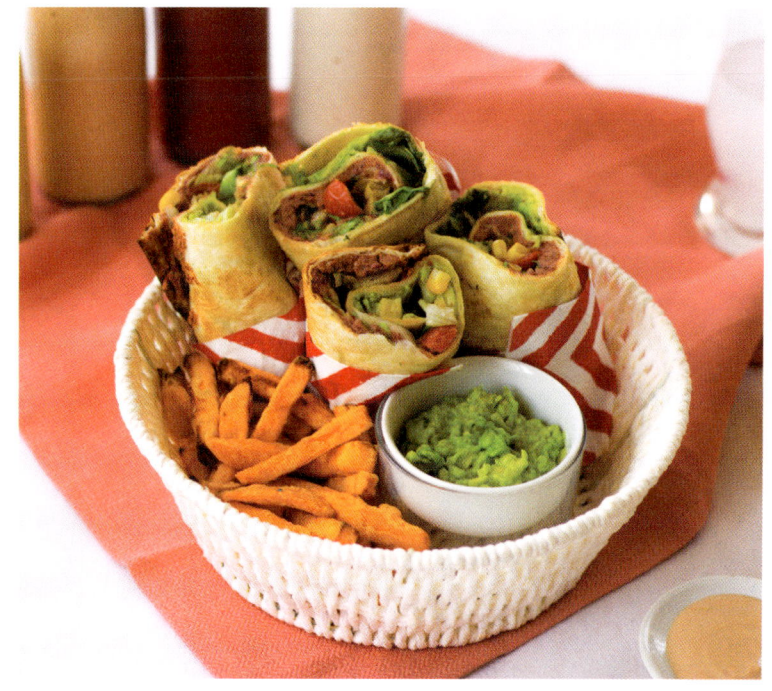

GEBRATENE ZOODLES MIT ROTEN LINSEN

Nudeln mal anders! Viele werden sich vermutlich fragen, was dieses Gericht darstellen soll. Die Frage ist schnell beantwortet: Zoodles sind eine Wortkombination aus »Zucchini« und »Nudeln«. Hier handelt es sich nämlich um keine gewöhnlichen Nudeln, wie man sie etwa von der italienischen Küche her kennt, nein – sie bestehen zu 100 % aus Zucchini. Diese Variante eignet sich somit besonders gut für Low Carb Diäten.

2 PORTIONEN *35 MIN*

- 150 g rote Linsen
- 3 EL Gemüsebrühe
- 700 g Zucchini
- 4 EL Gemüsebolognese
- 1 rote Zwiebel
- 1 Knoblauchzehe
- 1 TL Koriander
- 1 TL Kreuzkümmel
- 1 EL Olivenöl
- 1 Handvoll Basilikum
- 1 Prise Pfeffer
- 1 Prise Salz

NÄHRWERTE (PRO PORTION)

kcal 524 | P 31 g | K 64 g | F 14 g

VEGAN

Die Linsen gut waschen und mit 300 ml Gemüsebrühe (3 TL Gemüsebrühe aufgelöst in 300 ml Wasser) ca. 10 Minuten köcheln lassen. Die Zucchini waschen und Stiel samt Blütenansatz abschneiden. *Tipp: Beim Kauf darauf achten, dass die Schale fest, glatt und knackig ist.* Die Zucchini mithilfe eines Spiralschneiders in dünne spaghettiähnliche Fäden raspeln. Die Zwiebel schälen, fein hacken und in Olivenöl anbraten. Die Linsen hinzufügen und mit Kreuzkümmel, Koriander, gepresstem Knoblauch, Pfeffer und Salz abschmecken. Die Zoodles mit den Linsen vorsichtig vermengen und ungefähr 15 Minuten bei niedriger Stufe köcheln lassen. Am Schluss mit Basilikum garnieren.

Info: Zucchini gehören botanisch gesehen zur Familie der Kürbisgewächse. Sie haben einen äußerst niedrigen Kohlenhydratgehalt, jedoch einen hohen Wassergehalt, wenige Kalorien, jede Mange Vitamine und sind leicht verdaulich. Besonders der Gehalt an B-Vitaminen, Vitamin C und Vitamin A, Kalzium, Eisen und Magnesium machen die Zucchini zu einer wahren Nährstoffbombe. Tipp: Zucchini sollten niemals gemeinsam mit Tomaten oder Äpfeln gelagert werden, da sie sonst schneller verderben. Dies liegt am Gas Ethylen, welches Zucchini enthalten.

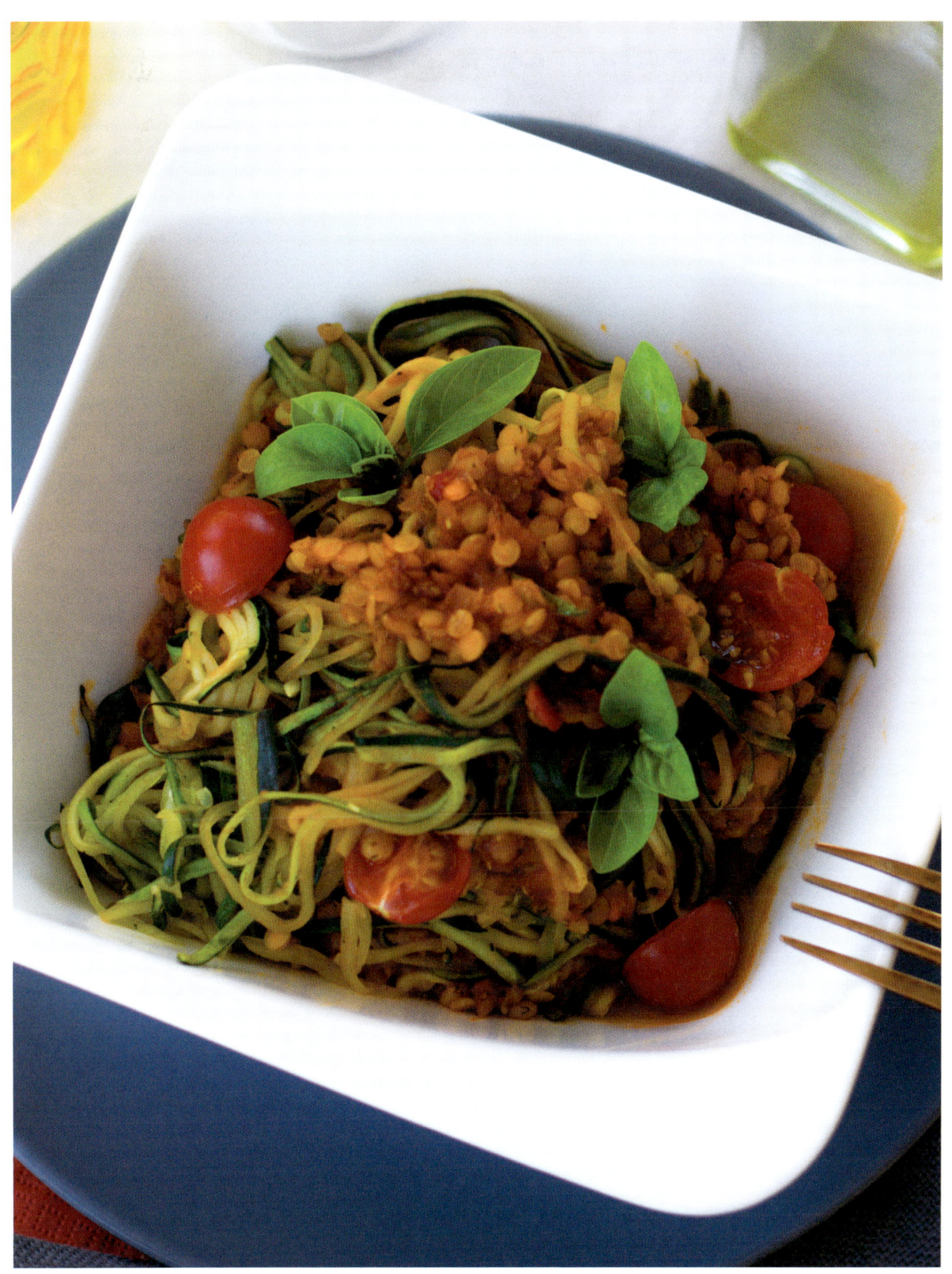

VOLLKORNTORTILLAS MIT TOMATEN-BULGUR

4 PORTIONEN *45 MIN*

- 100 g Dinkelvollkornmehl
- 200 g Tomatensoße
- 150 ml Mandelmilch
- 1 Avocado
- 1 rote Zwiebel
- 1 TL Backpulver
- 1 Handvoll Cherry Tomaten
- 1 Handvoll Basilikum
- 2 TL Kurkuma
- 1 EL Olivenöl
- 1 Prise Salz
- 1 Prise Pfeffer

NÄHRWERTE (PRO PORTION)

kcal 307 | P 7 g | K 32 g | F 17 g

VEGAN

Für die Tortillas Dinkelmehl, Backpulver und Kurkuma in einer Rührschüssel vermischen. Mandelmilch hinzufügen und zu einem Teig vermengen. In einer Bratpfanne Olivenöl erhitzen und portionsweise 4 Tortillas herausbacken. Den Bulgur mit 370 ml Wasser und einer Prise Salz zum Kochen bringen. Die Zwiebel klein hacken und in einer Bratpfanne goldbraun anbraten. Das Basilikum zerkleinern, die Tomaten waschen, klein schneiden und gemeinsam mit dem Bulgur und der Tomatensoße zu den Zwiebeln in der Pfanne geben. Mit Pfeffer und Salz abschmecken und danach ein paar Minuten köcheln lassen. Die Avocado halbieren, den Kern entfernen und das Fruchtfleisch vorsichtig herauslösen. Das Fruchtfleisch mit einer Gabel zu einer Creme zerdrücken, mit Salz und Pfeffer würzen und die Tortillas damit bestreichen. Die Tortillas anschließend mit Bulgur füllen und in der Mitte zusammenfalten.

Info: Bulgur findet man als Grundnahrungsmittel vorwiegend in der türkischen, mediterranen und indischen Küche sowie generell im Nahen und Mittleren Osten. Doch auch bei uns erfreut sich Bulgur immer größer werdender Beliebtheit – er sättigt rasch, enthält viele Nährstoffe und lässt sich einfach und schnell zubereiten. Er enthält viel pflanzliches Eiweiß und Ballaststoffe und weist einen sehr geringen Fettanteil auf. Zudem enthält er unter anderem verschiedene B-Vitamine und Vitamin E sowie die Mineralstoffe Kalzium, Magnesium und Phosphor.

»Bulgur« bedeutet im Arabischen so viel wie »gekocht«, was viel über seine Herstellung preisgibt, denn Bulgur wird hergestellt, indem Hartweizen eingeweicht und dampfgegart wird. Er bietet sich sowohl für die warme als auch für die kalte Küche an und eignet sich zudem hervorragend zum Zubereiten von Süßspeisen.

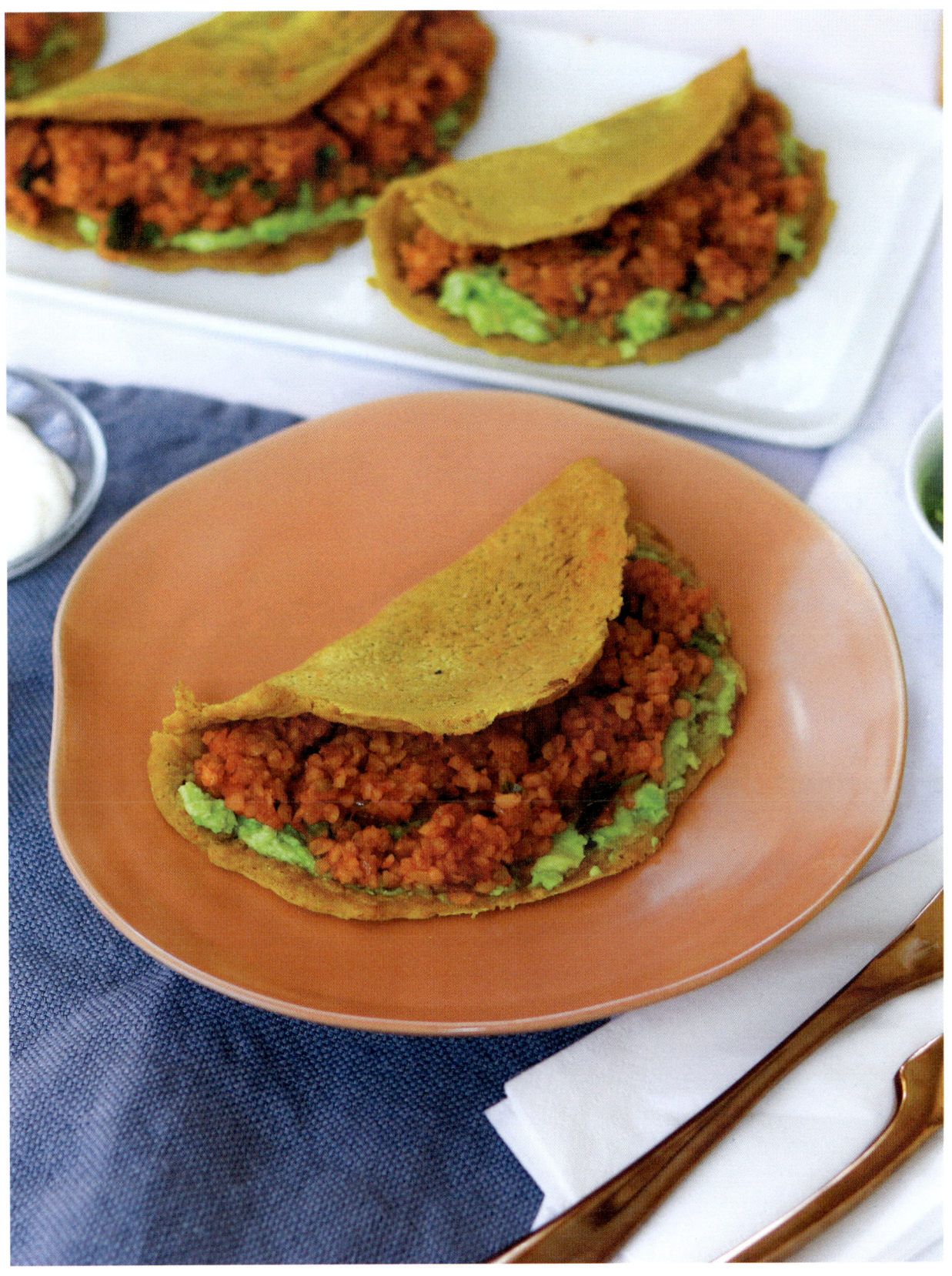

KICHERERBSEN-ZUCCHINI PUFFER

2 PORTIONEN *15 MIN OHNE KÜHLZEIT*

- 300 g Kichererbsen
- 140 g Zucchini
- 3 EL Soja-Joghurt
- 5 EL Kartoffelstärke
- 1 Zwiebel
- 2 Knoblauchzehen
- 1 TL Curcuma
- ½ TL Kreuzkümmel
- 1 Zitrone
- 1 Handvoll frische Petersilie
- 1 EL Olivenöl
- 1 Prise Pfeffer
- 1 Prise Salz

NÄHRWERTE (PRO PORTION)

kcal 591 | P 17 g | K 92 g | F 17 g

VEGAN

Die getrockneten Kichererbsen unter fließendem Wasser waschen. Pro Tasse Kichererbsen zwei bis drei Tassen Wasser in eine Schüssel füllen und die Erbsen mindestens vier bis zehn Stunden darin einlegen, bis sie sich mit Flüssigkeit vollgesaugt haben. Die Kichererbsen unter fließendem Wasser abspülen, in einen Topf geben und mit frischem Wasser bedecken. Das Wasser einmal aufkochen und anschließend auf niedriger Stufe ungefähr eine Stunde lang köcheln lassen. Die Zucchini und die Zwiebel in kleine Stücke hacken und mit den Kichererbsen in einer großen Rührschüssel vermischen. Joghurt und Stärke hinzufügen und die Masse mit Curcuma, Kreuzkümmel, kleingehackter Petersilie, gepresstem Knoblauch sowie Salz und Pfeffer würzen. Etwas Zitronensaft darüber träufeln und das Gemisch etwa 30 Minuten im Kühlschrank ziehen lassen, damit sich die Zutaten fest miteinander verbinden. Anschließend aus der Masse Laibchen formen und ein paar Minuten in einer Bratpfanne in Olivenöl auf jeder Seite anbraten.

Info: Kichererbsen sind allseits beliebt. Sie dienen als Basis für Aufstriche, wie Hummus, man kann daraus aber auch schmackhafte Bällchen, wie Falafel, herstellen. Sie sind eine gefragte Beilage für Salate und oft Grundlage von Suppen. Kichererbsen dienen in vielen Ländern als Grundnahrungsmittel, da sie preiswert und nahrhaft sind.

Ihr Name kommt aus dem Lateinischen. Erbse heißt übersetzt »cincer«, woraus sich »kicher« abgeleitet hat. Kichererbsen zählen zu den Hülsenfrüchten, zählen auf 100 Gramm 18 Gramm Protein, wodurch sie eine beliebte pflanzliche Eiweißquelle sind. Außerdem punkten sie mit ihrem Mikronährstoffprofil: sie beinhalten viele Vitamine und Mineralstoffe, wie Magnesium, Zink oder Eisen. 100 Gramm Kichererbsen liefern ungefähr 300 Kalorien.

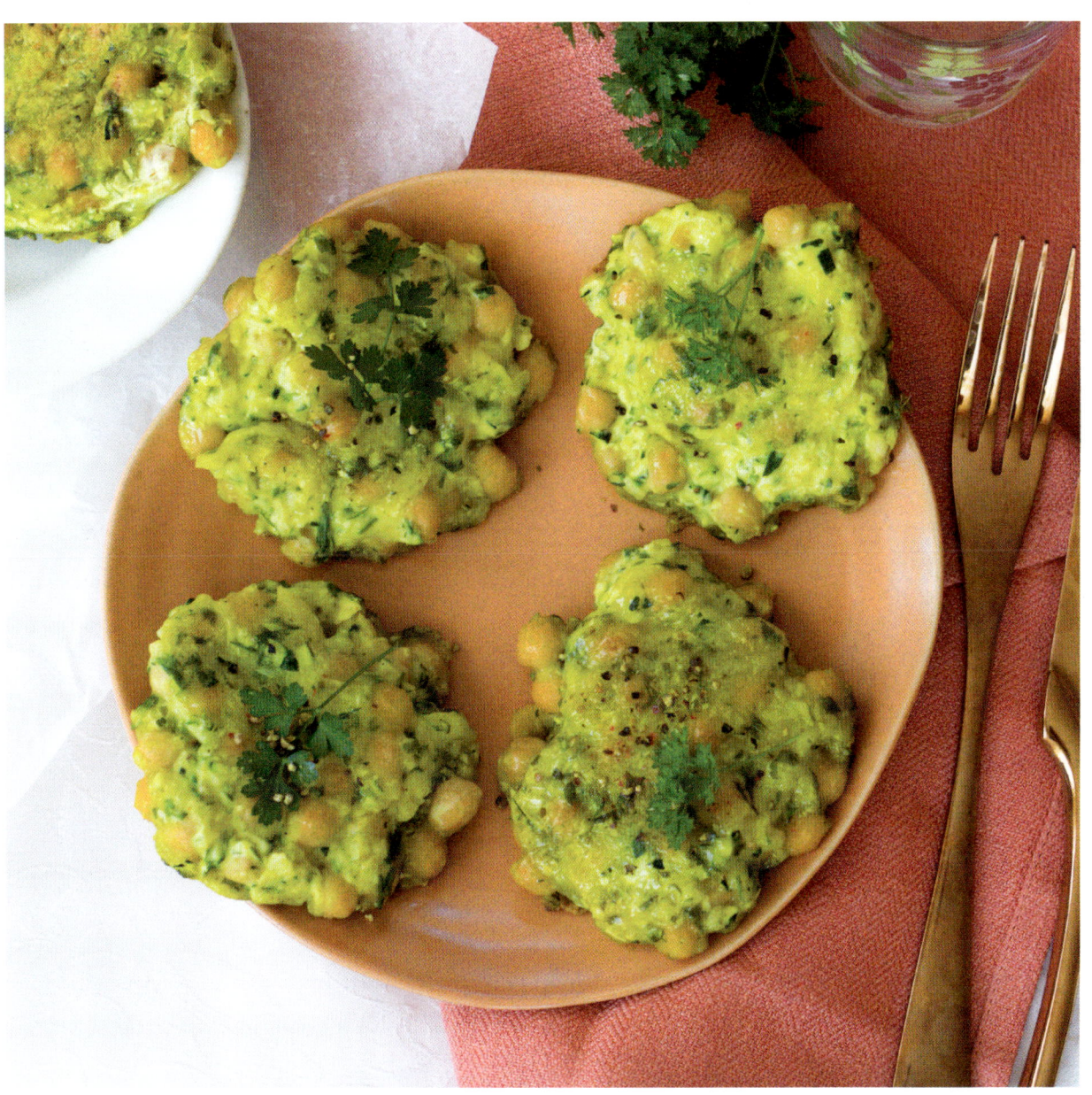

VOLLKORNPIZZA VARIATIONEN

3 PORTIONEN *30 MIN OHNE RASTZEIT*

PIZZATEIG

- 500 g Dinkel-Vollkorn Mehl
- 1 Würfel Hefe
- 4 EL Olivenöl
- 1 Prise Salz
- 200 ml Wasser

NÄHRWERTE (PIZZATEIG)

kcal 430 | P 11 g | K 38 g | F 26 g

VARIANTE 1

- 2 EL Tomatensoße
- 1 Handvoll geriebener Mozzarella
- ½ Zucchini
- ½ Paprika
- 1 Stange Jungzwiebel
- 1 Handvoll Champignons
- 1 Handvoll Cocktailtomaten
- 1 EL getrocknetes Oregano

VARIANTE 2

- 2 EL Tomatensoße
- 1 Handvoll geriebener Mozzarella
- 1 Handvoll Champignons
- 1 Handvoll Pfifferlinge

PIZZATEIG

Das Mehl mit der Hefe in einer Rührschüssel vermengen, Olivenöl und Wasser hinzufügen und mit einer Prise Salz verfeinern. Alle Zutaten zu einem festen Teig verrühren, die Rührschüssel mit einem Geschirrtuch abdecken und den Teig etwa 2 Stunden an einem warmen Ort gehen lassen. Das Backrohr auf 180 Grad Ober- und Unterhitze vorheizen. Die Arbeitsfläche mit etwas Mehl bestäuben und den Teig in drei gleich große Stücke teilen. Jedes der Teigstücke mit dem Nudelholz ca. 1 cm dick ausrollen. Einen Teller auf den ausgerollten Teig legen und per Messer kreisförmig ausschneiden. Die Ränder der Pizza nun etwas zusammendrücken, sodass ein fester Abschluss entsteht. Die Pizza belegen und ungefähr 20 Minuten auf einem mit Backpapier ausgelegten Blech im Ofen backen.

VARIANTE 1

Die Pizza mit Tomatensoße bestreichen. Zucchini, Jungzwiebel und Pilze in dünne Scheiben schneiden und auf der Pizza verteilen. Die Cocktailtomaten halbieren, den Paprika in Streifen schneiden und damit ebenfalls die Pizza belegen. Den Käse und das getrocknete Oregano gleichmäßig auf der Pizza verteilen und ungefähr 20 Minuten im Backofen backen.

VARIANTE 2

Die Pizza mit Tomatensoße bestreichen. Die Pilze und die Zwiebel in dünne Scheiben schneiden und auf der Pizza verteilen. Die

- 1 rote Zwiebel
- 1 EL getrockneter Oregano
- 1 Prise Salz
- 1 Prise Pfeffer

VARIANTE 3

- 1 Avocado
- 1 Handvoll geriebener Mozzarella
- 1 Handvoll Brokkoliröschen
- 1 Handvoll Maiskörner
- ½ Paprika
- 1 Stange Jungzwiebel

Pizza mit Käse, Salz, Pfeffer und Oregano bestreuen und ungefähr 20 Minuten im Backofen backen.

VARIANTE 3

Die Avocado halbieren und das Fruchtfleisch mit einem Löffel auslösen. Mit einer Gabel zu einem cremigen Dip zerdrücken. Mit Salz und Pfeffer würzen und die Pizza damit bestreichen. Die Paprika und die Jungzwiebel in dünne Streifen schneiden und zusammen mit den Brokkoliröschen und dem Mais auf der Pizza verteilen. Den Käse drüberstreuen, mit Oregano würzen und ungefähr 20 Minuten im Backofen backen.

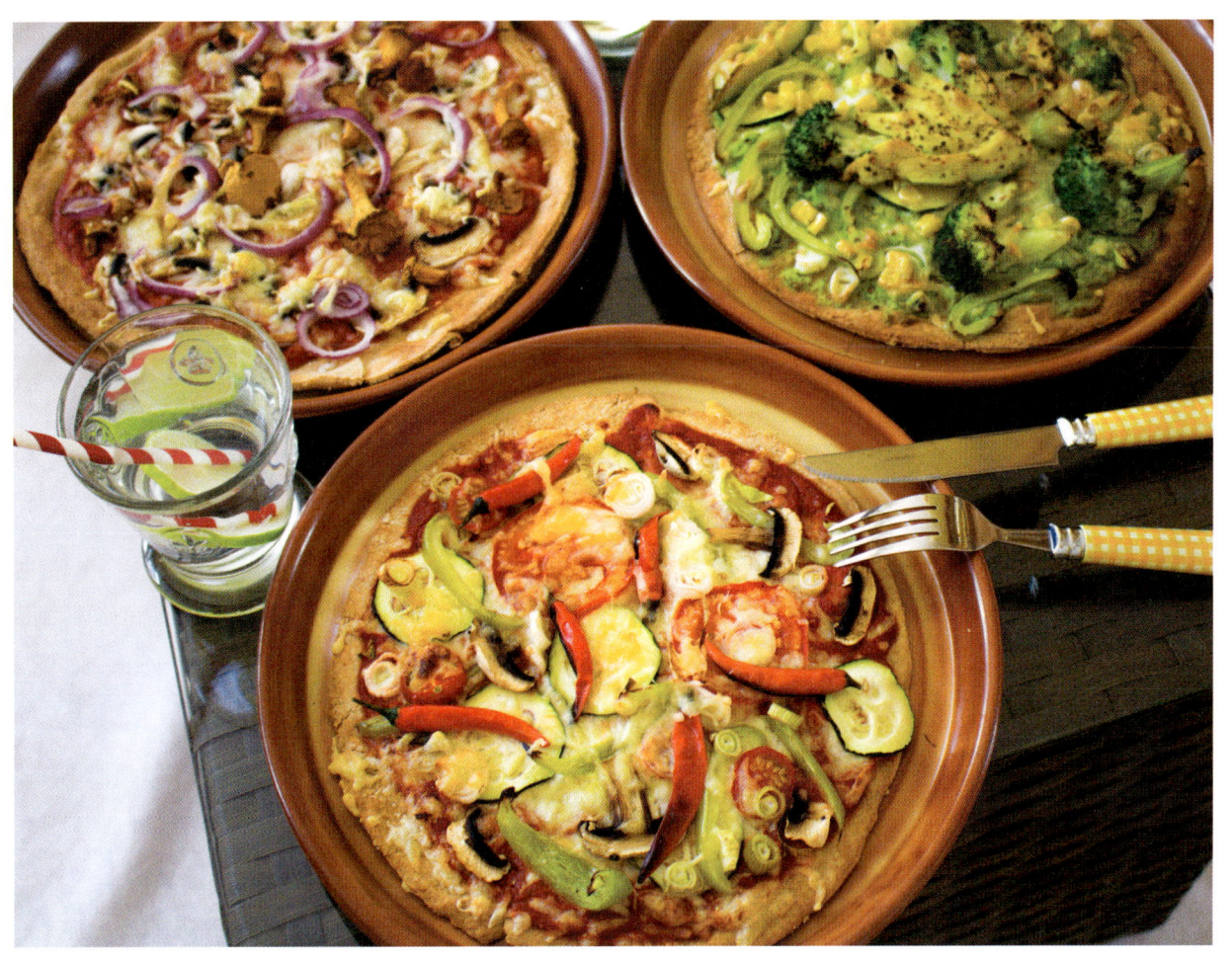

GEFÜLLTE SÜSSKARTOFFELN

3 PORTIONEN *40 MIN + VARIANTE*

🍽 3 Süßkartoffeln

NÄHRWERTE (100 G SÜSSKARTOFFELN)

kcal 111 | P 2 g | K 24 g | F 1 g

VEGAN

VARIANTE 1 *10 MIN*

🍽 1 Handvoll Blattspinat

🍽 1 Handvoll Fetakäse

🍽 einige getrocknete Tomaten

🍽 1 Handvoll Rosmarin

🍽 1 Knoblauchzehe

🍽 1 Handvoll Pinienkerne

🍽 1 Prise Salz

🍽 1 Prise Pfeffer

VARIANTE 2 *40 MIN*

🍽 3 EL Kichererbsen

🍽 1 Avocado

🍽 1 rote Zwiebel

🍽 1 TL Chili Gewürz

🍽 1 Knoblauchzehe

🍽 2 EL Olivenöl

🍽 1 Prise Salz

🍽 1 Prise Pfeffer

Die Süßkartoffeln waschen und halbieren. 🍽 Das Backrohr auf 180 Grad vorheizen und die Kartoffeln ca. 40 Minuten garen, bis sie weich ist. 🍽 Die Kartoffeln danach mit einem Löffel aushöhlen. Dabei aufpassen, dass die äußere Schale nicht durchbrochen wird. 🍽 Das Fruchtfleisch anschließend in einer Rührschüssel aufbewahren.

VARIANTE 1

Den Blattspinat blanchieren und ausdrücken und mit Salz, Pfeffer sowie Rosmarin würzen. 🍽 Den Knoblauch zerdrücken, die getrockneten Tomaten sowie den Fetakäse schneiden und zum Spinat hinzufügen. 🍽 Die Kartoffeln füllen und mit Pinienkernen garnieren.

VARIANTE 2

Die Knoblauchzehe auspressen und mit Olivenöl, Chiligewürz, Salz und Pfeffer vermengen. 🍽 Die Kichererbsen unter fließendem Wasser abspülen, bis das Wasser nicht mehr schäumt. Anschließend in der Ölmarinade schwenken, bis sie gänzlich bedeckt sind. 🍽 Den Backofen auf 180 Grad Grillfunktion aufheizen und ein Blech mit Backpapier auslegen. 🍽 Die Kichererbsen auf dem Backpapier verteilen und ungefähr 35 Minuten rösten. 🍽 Die Avocado halbieren, entkernen und das Fruchtfleisch auslösen. 🍽 Die Zwiebel klein schneiden und mit der Avocado zu einem cremigen Dip verrühren. 🍽 Nun ungefähr die Hälfte des zuvor ausgelösten Süßkartoffel-Fruchtfleisches mit dem Avocadodip vermengen. 🍽 Die Süßkartoffeln befüllen und mit gerösteten Kichererbsen garnieren.

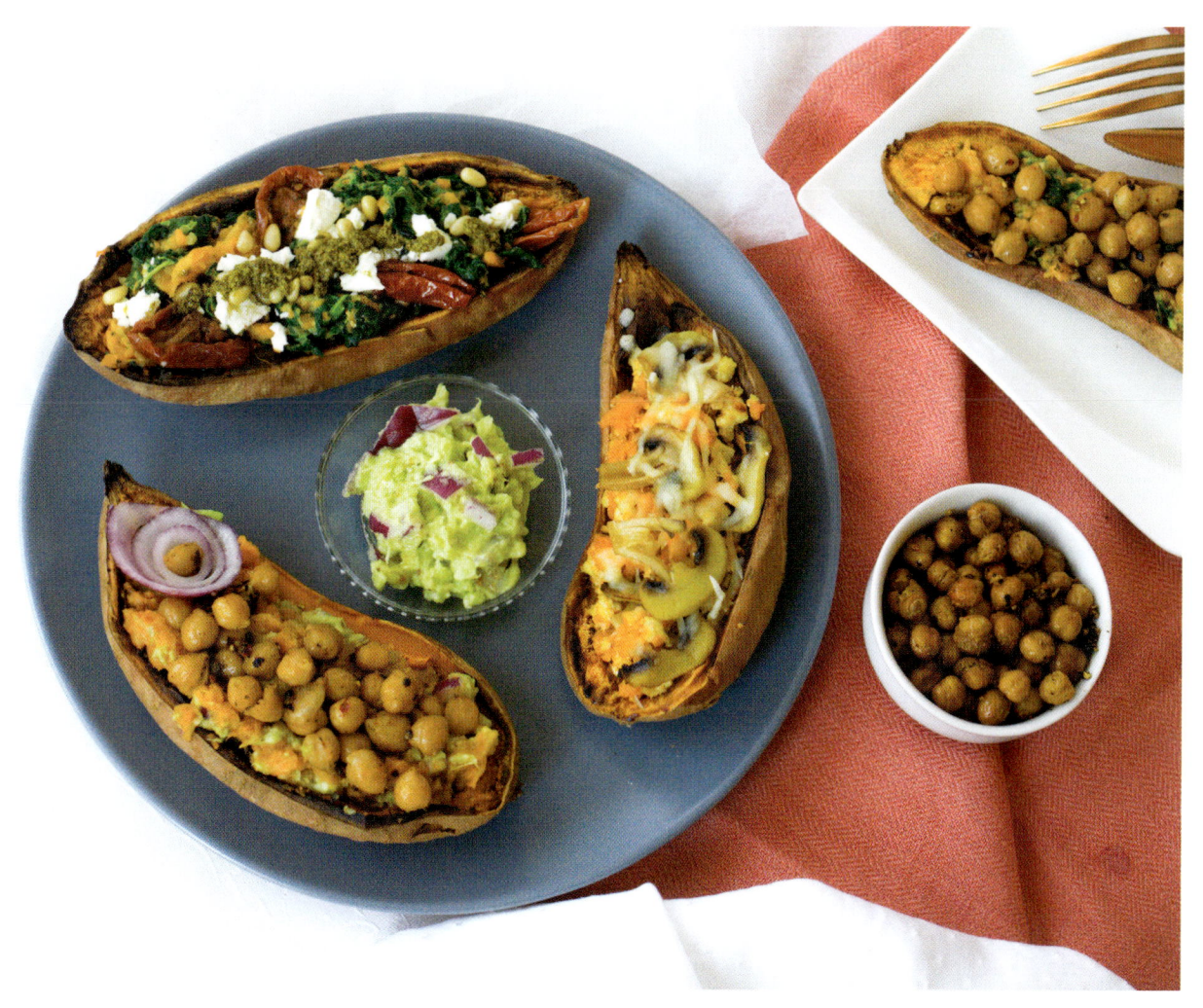

- 50 g Naturtofu
- 1 Handvoll Champignons
- 1 Handvoll geriebener Käse
- 1 Zwiebel
- 1 Knoblauchzehe
- 1 EL Olivenöl
- 1 Prise Salz
- 1 Prise Pfeffer

VARIANTE 3

Naturtofu per Hand oder mit einer Gabel klein zerteilen. Die Zwiebel klein schneiden und in einer Bratpfanne in Olivenöl anbraten. Den Tofu hinzufügen und mit Salz, Pfeffer sowie einer gepressten Knoblauchzehe abschmecken. Die Champignons klein schneiden und mit der Hälfte des ausgelösten Fruchtfleischs der Süßkartoffeln vermengen. Den Backofen auf 180 Grad Ober- und Unterhitze vorheizen und ein Blech mit Backpapier auslegen. Die Süßkartoffeln befüllen, mit Käse bestreuen, auf das Backpapier legen und ungefähr 10 Minuten backen, bis der Käse geschmolzen ist.

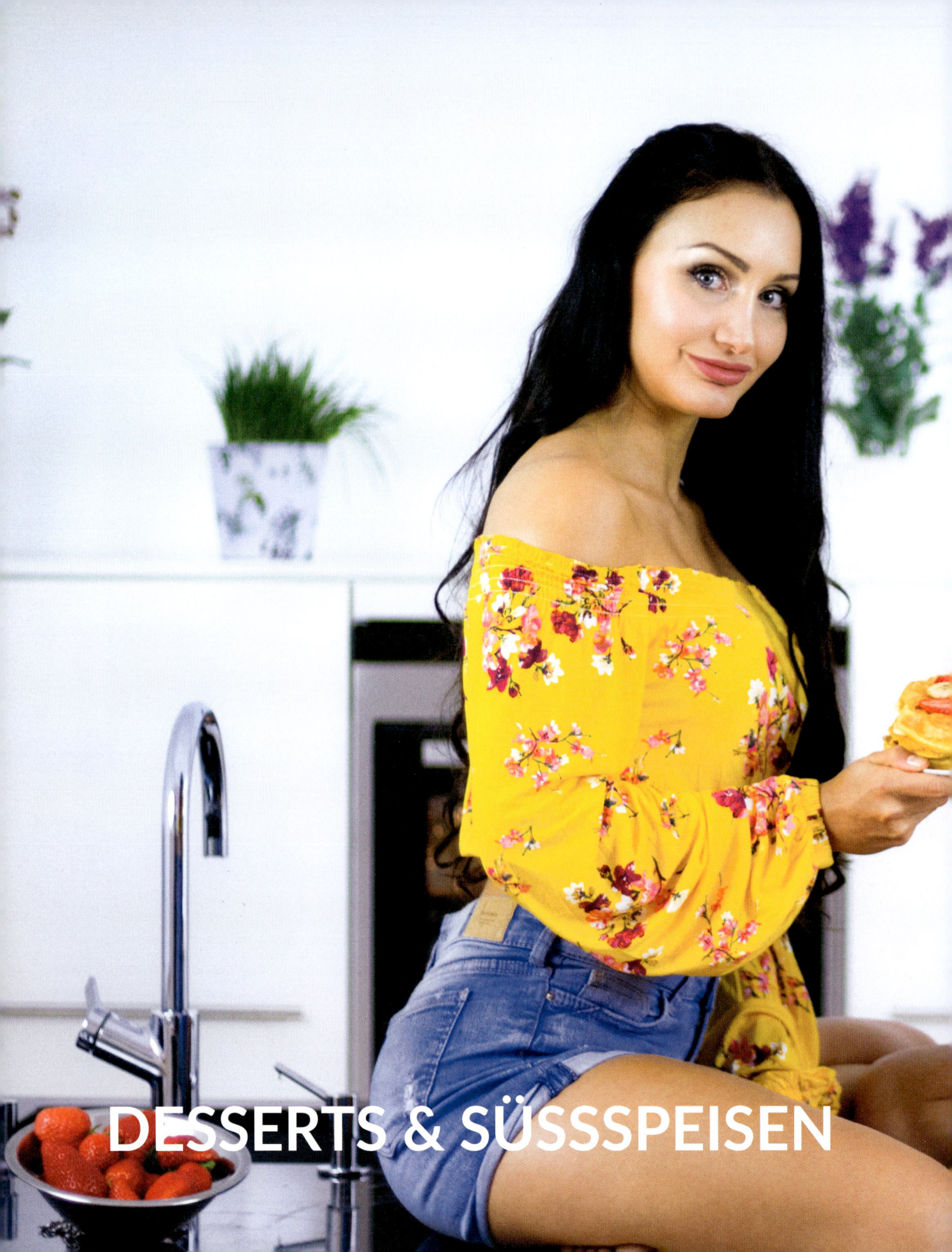

DESSERTS & SÜSSSPEISEN

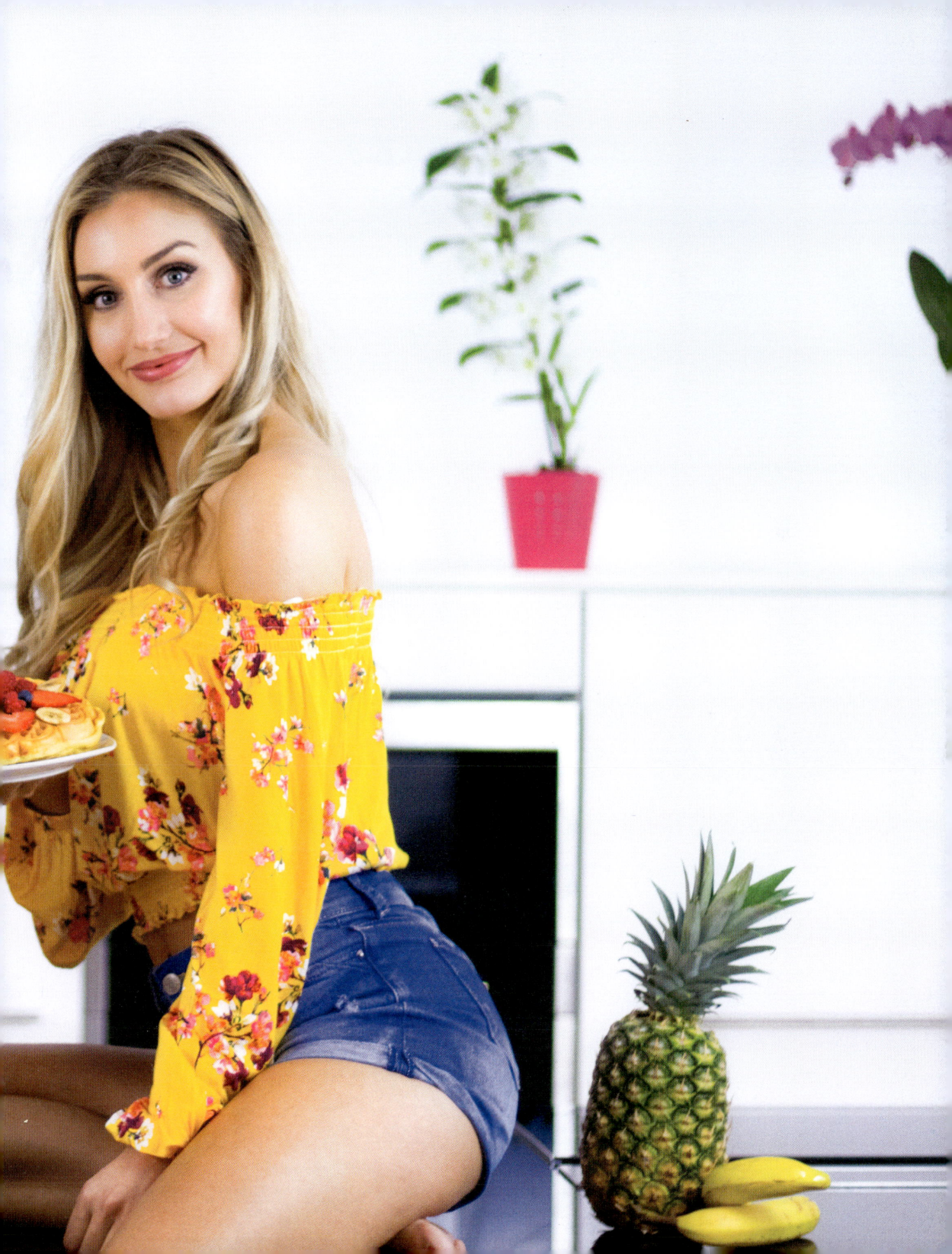

NO-BAKE
ERDBEER-CREME TORTE

Besonders im Sommer lieben wir es, süße Gerichte mit jeder Menge saisonalen Obstsorten zuzubereiten. Vor allem zur Erdbeerzeit darf diese cremige Torte nicht fehlen. Sie schmeckt erfrischend fruchtig, nicht zu süß und doch intensiv. Und das Beste daran: es wird kein Backofen benötigt! Erdbeeren haben übrigens ein starkes Aroma, welches sich super mit Quark kombinieren lässt.

8 PORTIONEN *25 MIN OHNE KÜHLZEIT*

TORTENBODEN

- 150 g Datteln
- 100 g Cashewkerne
- 100 g Pekannüsse
- 1 EL Kakao
- 15 g Kokosflocken
- 2 EL Kokosöl

CREME

- 35 g Vanille Pudding
- 500 ml Mandelmilch
- 1 TL Stevia Pulver / Zucker
- 1 TL Agar Agar
- 500 g Magertopfen

GELEE

- 250 ml Wasser
- 2 TL Agar Agar
- 1 TL Stevia Pulver / Zucker

TORTENBODEN

Die Datteln zu einem Mus pürieren. Cashewkerne und Pekannüsse fein zerhacken und mit Dattelmus, Kakao, Kokosöl und Kokosflocken zu einer klebrigen Masse vermengen. Eine Tortenform mit Backpapier auslegen, mit der Masse befüllen und für etwa 15 Minuten in den Kühlschrank stellen.

CREME

Den Vanille Pudding laut Packungsbeschreibung mit 500 ml Milch aufkochen und mit Stevia bzw. Zucker süßen. Nach dem Aufkochen 1 TL Agar Agar unterrühren und ca. 30 Minuten auskühlen lassen. Den Magertopfen unterrühren und die Creme auf dem Tortenboden verstreichen. Die Erdbeeren waschen, das Grünzeug entfernen und halbieren. *Tipp: Wenn man Erdbeeren wäscht, sollte dies schnell und unter kaltem Wasser geschehen, da sie sonst unnötig Wasser aufnehmen und wässrig schmecken. Die Stängel sollten erst nach dem Waschen entfernt werden.* Die Erdbeeren dicht nebeneinander auf die Torte legen. Für das Gelee in einem Topf 50 ml kaltes Wasser mit 2 TL Agar Agar mischen, bis sich das Pulver klumpenfrei auflöst. Anschließend aufkochen und weitere 200 ml Wasser und Stevia bzw. Zucker unterrühren, bis ein Gelee entsteht. ⚲ Das Gelee gleichmäßig über die Erdbeeren gießen und anschließend für 6 Stunden in den Kühlschrank stellen.

Info: Die Erdbeere ist nicht nur lecker, sondern wird auch als »Schlankobst« oder »Königin des Gartens« bezeichnet. Die roten Früchtchen enthalten lediglich 32 Kalorien pro 100 g und haben einen hohen Wassergehalt, weswegen sie nur kurz haltbar sind. Erdbeeren sind zudem druckempfindlich und faulen recht schnell – gekühlt gelagert halten sie sich maximal drei Tage. Sie sollten vorzugsweise aus heimischem biologischen Anbau zur Hauptsaison gekauft und gegessen werden, da Erdbeeren je nach Herkunftsland sonst viele Pestizide enthalten können. Sie sind übrigens wahre Vitaminbomben und enthalten sogar mehr Vitamin C als Orangen.

Wusstet ihr, dass Erdbeeren botanisch gesehen gar nicht zu den Früchten gehören? Genau genommen besteht die Frucht der Erdbeere aus den kleinen gelben Samen an ihrer Oberfläche. Die Beere selbst ist lediglich eine verdickte Blütenachse der Erdbeerpflanze.

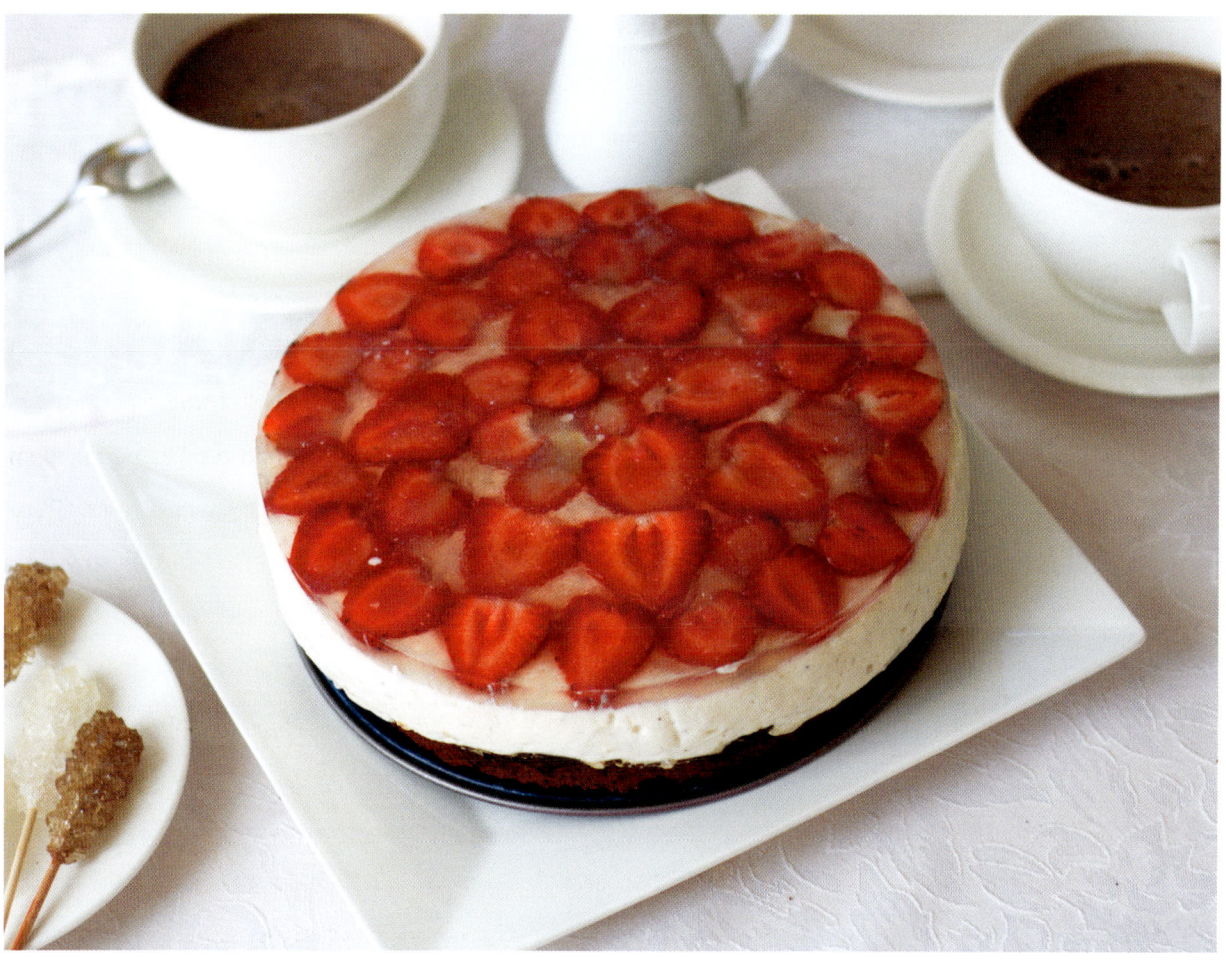

KIDNEYBOHNEN-SCHOKOLADEN BROWNIES

Bohnen und Schokolade? Das soll schmecken?! Ja, sehr gut sogar! Ab und zu darf man sich in der Küche ruhig mal etwas trauen. Bei diesem Brownie-Rezept wird das Mehl durch Kidneybohnen ersetzt, wodurch der Eiweißgehalt stark ansteigt. Zudem ersetzt der Chia Pudding die Eier – weshalb sich dieses Gericht auch für Veganer bestens eignet. Etwas völlig anders, trotzdem absolut empfehlenswert!

8 PORTIONEN *40 MIN OHNE KÜHLZEIT*

- 400 g Kidneybohnen (=Abtropfgewicht)
- 100 g geriebene Mandeln
- 1 Banane
- 4 EL Chiasamen
- 100 ml Mandelmilch
- 3 EL Kakao
- 2 TL Backpulver
- 1 EL Kokosöl
- 3 TL Stevia Pulver oder ein bisschen Zucker

NÄHRWERTE (PRO PORTION)

kcal 209 | P 10 g | K 16 g | F 11 g

VEGAN

In einer Schüssel 5 TL Chiasamen mit 300 ml Mandelmilch vermischen und anschließend für ungefähr 2 Stunden in den Kühlschrank stellen. *Tipp: Während der ersten 15 Minuten ab und zu umrühren, damit sich keine Klümpchen bilden.* Das Backrohr auf 180 Grad Ober- und Unterhitze vorheizen und ein Blech mit Backpapier auslegen. Die Kidneybohnen solange unter fließendem Wasser abspülen, bis das Wasser nicht mehr schäumt. Die Bohnen mit dem Chia Pudding und der Banane in einer Rührschüssel pürieren. Den Kakao und die geriebenen Mandeln mit Backpulver vermischen und in die Rührschüssel schütten. Das Kokosöl unterrühren und den Teig mit Stevia bzw. Zucker süßen. Den Teig gleichmäßig in die Backform füllen und für 30 Minuten ins Backrohr schieben. *Tipp: Um zu kontrollieren, ob die Brownies fertig sind, die Stäbchenprobe durchführen: eine Prüfnadel senkrecht in die Masse stechen und anschließend wieder herausziehen. Wenn keine Masse an der Nadel kleben bleibt, sind sie durch.*

Tipp: Wer möchte, kann diese Brownies auch ein wenig mit Kirschcreme aufpeppen. Dafür 3 EL eingelegte Kirschen aus dem Glas sowie 2 EL Vanille-(Soja-)Joghurt pürieren und mit 1 EL geraspelten Kokosflocken vermengen.

Info: Chiasamen können einiges für unsere Gesundheit tun, nicht umsonst werden sie als »Superfood« bezeichnet. Die kleinen Samen sind momentan ganz groß im Kommen. Sie verfügen über eine reichhaltigere Nährstoffzusammensetzung, verglichen mit anderen Lebensmitteln der gleichen Menge. Chiasamen spenden zehn Mal so viele Omega 3 Fettsäuren wie Lachs und dienen als wertvoller Proteinlieferant. Sie enthalten fast doppelt so viel Eiweiß wie Getreide. Weiters verfügen sie über reichlich Eisen (sogar viermal mehr als Spinat), Kalzium, Zink und Vitamin B. Die Ballaststoffe, welche in den Samen enthalten sind, wirken sich zudem positiv auf die Verdauung aus.

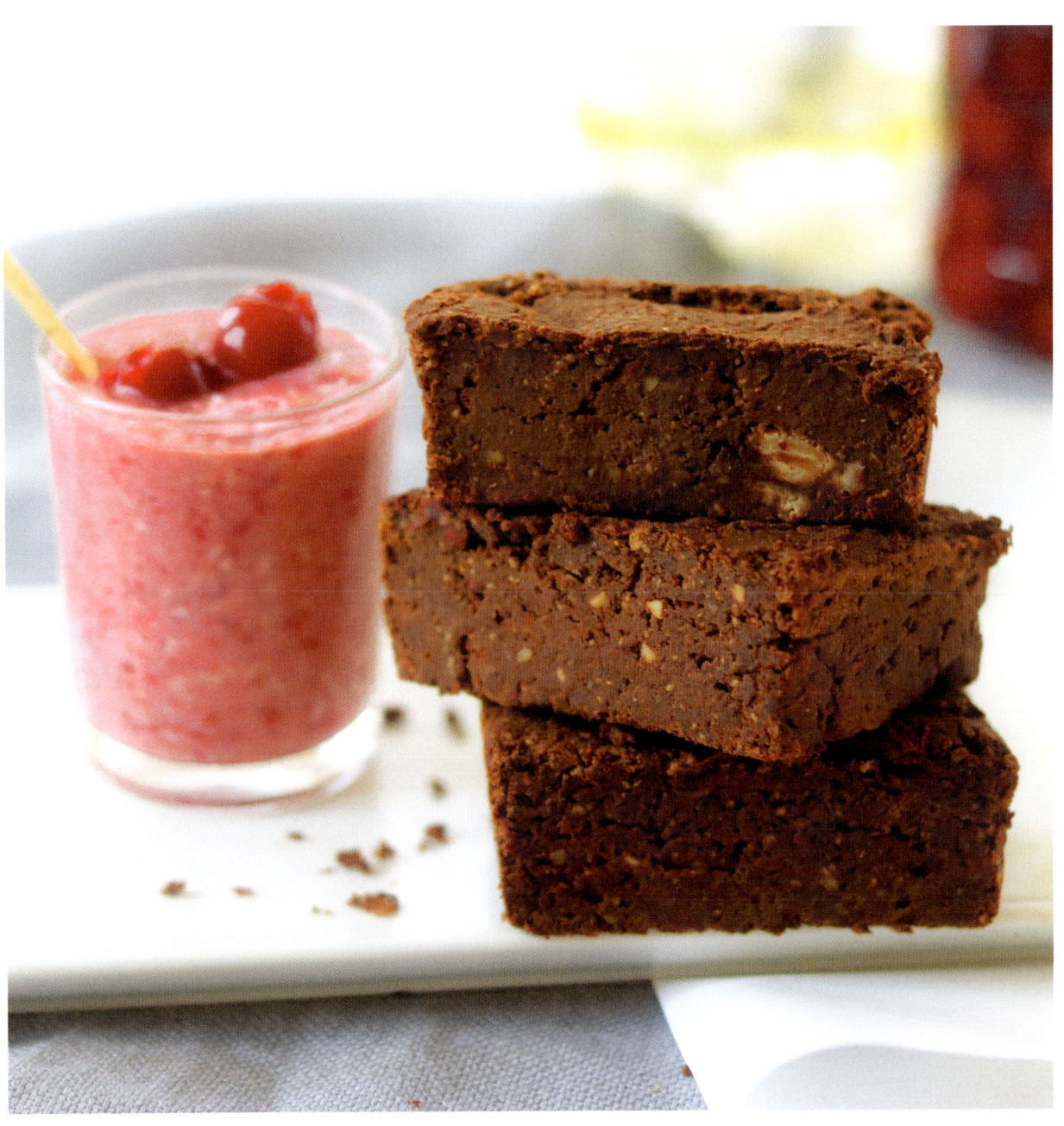

NO-BAKE
AVOCADO-LIMETTEN TORTE

8 PORTIONEN *30 MIN OHNE KÜHLZEIT*

TORTENBODEN

- 150 g Datteln
- 100 g Cashewkerne
- 100 g Pekannüsse
- 15 g Kokosflocken
- 2 EL Kokosöl

CREME

- 5 Avocados
- 5 Limetten
- 1-2 EL Stevia oder ein bisschen Zucker
- 3 TL Agar Agar

NÄHRWERTE (PRO PORTION)

kcal 523 | P 7 g | K 26 g | F 44 g

VEGAN

Info: Agar Agar ist ein rein pflanzliches Gelier-mittel, das aus Algen hergestellt wird. Es eignet sich perfekt als Alternative zu Gelatine, welche bekanntlich durch das Auskochen von Hautabfällen von Schweinen und Kühen hergestellt wird und somit weder vegetarisch, noch vegan ist.

Die Datteln pürieren, bis ein Mus entsteht. Die Cashewkerne und Pekannüsse fein zerhacken und mit Dattelmus, Kokosöl und Kokosflocken zu einer klebrigen Masse vermengen. Die Tortenform mit Backpapier auslegen, die Masse hineinfüllen und für etwa 15 Minuten in den Kühlschrank stellen. Die Avocados halbieren, ihre Kerne entfernen, mit einem Löffel das Fruchtfleisch auslösen und in eine Rührschüssel geben. Eine Limette waschen und mit einem Reibeisen die Schale abreiben. Vier der fünf Limetten auspressen und ihren Saft zu den Avocadostückchen hinzufügen. Die Masse anschließend mit Stevia oder Zucker süßen und vermixen. *Tipp: Je nachdem, wie süß man die Creme haben möchte, etwas mehr oder weniger Stevia bzw. Zucker benutzen.* Die fünfte Limette auspressen und den Saft mit Agar Agar Pulver in einem Topf vermischen. Anschließend 1-2 Minuten lang köcheln lassen und dabei immer wieder gut umrühren, bis eine geleeartige Flüssigkeit entsteht. Das Gelee zur Avocadocreme hinzufügen und gut verrühren. Die Creme am Tortenboden verstreichen und die Torte für mindestens 6 Stunden in den Kühlschrank stellen.

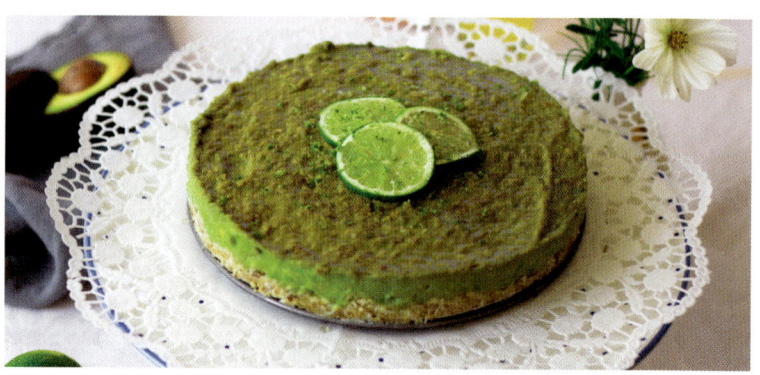

CASHEW-QUINOA SCHNITTEN

Wer Quinoa liebt, für den sind diese Schnitten ein absolutes Muss! Sie sind super einfach herzustellen und eignen sich perfekt zum Mitnehmen. Sie halten lange satt, geben gehörig Energie und versorgen den Körper mit wertvollen Mineralien. Sie enthalten wenig Zucker, sind dafür aber reich an Proteinen und Ballaststoffen.

16 PORTIONEN *25 MIN OHNE BACKZEIT*

- 150 g Haferflocken
- 100 g Quinoa
- 50 g Cashewkerne
- 2 Bananen
- 2 EL Cashewbutter
- 1 EL Kokosflocken
- 1 TL Backpulver
- 1 Prise Salz

NÄHRWERTE (PRO PORTION)

kcal 90 | P 3 g | K 11 g | F 4 g

VEGAN

Das Backrohr auf 180 Grad Ober- und Unterhitze vorheizen und ein Blech mit Backpapier auslegen. Die Quinoa waschen und im Verhältnis 1:2 in Wasser kochen, bis letzteres verdunstet ist. Die Cashewkerne fein hacken und die Bananen mit einer Gabel zerdrücken, sodass ein Brei entsteht. Haferflocken, Quinoa, Cashewnüsse, Bananen und Backpulver in einer großen Rührschüssel vermengen. Anschließend mit Cashewbutter und einer Prise Salz verfeinern. Die Masse auf das Backblech streichen und ungefähr 20 Minuten backen. In den letzten 5 Minuten die Kokosflocken über dem Teig verteilen. Nachdem der Teig abgekühlt ist, vorsichtig wenden und das Backpapier abziehen. *Tipp: Wenn sich das Papier nicht gleich lösen lässt, kann es hilfreich sein, es mit einem nassen Tuch leicht anzufeuchten.*

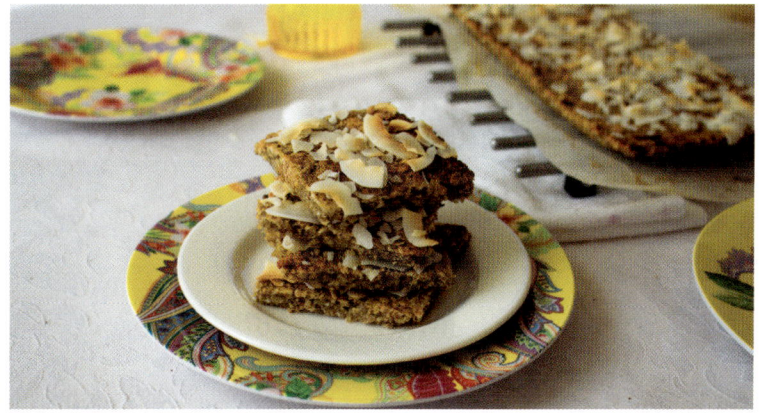

COOKIES

16 PORTIONEN *15 MIN OHNE BACKZEIT*

- 100 g Dinkelflocken
- 50 g geriebene Haselnüsse
- 2 Bananen
- 100 ml Mandelmilch
- 1 Handvoll Walnüsse
- 1 Handvoll Gojibeeren
- 1 EL Kakao Nibs
- 2 EL Mandelmus
- 1 EL Leinsamen
- 2 EL Sonnenblumenkerne

NÄHRWERTE (PRO PORTION)

kcal 118 | P 3 g | K 10 g | F 7 g

VEGAN

Das Backrohr auf 180 Grad Ober- und Unterhitze vorheizen und ein Blech mit Backpapier auslegen. Die Bananen schälen und mit einer Gabel zu einem Brei zerdrücken. Die Walnüsse grob zerhacken und zusammen mit Bananenbrei, Dinkelflocken, Haselnüssen und Mandelmilch in einer großen Rührschüssel vermengen. Gojibeeren, Mandelmus, Leinsamen, Kakao Nibs und Sonnenblumenkerne hinzufügen und zu einem festen Teig verrühren. Mit einem Löffel portionsweise die Kekse auf dem Backpapier formen und für ungefähr 15 Minuten backen.

Tipp: Anstatt der Gojibeeren können auch Rosinen oder Schokodrops verwendet werden. Und ersetzt man die Walnüsse durch Erdnüsse und das Mandelmus durch Erdnussmus, hat man im Handumdrehen leckere und gesunde Peanutbutter Cookies!

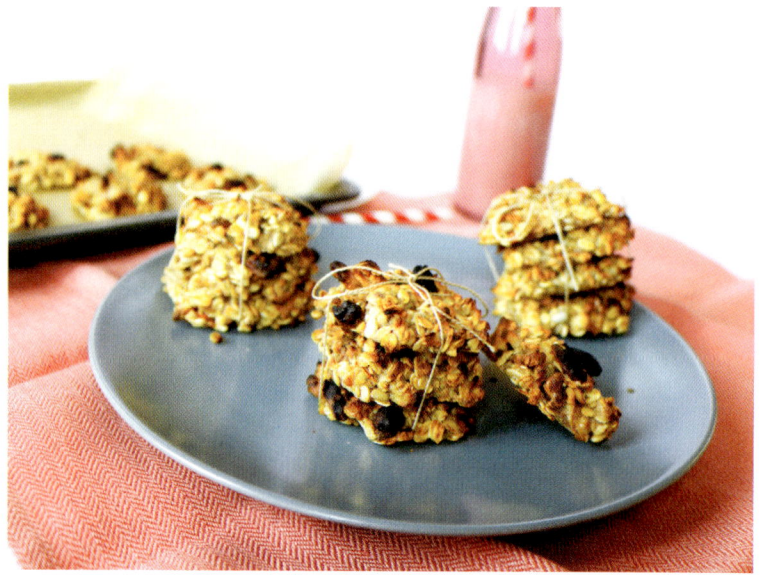

CRUNCHY APFELTORTE

8 PORTIONEN *60 MIN*

- 2 Äpfel
- 150 g Mehl
- 100 g Margarine
- 100 g geriebene Haselnüsse
- 2 TL Stevia Pulver oder ein bisschen Zucker
- 80 ml ungesüßte Mandelmilch
- 150 g Apfelmus
- 50 g Dinkel Crunchies
- 25 g Paranüsse
- 1 TL Backpulver

OPTIONAL

Um den Proteingehalt des Gerichts zu erhöhen, kann man die Hälfte des Mehls durch Proteinpulver ersetzen

NÄHRWERTE (PRO PORTION)

kcal 313 | P 5 g | K 26 g | F 21 g

VEGAN

Den Backofen auf 180 Grad Ober- und Unterhitze vorheizen und den Boden einer Springform mit Backpapier auslegen. Paranüsse fein hacken und mit Haselnüssen, Mehl und Backpulver mischen. Stevia oder Zucker, Margarine, Apfelmus und Mandelmilch hinzufügen und alle Zutaten gut vermixen, bis ein relativ fester Teig entsteht. Den Teig in die Form füllen und glattstreichen. Die Äpfel waschen, schälen, entkernen und in dünne Spalten schneiden. Die Apfelspalten auf dem Teig verteilen und leicht hineindrücken. Die Tortenmitte mit Crunchies garnieren und anschließend etwa 45 Minuten backen.

Tipp: Falls der Kuchen zu stark bräunt, bedeckt ihn mit Alufolie.

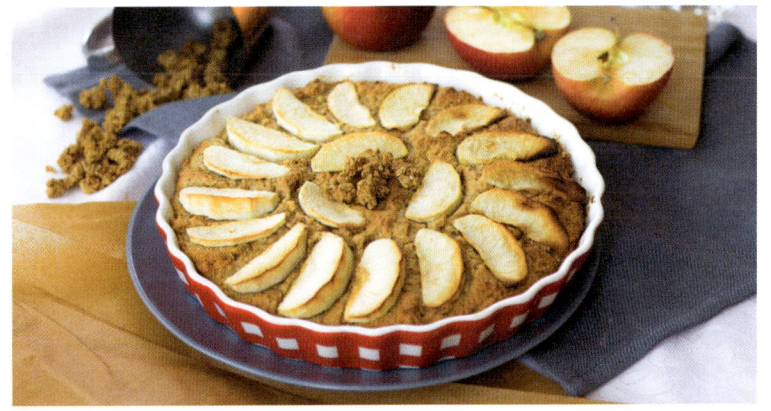

Info: »An apple a day keeps the doctor away.« Diesen Spruch kennt vermutlich jeder und es ist tatsächlich etwas Wahres dran. Äpfel enthalten jede Menge Vitamine und Spurenelemente, vor allem Kalium und Eisen. Die Schale des Apfels gilt als besonders vitaminreich – bis zu 70 % aller enthaltenen Vitamine befinden sich darin oder direkt darunter. Der Apfel wird außerdem als »die Zahnbürste der Natur« bezeichnet. Seine Fruchtsäure reinigt die Zähne und funktioniert ähnlich wie ein Kaugummi.

FEIGEN-TOPFEN KNÖDEL

Das Highlight am Ende eines jeden Sommers ist definitiv der Beginn der Feigensaison. Dank ihres süßen, jedoch nicht zu aufdringlichen Geschmacks, sind sie sowohl für Süßspeisen als auch für die herzhafte Küche bestens geeignet. Dieses Gericht enthält etliche Vitamine und Nährstoffe sowie eine Menge an Proteinen – genau das Richtige also für Figurbewusste!

6 PORTIONEN *25 MIN OHNE KÜHLZEIT*

- 6 frische reife Feigen
- 250 g Magertopfen
- 90 g Grieß
- 2 EL Dinkelvollkornmehl
- 2 EL Margarine
- 2 EL Apfelmus
- 2 TL Stevia Pulver oder 3 EL Zucker
- 200 g geriebene Mandeln
- 1 Prise Salz

NÄHRWERTE (PRO PORTION)

kcal 375 | P 15 g | K 34 g | F 20 g

Topfen, Grieß, Vollkornmehl, Margarine, Apfelmus und 1 TL Stevia bzw. 2 EL Zucker in einer Rührschüssel vermixen, bis eine feste Masse entsteht. Die Masse anschließend für 20 Minuten kühl stellen. Einen großen Kochtopf mit Wasser füllen, zum Kochen bringen und eine Prise Salz dazu streuen. *Tipp: Das Salz erst ins Wasser geben, wenn es kocht. So wird vermieden, dass sich das Salz am Topfboden absetzt.* Die Feigen mit Teig umhüllen, sodass keine Stelle unbedeckt bleibt. *Tipp: Wenn man die Feigen vor dem Verzehr gut wäscht, kann man die Schale bedenkenlos mitessen.* Die Knödel vorsichtig ins heiße Wasser legen und etwa 10 Minuten köcheln lassen. In einer großen Bratpfanne die geriebenen Mandeln ohne Öl anrösten und 1 TL Stevia bzw. 1 EL Zucker hinzufügen. Sobald die Knödel an der Oberfläche schwimmen, vorsichtig aus dem Topf schöpfen und in der Mandel-Zuckermischung rollen, bis sie vollständig bedeckt sind.

Tipp: Zu viele Knödel? Kein Problem, denn sie lassen sich super einfrieren. Je einen Knödel in einen kleinen Gefrierbeutel füllen und im Gefrierfach verstauen. Fertig!

Info: Die Feige ist reich an Ballaststoffen und enthält verdauungsfördernde Enzyme. Bei Verdauungsproblemen sind Feigen besonders wirkungsvoll, da die Samen im Darm stark aufquellen und für eine gesunde Darmflora sorgen. Feigen bestehen zu 80 % aus Wasser, enthalten viel Magnesium und andere Mineralstoffe. Außerdem wirken sie stressabbauend und helfen gegen Müdigkeit.

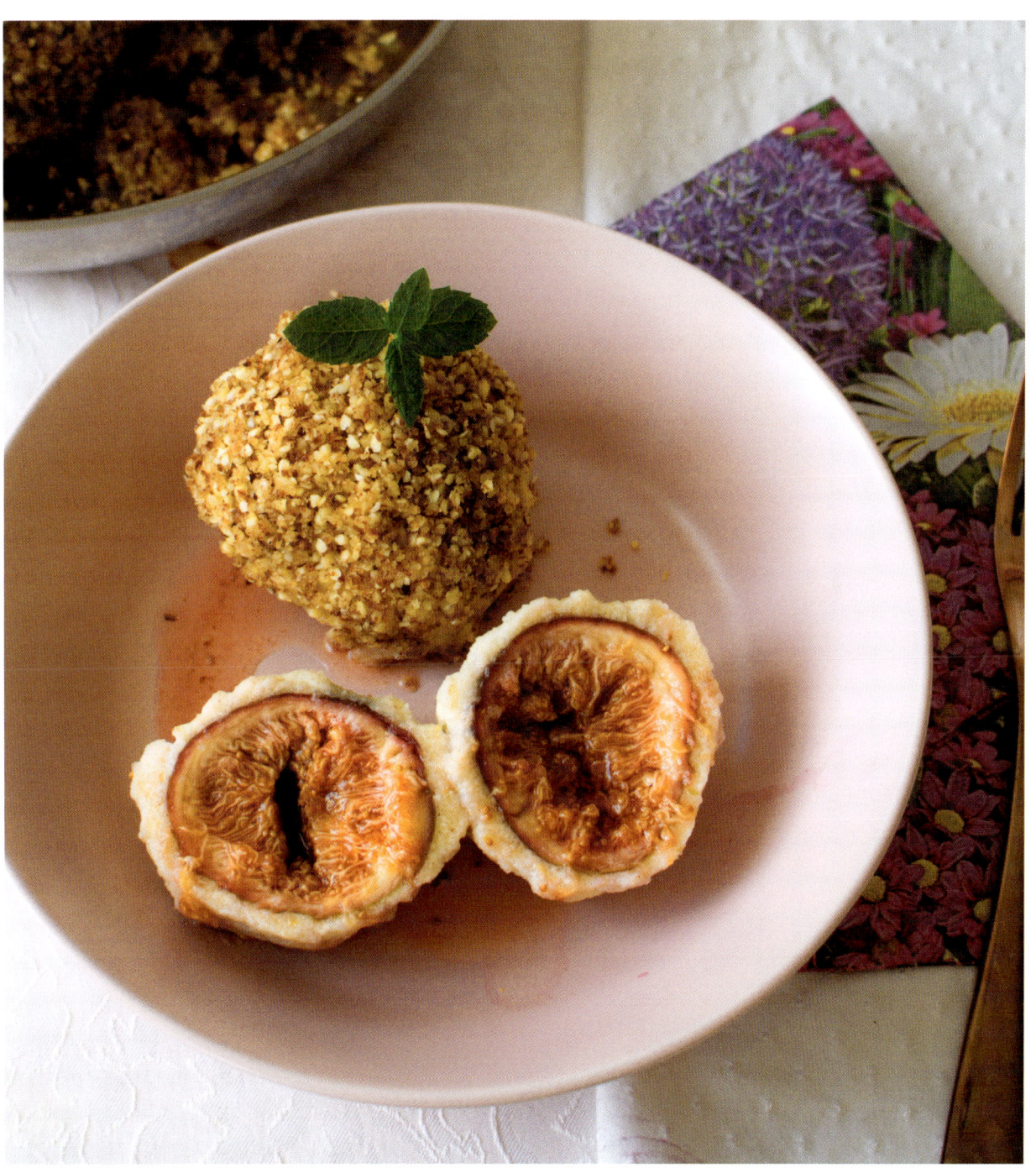

DANKSAGUNG

Zu allererst möchten wir unserer Mama und unserem Papa danken, die uns schon seit Kindestagen bei all unseren Vorhaben unterstützen. Danke, dass ihr immer an uns glaubt und wir immer auf euch zählen können!

Bei unserer Mama wollen wir uns hier noch im Speziellen bedanken. Sie hat einen unfassbar wertvollen Input geleistet, ist uns stets mit Rat und Tat zur Seite gestanden und hat uns bei der Umsetzung der Kochrezepte großartig unterstützt. Danke für deine unendlich große Geduld, Mama! Was würden wir nur ohne dich machen? Ein genauso großes Dankeschön gebührt Oma Emmi und Oma Herta. Ohne euch hätten wir wahrscheinlich nie die Liebe zum Kochen und Backen gefunden. Vielen Dank für eure Herzlichkeit! Auch unserem Papa möchten wir noch einen speziellen Dank aussprechen, der zwar weniger in der Küche behilflich war, uns aber einen hochgeschätzten Beitrag zu »Strong Mind« liefern konnte.

Ein ganz besonders großes Dankeschön möchten wir Sandro aussprechen, ohne den dieses Buch nie so umgesetzt worden wäre, wie es heute hier vor uns liegt. Danke, dass du dieses Projekt von Anfang an so grandios unterstützt hast, dass du auch um 4 Uhr nachts erreichbar warst, wenn wir Hilfe oder Ratschläge brauchten und uns immer zur Seite gestanden bist, wenn unsere Nerven mal blank lagen. Wir können dir nicht oft genug sagen, wie dankbar wir sind, dich in unserem Leben zu haben!

We would also like to thank our friend and photographer Peter for taking the most amazing photos of us in Dubai and Bali. You are extremely talented and we love your work!

Nicht zuletzt gilt das größte Dankeschön Daniel und Niki, die dieses Buch nicht hätten besser umsetzen können. Ihr konntet oft wirklich unsere Gedanken lesen und habt alles genau so umgesetzt, wie wir uns das vorgestellt haben – wenn nicht sogar besser!